肾脏内科
诊疗技术与临床实践

张 蕊 李纳琦 方 伟 主编

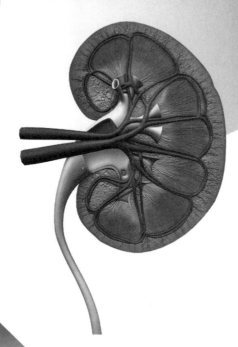

中国纺织出版社有限公司

图书在版编目（CIP）数据

肾脏内科诊疗技术与临床实践 / 张蕊，李纳琦，方伟主编. -- 北京 : 中国纺织出版社有限公司，2023.8

ISBN 978-7-5229-0887-8

Ⅰ.①肾… Ⅱ.①张…②李…③方… Ⅲ.①肾疾病—诊疗 Ⅳ.①R692

中国国家版本馆CIP数据核字（2023）第161870号

责任编辑：傅保娣　　责任校对：高　涵　　责任印制：王艳丽

中国纺织出版社有限公司出版发行

地址：北京市朝阳区百子湾东里A407号楼　邮政编码：100124

销售电话：010—67004422　传真：010—87155801

http://www.c-textilep.com

中国纺织出版社天猫旗舰店

官方微博 http://weibo.com/2119887771

三河市宏盛印务有限公司印刷　各地新华书店经销

2023年8月第1版第1次印刷

开本：787×1092　1/16　印张：13.25

字数：307千字　定价：88.00元

编　委　会

前 言

　　肾脏疾病是临床常见病和多发病，已成为继心脑血管疾病、肿瘤、糖尿病之后，又一类威胁人类健康的重大疾病，是全球性的公共卫生问题。近年来，随着我国社会、经济的发展和人口老龄化的进程，其发病率日益增长，已成为影响全民健康和生活质量的主要疾病，对我国肾脏病防治提出严重挑战。制定肾脏病的临床诊治指南，实施肾脏病的规范化诊治，对提高肾脏病诊疗水平、延缓肾脏病进展，具有重要意义。

　　《肾脏内科诊疗技术与临床实践》重点介绍了肾内科疾病的基础知识以及临床常见病、多发病的诊疗。本书对肾病的发病机制讲述简明清晰，理论性和实用性强，各种疾病兼容并蓄，充分反映了肾病学研究的新概念和新进展。希望本书能为临床肾内科医务工作者处理相关问题时提供参考使用，本书也可作为基层医生、医务工作者和医学院校学生学习之用。

　　本书虽经多次修改、校正，仍可能存在疏漏和不妥之处，恳请广大读者批评指正，以便再版时修订。

编　者
2023 年 3 月

目　录

第一章 肾脏疾病的常见症状

第一节　水肿

水肿是指过多的液体在组织间隙或体腔内积聚的现象，可见于多种疾病。

一、分类

（一）按水肿范围分类

水肿可分为全身性水肿和局部性水肿。

（二）按病因分类

水肿可分为心源性水肿、肝源性水肿、肾源性水肿、淋巴性水肿、特发性水肿等。

二、发病机制

（一）血管内、外液体交换失衡——体液分布异常

1. 毛细血管有效流体静压增高

有效流体静压增高，组织液生成增多，当超过淋巴回流的代偿能力时，引起水肿。常见于静脉血栓或肿瘤压迫、心力衰竭等。

2. 毛细血管有效胶体渗透压下降

当血浆白蛋白含量减少时，血浆胶体渗透压下降，而平均有效滤过压增大，组织液生成增加，超过淋巴回流的代偿能力而发生水肿。常见于肾病综合征、肝硬化、营养不良等。

3. 毛细血管通透性增加

微血管壁通透性增加，使血浆蛋白从毛细血管和微静脉壁滤出增加。组织间液的胶体渗透压上升，促使溶质及水分滤出。常见于局部急性炎症等。

4. 淋巴回流受阻

淋巴回流受阻或不能代偿性加强回流时，含蛋白的水肿液在组织间隙中积聚，形成淋巴性水肿。常见于丝虫病、慢性淋巴管炎、局部淋巴结切除术后、肿瘤压迫等。

（二）体内外液体失衡——钠、水潴留

因管球失衡而导致肾排钠、排水减少，钠、水潴留引起细胞外液量绝对增多，从而导致组织间液增多。见于各种原因引起的肾小球滤过率降低，肾小管对钠、水的重吸收增强。正常情况下，血管内与血管外液体维持动态平衡。

三、临床表现

（一）皮下水肿

皮下水肿是全身或躯体局部水肿的重要体征。患者皮肤（全身或局部）紧张、发亮，原有的皮肤皱纹变浅或消失，体内液体储存量达 4～5 kg，指按压后局部发生凹陷，即可出现显性水肿，又称凹陷性水肿；全身性水肿患者在出现凹陷性水肿之前已有组织液增多，并可达原体重的 10%，称为隐性水肿。

（二）积水

如水肿发生于体腔内，则称为积水，如心包积水、胸腔积液、腹腔积液、脑积水等，是水肿的特殊形式。

四、诊断

（一）确定水肿的诊断

（1）根据皮下水肿的典型临床表现。

（2）对可疑为隐性水肿的患者，监测体重的变化，仅表现为每周体重增加超过 0.5 kg者为隐性水肿。

（3）浆膜腔积液的患者可表现为相应的临床症状、体征，结合 X 线摄片、B 超等影像学检查可作出诊断。

（二）判断水肿的严重程度

按水肿的严重程度可分为轻、中、重三度。

1. 轻度水肿

仅见于眼睑、眶下软组织、胫骨前、踝部皮下组织，指压后可见组织轻度下陷，平复较快。

2. 中度水肿

全身组织均见明显水肿，指压后可出现明显的或较深的组织下陷，平复缓慢。

3. 重度水肿

全身组织严重水肿，身体低位皮肤张紧发亮，甚至有液体渗出。此外，胸腔、腹腔等浆膜腔内可见积液，外阴部也可见严重水肿。

（三）区分是全身性水肿还是局部性水肿

1. 局部性水肿

临床特点为局部性、不对称性。引起局部性水肿的主要病因如下。

（1）血栓性静脉炎和大静脉栓塞导致的局部血管闭塞。

（2）局部淋巴回流障碍。

（3）局部神经血管性水肿。

（4）因局部感染、炎症、过敏导致的毛细血管通透性增加。

2. 全身性水肿

临床特点为对称性，身体各部分或大部分均出现水肿。临床上常可找到引起全身性水肿的病因，如肾病、心脏病、肝病、内分泌系统紊乱、营养不良、风湿性疾病及有应用皮质激素、降压药、雌激素等药物史等。

（四）全身性水肿的病因诊断

通过病史、临床体格检查结合相应的辅助检查综合判断引起全身性水肿的病因。病史收集注意事项：①水肿是持久性还是间歇性；②有无诱因和前驱症状；③水肿首发部位及发展顺序；④水肿发展的速度；⑤有无心脏病、肾病、肝病及内分泌功能失调等病史。

体格检查时注意事项：①水肿是凹陷性还是非凹陷性；②有无胸腔积液、腹腔积液；③营养状况；④有无颈静脉怒张，有无肝脾淤血、肿大，有无腹壁侧支循环静脉怒张等。

（五）全身性水肿的鉴别诊断

1. 肾源性水肿

由于肾病导致水分不能正常排出而潴留于体内时称为肾源性水肿。肾源性水肿可分为肾炎性水肿、肾病性水肿。

（1）肾炎性水肿：主要是由于广泛的肾小球的病变，造成管球失衡和肾小球滤过分数下降，导致水、钠潴留，产生水肿。另外，水钠潴留、高血压等因素引起容量负荷增加，使毛细血管内流体静水压增高以及因炎症所致毛细血管的通透性增加，均可以加剧水肿的发生。水肿多发生于组织疏松部位。轻者仅眼睑及面部出现水肿，晨起时明显；少数重症者，水肿可遍及全身，呈凹陷性水肿。主要见于急、慢性肾小球肾炎患者。

（2）肾病性水肿：发病机制的中心环节是低蛋白血症所致的血浆胶体渗透压下降。此外，血管内有效血容量的减少，可以刺激血管内的容量感受器，刺激肾素—血管紧张素—醛固酮系统激活，抗利尿激素分泌增加，利钠因子分泌减少，使水肿进一步加重。水肿多发生于身体的低垂部，常同时伴有胸腔积液、腹腔积液等。见于肾病综合征患者。

各种慢性肾脏疾病发展到后期引起肾脏功能突然或缓慢丧失，导致体内氮质产物潴留的临床综合征，称为肾衰竭。严重的急性肾衰竭时，肾小管坏死、脱落、阻塞管腔和间质性水肿压迫，可引起水、钠潴留，导致全身性水肿。慢性肾衰竭则主要是由于肾单位的大部分毁损，造成肾小球滤过率的明显下降，肾排泄水、钠明显减少而引起水肿。急、慢性肾衰竭引起的水肿均为全身性水肿。急性肾衰竭引起的水肿发生较迅速、明显，而慢性肾衰竭引起的水肿发生则较缓慢。

2. 心源性水肿

心源性水肿见于由各种原因引起的心力衰竭、慢性缩窄性心包炎及原发性心肌病等。心力衰竭引起的水肿通常出现于足、踝部，同时常伴有劳力性呼吸困难、活动耐受力差、夜间阵发性呼吸困难和端坐呼吸，可出现颈静脉怒张、肺底啰音、心动过速伴第三心音奔马律及心脏扩大等现象。

3. 肝源性水肿

肝源性水肿主要是肝硬化所致，以腹腔积液为主要表现，当出现全身水肿时，常提示有营养不良与较重的肝功能损害。常伴有脾大、食管或腹壁静脉曲张、蜘蛛痣及肝功能异常，通常具有酒精性肝硬化、病毒性肝硬化或胆汁性肝硬化的特异性表现。

4. 药源性水肿

某些药物如糖皮质激素、非甾体抗炎药、米诺地尔、雌激素、胰岛素、甘草等均可引起水、钠潴留，从而导致水肿的发生。此外，滥用利尿药可使有效循环血量减少，引起醛固酮增加，也可导致水肿。药源性水肿的特点是发生在用药后，停药后不久水肿可消失。

5. 内分泌性水肿

如腺垂体功能减退症、甲状腺功能减退症、甲状腺功能亢进症及皮质醇增多症等，前两种疾病在临床上通常表现为特异性的黏液性水肿。

6. 营养不良性水肿

营养不良性水肿的特点是先从足部开始，逐渐蔓延至全身，常伴消瘦、体重减轻等。常可找到慢性胃肠道疾病及慢性消耗性疾病的依据。

7. 特发性水肿

特发性水肿为原因不明的水肿，多发生于女性，以青春期和中年女性多见。水肿受体位的影响，呈昼夜周期性波动。因此，每天多次称量体重是诊断的重要依据之一。患者可伴有情绪不安、抑郁等精神症状。特发性水肿需要排除所有的继发性因素后才能诊断。

（张　蕊）

第二节　高血压

高血压是指在未服用抗高血压药物的情况下动脉收缩压≥140 mmHg（1 mmHg＝0.133 kPa）和（或）舒张压≥90 mmHg。收缩压≥140 mmHg 和舒张压＜90 mmHg 单列为单纯收缩期高血压。患者既往有高血压史，目前正服用抗高血压药物，即使血压已低于140/90 mmHg，仍诊断为高血压。

一、诊断标准与分类

目前，我国采用的血压水平的定义和分类见表1-1。

表1-1　血压水平的定义和分类

分类	收缩压（mmHg）		舒张压（mmHg）
正常血压	＜120	和	＜80
正常高值血压	120～139	和（或）	80～89
高血压	≥140	和（或）	≥90
1级高血压（轻度）	140～159	和（或）	90～99
2级高血压（中度）	160～179	和（或）	100～109
3级高血压（重度）	≥180	和（或）	≥110
单纯收缩期高血压	≥140	和	＜90

注　患者收缩压与舒张压属于不同级别时，则以较高的分级为准。

（一）肾性高血压

1. 肾实质性高血压

肾实质性高血压是最常见的继发性高血压（以慢性肾小球肾炎最常见）。慢性肾病在病程的中、后期均可出现高血压，至终末期高血压几乎都和肾功能不全相伴发。根据病史、尿常规、尿沉渣细胞计数、肾影像学检查及肾穿刺病理检查，不难与高血压的肾损害相鉴别。

2. 肾血管性高血压

有以下临床状况应考虑本病：突发的高血压，尤其是女性 30 岁以前（病因为纤维肌性增生不良）或男性 50 岁以后（病因为动脉粥样硬化）；进展性或难治性高血压；腹部或肋脊角连续性或收缩期杂音；伴周围血管疾病；原因不明的或应用血管紧张素转化酶抑制药（ACEI）后的氮质血症；原因不明的低钾血症；以及单侧肾缩小 1.5 cm 以上。此外，还有动脉粥样硬化的危险因素如年龄、吸烟、高脂血症、糖尿病等。肾动脉造影是确诊肾动脉狭窄的金标准。

（二）内分泌性高血压

1. 嗜铬细胞瘤

肿瘤释放大量儿茶酚胺，引起血压升高和代谢紊乱。高血压可为持续性或阵发性，可同时伴有头痛、心悸、恶心、多汗等症状。血和尿儿茶酚胺及其代谢产物的测定、酚妥拉明试验、胰高糖素激发试验等有助于作出诊断。

2. 库欣综合征

本综合征由肾上腺皮质分泌过量糖皮质激素（主要为皮质醇）所致。高血压为并发症。特点：①有向心性肥胖、满月脸、多血质外貌等典型表现；②皮质醇昼夜节律消失；③24 小时尿游离皮质醇或 24 小时尿 17-羟皮质类固醇测定高于正常；④小剂量地塞米松抑制试验呈现不抑制反应。

3. 原发性醛固酮增多症

因为肾上腺皮质醛固酮瘤或增生所致的醛固酮分泌过多。典型的症状和体征有：①轻至中度高血压；②多尿，尤其夜尿增多，口渴、尿比重下降、碱性尿；③发作性肌无力或瘫痪、肌痛、抽搐或手足麻木感等。凡高血压者合并上述 3 项临床表现，并有低钾血症、高血钠性碱中毒而无其他原因可解释的，应考虑本病。实验室检查可见血和尿醛固酮升高，血浆肾素活性降低。

（三）药物性高血压

一些药物不仅可使血压正常者血压升高，还可使原有高血压加重，诱发高血压危象或成为难治性高血压。引起血压升高的常用药物类型有非甾体抗炎药、女用口服避孕药、肾上腺皮质激素、拟肾上腺素药物、单胺氧化酶抑制药等。

二、诊断

（一）确定患者是否为高血压

（1）达到高血压诊断标准，非同日 2 次或 2 次以上。

（2）血压测量准确、可靠。

（3）排除"白大褂高血压"。

（二）高血压严重程度的判定

在确定患者有高血压后，进行高血压严重程度的判定，对高血压危象和急进型恶性高血压须尽快作出判定，并立即给予对症处理。

（三）区分患者是原发性高血压还是继发性高血压

在诊断原发性高血压之前首先排除继发性高血压。

1. 提示可能为继发性高血压的线索

（1）严重或难治性高血压。

（2）年轻时发病。

（3）原来控制良好的高血压突然恶化。

（4）突然发病。

（5）并发周围血管病的高血压。

2. 提示继发性高血压的体征

（1）库欣综合征面容。

（2）神经纤维瘤性皮肤斑（嗜铬细胞瘤）。

（3）触诊有肾增大（多囊肾）。

（4）听诊有腹部杂音（肾血管性高血压）。

（5）听诊有心前区或胸部杂音（主动脉缩窄或主动脉病）。

（6）股动脉搏动消失或听诊有胸部杂音（主动脉缩窄或主动脉病）。

（7）股动脉搏动消失或延迟、股动脉压降低（主动脉缩窄或主动脉病）。

（四）评估机体各靶器官的功能状况、各种心血管危险因素及相关的临床状况

对于原发性高血压进一步评估靶器官损害、心血管危险因素及相关的临床状况。

（五）高血压的危险分层

根据患者血压水平、各种心血管危险因素、机体各靶器官的功能状况及相关的临床状况进行危险分层，见表1-2。

表1-2　高血压患者的危险分层

危险因素及病史	血压水平		
	1 级	2 级	3 级
无其他危险因素	低危	中危	高危
1~2 个其他危险因素	中危	中危	很高危
≥3 个其他危险因素，或靶器官损害或糖尿病	高危	高危	很高危
并存的临床情况	很高危	很高危	很高危

（六）明确继发性高血压的病因

成年人高血压中5%～10%为继发性高血压，根据上述提示继发性高血压的线索和体征进行相应的辅助检查，进一步明确病因。

（张　蕊）

第三节　蛋白尿

一、判定标准

下述任何检测方法达到判定标准即可作出相应诊断。

（一）蛋白尿

（1）尿蛋白每日排出量超过 150 mg。

（2）任何一次排尿，测定尿蛋白/肌酐比值 >200 mg/g。

（3）任何一次排尿，尿测试片测定尿蛋白 >300 mg/L。

（二）大量蛋白尿

（1）24 小时尿蛋白定量 >3.5 g。

（2）任何一次排尿，测定尿蛋白/肌酐比值 >300 mg/g。

（三）白蛋白尿

（1）24 小时尿白蛋白排出量 >300 mg。

（2）任何一次排尿，测定尿白蛋白/肌酐比值，男性 >250 mg/g，女性 >355 mg/g。

（四）微量白蛋白尿

（1）24 小时尿白蛋白排出量在 30～300 mg。

（2）任何一次排尿，尿白蛋白/肌酐比值，男性在 17～250 mg/g，女性在 25～355 mg/g。

二、分类

（一）病理生理分类

1. 肾小球性蛋白尿

肾小球性蛋白尿是由于肾小球滤过膜的损伤以致孔径增大或基底膜电荷屏障的破坏或消失，血浆蛋白成分通过肾小球滤过屏障进入肾小囊（又称鲍曼囊）内，超过近端肾小管对蛋白的重吸收能力所形成的蛋白尿。尿蛋白量较大，主要成分是白蛋白；损伤严重时尿中也可以出现大分子量的蛋白如 IgG 等。肾小球性蛋白尿分为选择性蛋白尿和非选择性蛋白尿。见于各种原发性、继发性肾小球疾病。

2. 肾小管性蛋白尿

肾小管性蛋白尿是由于各种原因引起肾小管损害，导致肾小管不能充分重吸收肾小球滤过的小分子蛋白质而产生的蛋白尿。尿中蛋白质以 α_2-微球蛋白、β_2-微球蛋白、溶菌酶等小分子蛋白增多为主；每日尿蛋白排出量通常在 1 g 以下。见于药物及毒物作用及肾小管间质疾病。

3. 溢出性蛋白尿

血中低分子量的异常蛋白（如免疫球蛋白的轻链、血红蛋白、肌红蛋白、溶菌酶及 β_2-微球蛋白等）增多，经肾小球滤出而又未能被肾小管完全重吸收所致。见于溶血性贫血、多发性骨髓瘤肾病、轻链病等。

4. 组织性蛋白尿

肾组织分泌蛋白（如远端肾小管排泌的 T-H 蛋白，尿路上皮分泌的 IgA 球蛋白）及病态时释入尿中的肾和尿路组织结构蛋白增多。见于尿路急性炎症、泌尿系肿瘤等。

（二）临床分类

1. 生理性蛋白尿

（1）功能性蛋白尿：多由于发热、寒冷或高温剧烈运动等原因引起肾小球内血流动力学改变而发生。为一过性蛋白尿，原因去除后蛋白尿消失。尿蛋白定量一般每日小于 0.5 g，主要为白蛋白。

（2）直立性蛋白尿：直立位或脊柱前凸位时出现的蛋白尿，平卧或清晨起床前尿蛋白为阴性。尿蛋白定量一般每日小于 1.0 g。多见于瘦长型年轻人。多数患者预后良好，蛋白尿可逐渐缓解，也可于若干年后出现轻度系膜增生性改变的慢性肾小球肾炎。此类蛋白尿通常无须治疗，但应随访观察。

2. 病理性蛋白尿

病理性蛋白尿多为持续性蛋白尿，2 次或 2 次以上（间隔 1~2 周）尿蛋白阳性的患者应诊断为持续性蛋白尿，通常是由于肾的病变导致的。蛋白量可多可少，可为无症状性蛋白尿，也可以伴发血尿、水肿、高血压等症状。

（三）根据尿蛋白分子量大小分类

采用尿圆盘电泳的方法进行分子量的测定。

1. 低分子量蛋白尿

分子量在 10 000 ~ 50 000。

2. 中分子量蛋白尿

分子量在 50 000 ~ 100 000。

3. 高分子量蛋白尿

分子量在 100 000 ~ 1 000 000。

意义：根据尿蛋白分子量的大小，对蛋白尿的来源进行初步的定位分析。溢出性蛋白尿及肾小管性蛋白尿多为低分子量蛋白尿。肾小球性蛋白尿可表现为中、高分子量的蛋白尿。组织性蛋白尿也属于高分子量蛋白。

三、诊断

（一）判断是否为真性蛋白尿

在确定为蛋白尿之前首先要排除假性蛋白尿。

（1）尿中混有血液或脓液、白带等炎性分泌物及肿瘤分泌物时可出现蛋白尿。

（2）混有前列腺液、精液或下尿路分泌物时，也会出现蛋白尿。

（二）蛋白尿的定量分析

应用尿蛋白的定量检测方法进行尿蛋白及尿白蛋白的定量分析。

（三）蛋白尿的定位诊断

通过尿蛋白的定量分析、尿圆盘电泳进行尿蛋白分子量的测定，放射免疫方法或酶联免疫方法测定各种特异性蛋白质来区分蛋白尿的来源：肾小球性蛋白尿、肾小管性蛋白尿、溢出性蛋白尿、组织性蛋白尿。

（四）蛋白尿的病因诊断

1. 区分蛋白尿是功能性蛋白尿、直立性蛋白尿还是病理性蛋白尿

在排除生理性因素或体位因素导致的蛋白尿后，可确定病理性蛋白尿的诊断。

2. 确定病理性蛋白尿的病因

原发性或继发性肾病均可引起蛋白尿，根据病史、体格检查、实验室检查及影像学检查等进行综合分析，必要时应进行肾穿刺活体组织病理检查以判断蛋白尿的确切病因。

（李纳琦）

第四节　血尿

一、判定标准

符合下述条件之一者即为血尿。

（一）镜下血尿

尿色正常，仅显微镜下红细胞增多，称为镜下血尿。

（1）新鲜尿液离心后尿沉渣镜检红细胞 >3 个/高倍镜下。

（2）1 小时尿沉渣红细胞计数，男性 >30 000 个，女性 >40 000 个。

（3）12 小时尿 Addis 计数红细胞 $>5 \times 10^6$ 个。

（二）肉眼血尿

每升尿中含血量超过 1 mL，即可出现淡红色。

二、分类

（一）根据出血部位分类

分为初始血尿、终末血尿、全程血尿。

（二）根据血尿来源分类

1. 肾小球源性血尿

来源于肾小球。

2. 非肾小球源性血尿

来源于肾小球之外的泌尿系部位。

（三）根据病因分类

1. 泌尿系统疾病

（1）各种原发性、继发性肾小球疾病：如急性肾小球肾炎、IgA 肾病、新月体性肾小球肾炎、系统性红斑狼疮等。

（2）感染：肾盂肾炎、膀胱炎、尿道炎、前列腺炎、肾及膀胱结核等。

（3）占位性病变：结石、肿瘤等。

（4）其他原因：间质性肾炎、血管性疾病、遗传性疾病、泌尿系外伤等。

2. 泌尿系邻近器官疾病

急性阑尾炎、盆腔炎、输卵管炎或邻近器官肿瘤等，刺激或侵犯膀胱、输尿管时，可引起血尿。

3. 全身疾病伴血尿

见于血小板减少性紫癜、过敏性紫癜、血友病、流行性出血热等。

4. 理化因素及药物

放射性肾炎和膀胱炎，化学物质汞、铅等重金属，动、植物毒素中毒，磺胺药、非甾体抗炎药等药物对肾的损伤，环磷酰胺引起的出血性膀胱炎。

5. 生理性血尿

见于剧烈活动、高热、重体力劳动及长久站立后等。

三、诊断方法

（一）尿三杯试验

1. 初始血尿

第 1 杯含有血液，而其余两杯无血液或甚少血液，为尿道病变所致。

2. 终末血尿

第 3 杯见到红细胞，见于膀胱颈、三角区或后尿道的疾病。

3. 全程血尿

在 3 杯尿中均能见到数量相当的红细胞，见于上尿路或膀胱疾病。

（二）尿红细胞形态学检查

1. 新鲜尿沉渣相差显微镜检查

（1）肾小球源性血尿：变形红细胞计数 >80% 或棘形红细胞 >5%，异常形态红细胞大小不等、形态各异、体积缩小（血红蛋白丢失）。

（2）非肾小球源性血尿：尿中红细胞为正常形态，无血红蛋白丢失现象，变形红细胞数 <30%。

（3）混合性血尿：尿中变形红细胞和正常形态红细胞数目基本相等。

2. 尿红细胞容积分布曲线

肾小球源性血尿呈非对称曲线；非肾小球源性血尿呈对称曲线；混合性血尿呈双峰。

（三）其他佐证

1. 尿蛋白圆盘电泳

中分子或高分子蛋白尿提示肾小球源性血尿，若类似血浆蛋白质的电泳圆形，表明为非肾小球性血尿。

2. 尿液结果的分析

（1）尿蛋白的排出量：血尿标本中有明显的蛋白尿，尤其以白蛋白为主的肾小球性蛋白尿提示尿中红细胞来源于肾小球。非肾小球源性血尿极少见尿蛋白每日多于 1.0 g。因此，肉眼血尿或镜下血尿的蛋白量每日 >1.0 g 或定性试验（＋＋）以上则提示肾小球源性血尿。

（2）病理管型：一旦出现，尤其是出现红细胞管型高度提示血尿来源于肾小球。

（3）白细胞：尿沉渣中有大量白细胞或以白细胞为主，感染性疾病可能性大，进一步做细菌学检查。

四、诊断

（一）确定血尿的诊断

1. 排除假阳性血尿

（1）月经、阴道或直肠出血污染尿液引起的假性血尿。

（2）血红蛋白尿可以呈暗红色或酱油色，尿液隐血试验阳性，尿液镜检时无红细胞。

2. 排除假阴性血尿

尿中无红细胞不能完全排除血尿。尿渗透压过低或尿液的酸性过度均可以使尿的红细胞发生溶解，但尿隐血试验为阳性结果。此种情况须与血红蛋白尿相鉴别。

（二）血尿的定位诊断

（1）尿三杯试验对血尿进行初步的定位。

（2）对全程血尿区分是肾小球源性血尿还是非肾小球源性血尿。

（三）血尿的病因诊断

1. 肾小球源性血尿

常由各种原发性或继发性肾小球肾炎引起，持续或间歇性发作。患者可同时伴有水肿、蛋白尿、高血压及肾功能障碍等。肾穿刺活检有助于明确病因。

2. 非肾小球源性血尿

多见于肾盂、肾盏、输尿管、膀胱等处的炎症、结石、外伤、肿瘤等病变。患者伴尿路刺激症状、肾绞痛或尿中有血凝块时，多考虑此种类型血尿。尿脱落细胞学检查、膀胱镜检查及影像学检查有助于诊断。

（李纳琦）

第五节　少尿、无尿

一、定义及判定标准

（一）少尿

24 小时尿量少于 400 mL 或每小时尿量少于 17 mL。

（二）无尿

24 小时尿量少于 100 mL 或 12 小时完全无尿。

二、病因分类

（一）肾前性

由于休克、低血压、心功能不全、脱水与电解质紊乱、重症肝病、重症低蛋白血症等疾病引起肾血流灌注不足，肾小球滤过率减少，以致尿量减少甚至无尿。

（二）肾性

见于急性肾小球疾病（如急性肾炎综合征、急进性肾炎综合征）、急性间质性肾炎、急性肾小管坏死、肾血管性疾病、双侧肾皮质坏死、慢性肾病的急剧恶化。

（三）肾后性

膀胱颈部的梗阻（如结石、前列腺增生）或功能异常（如神经源性膀胱）引起肾后性急性肾衰竭，出现少尿或无尿。

三、诊断

（一）确定少尿或无尿的诊断

排除膀胱功能障碍所致的膀胱尿潴留。

（二）确定少尿或无尿的病因

（1）寻找有无肾后性因素的存在，因为这些梗阻因素一旦解除，则少尿与无尿症状迅速消失，肾功能也随之恢复。

（2）寻找有无肾前性因素的存在。

（3）对肾性少尿的病因迅速作出正确判断。

（方　伟）

第六节　多尿

一、定义及判定标准

24 小时尿量 >2 500 mL 即为多尿。

二、分类

（一）病因分类

1. 水利尿

（1）水异常摄入过多：心理性或强迫性多饮。

（2）肾性水排泄增加：中枢性尿崩症、肾性尿崩症。

2. 溶质性利尿

（1）有机物排泄过多：主要物质是葡萄糖、尿素。

（2）电解质排泄过多：见于梗阻后利尿、急性肾衰竭多尿期、肾移植后利尿。

（3）心房肽分泌过多。

（4）溶质利尿药的应用：如使用甘露醇等。

3. 水和溶质混合性利尿

上述因素中的某些因素同时存在，此型特点是低渗尿，但溶质排泄量明显增加。

（二）病理生理分类

1. 高渗性多尿

尿比重 >1.020，尿渗透压 >800 mOsm/（kg·H_2O）。可由于葡萄糖排泄过多（糖尿病）、尿素排泄过多（高蛋白饮食、高热量鼻饲）、尿钠排泄过多（慢性肾上腺皮质功能减退症）引起。

2. 低渗性多尿

尿比重 <1.005，尿渗透压 <200 mOsm/（kg·H_2O）。低渗性多尿分为对加压素不敏感性多尿和对加压素敏感性多尿两种类型。前者因肾的病变所致，见于各种原因引起的慢性间质性肾炎、低钾性肾病（原发性醛固酮增多症、慢性腹泻等）、高钙性肾病（甲状旁腺功能亢进

等）、高尿酸血症、干燥综合征、多囊肾、肾性尿崩症等；后者见于中枢性尿崩症、烦渴多饮所致多尿。

三、诊断

（一）确定多尿的类型

确定是高渗性多尿还是低渗性多尿。

（二）确定多尿的病因

1. 高渗性多尿

测定空腹血糖、血钠、尿素氮及尿钠等，以确定造成高渗性利尿的溶质种类，根据病史、细致体格检查以明确病因。

2. 低渗性多尿

通过禁水试验、高渗盐水试验、加压素试验，以明确多尿的原因是肾性、精神性或中枢性。低渗性多尿的鉴别见表1-3。

表 1-3 低渗性多尿的鉴别

试验	项目	神经性多尿	垂体性尿崩症	肾性尿崩症
禁水试验	尿比重	上升	不升	不升
	血压	不下降	下降	下降
高渗盐水试验	尿比重	>1.018	无反应	无反应
加压素试验	尿量		减少	无反应
	尿比重		上升	无反应

（方　伟）

第七节　尿频、尿急与尿痛

一、定义及判定标准

（一）尿频

排尿次数超过正常，每次尿量减少，24小时尿量基本正常（正常人白天平均排尿3～5次，夜间排尿不超过2次，每次尿量200～400 mL）。

（二）尿急

一有尿意即需立即排尿，严重时由于无法控制而出现尿失禁。尿急的特点是每次尿量均较正常或排尿减少，甚至仅有尿意而无尿液排出。

（三）尿痛

排尿时由于病变部位受到刺激而产生的尿道、耻骨上区及会阴部不适感，主要为刺痛或灼痛。

（四）尿路刺激征

尿频、尿急和尿痛同时出现称为尿路刺激征。

二、病因分类

（一）膀胱受激惹

1. 炎症性刺激

肾盂肾炎、膀胱炎、前列腺炎、泌尿系结核、泌尿系结石并发感染及膀胱或尿道邻近部位的感染。在急性炎症和活动性泌尿系统结核时最为明显。

2. 非炎症性刺激

结石、异物、肿瘤、理化因素或药物刺激等也可引起膀胱刺激征。

（二）膀胱容量减少

膀胱、尿道及其邻近器官（如前列腺、子宫、输卵管、结肠、直肠等）的肿瘤；妊娠晚期；膀胱壁炎症浸润、硬化、挛缩等所致膀胱容量减少，因此，患者尿频显著，尿急和尿痛不明显。

（三）神经源性膀胱

精神紧张、恐惧、寒冷和癔症可引起尿频、尿急，但无尿痛。

三、诊断

（一）明确尿路刺激征的诊断

根据尿路刺激征典型的临床表现可明确诊断。

（二）尿路刺激征的病因诊断

1. 除外泌尿系邻近器官疾病

肿瘤压迫、膀胱或尿道邻近部位的感染等。

2. 泌尿系统疾病

（1）膀胱、尿道的炎性刺激：尿常规、尿细菌学检查可获得阳性发现。

（2）膀胱、尿道的非炎性刺激：对于尿常规、尿细菌学检查阴性者应进一步寻找尿路刺激症状产生的其他原因，病史、查体结合腹部 B 超、CT 及尿路造影等影像学检查有助于泌尿系结石、肿瘤、异物的诊断。

（唐新仿）

第二章　肾脏疾病的实验室检查

第一节　尿液检查

一、尿标本的采集

（一）尿标本的留取

尿沉渣检查原则上留取晨起第一次尿液的中段尿，24 小时尿标本用于尿液中各种成分的定量检查。留尿前避免剧烈运动，女性避开月经期留取尿液标本。

（二）尿标本的保存

尿液排出后应在 30~60 分钟送检，如不能及时送检，可以放置于 4 ℃冰箱保存 6~8小时。

二、尿液一般性状检查

（一）外观

（1）颜色：尿液一般呈淡黄色至深褐色，受饮食、运动等影响。在某些病理情况下或者服用某种药物，尿液呈现特殊的颜色，如血红蛋白尿呈酱油色，尿中胆红素增高表现为深黄色尿。

（2）浊度：正常尿液澄清、透明，沉淀后浑浊。在某些病理情况下尿液可浑浊。

（二）比重及渗透压

比重和渗透压可以评估肾脏浓缩和稀释功能。尿比重指单位容积尿中溶质的质量，测量方法简单，而渗透压指单位容积尿中溶质分子和离子的颗粒数，需要特殊仪器测量，所以更能准确反映肾脏的浓缩和稀释功能。正常人尿比重 1.015~1.025，禁水 8 小时尿渗透压 600~1 000 mOsm/（kg·H_2O），平均 800 mOsm/（kg·H_2O）。

三、尿液化学分析

（一）酸碱度

正常人尿液 pH 在 5.0~8.0，尿液的 pH 受食物成分的影响。酸性尿多见于进食肉食过多和某些病理情况下，代谢性酸中毒，呼吸性酸中毒；碱性尿多见于进食素食和柑橘类水果，代谢性碱中毒，呼吸性碱中毒和肾小管酸中毒。

（二）蛋白质

正常情况下，少量蛋白尿从肾小球滤过，几乎在近端小管完全重吸收，因此出现蛋白尿往往提示肾小球滤过膜受损或者肾小管重吸收能力降低。正常人尿液中 24 小时蛋白质一般低于 150 mg，尿蛋白定性为阴性。但在剧烈运动、发热等生理情况下可以出现蛋白尿。肾小球性蛋白尿常伴有大分子量蛋白质的丢失，一般 24 小时 > 1.5 g，肾小管性蛋白尿为少量小分子蛋白尿，一般 24 小时 < 1.0 g。

（三）尿糖

正常人尿糖呈阴性，在某些生理情况下，如餐后 2 小时内、妊娠、应激等，可以出现尿糖阳性；病理性尿糖阳性多见于血糖升高，近端肾小管功能受损等。

（四）酮体

正常人尿酮体为阴性，尿酮体阳性见于糖尿病酮症酸中毒、长期饥饿、急性发热等。

（五）尿隐血

正常人尿隐血试验呈阴性，当尿液中有红细胞、血红蛋白或肌红蛋白时，呈现阳性反应。因此，尿隐血试验阳性见于血尿、血红蛋白尿、肌红蛋白尿。当发现尿隐血试验阳性时，应行显微镜检查确认有无红细胞。

（六）胆红素

正常尿胆红素为阴性，在病毒性肝炎，肝内胆管堵塞等情况下，可以出现阳性。

（七）尿胆原

正常人尿中尿胆原含量少，定性为阴性。直接胆红素分泌入小肠腔后，分解为尿胆原等一系列的产物，2% ~ 5% 的尿胆原进入血液经过肾小球滤过，结合胆红素检查结果，可以鉴别黄疸。

（八）亚硝酸盐

正常人为阴性。阳性见于尿路感染，常用于尿路感染的快速筛选试验。

四、尿沉渣显微镜检查

尿沉渣显微镜检查是尿液分析的重要内容，包括细胞、管型等成分。

（一）红细胞

尿红细胞分为镜下血尿与肉眼血尿，尿红细胞 > 3/HP，称为镜下血尿；一般每升尿液中含血 1 mL 即可出现肉眼血尿。尿红细胞分为均一型、多形型及混合型，尿红细胞形态有助于鉴别肾小球性血尿和非肾小球性血尿，判断血尿的来源。尿中红细胞增多见于：①内科性血尿，各种原发性肾小球肾炎，狼疮性肾炎等；②外科性血尿，尿路感染、结石，泌尿系统的畸形、肿瘤；③生理情况，剧烈运动、发热等。

（二）白细胞

正常人离心尿沉渣中白细胞 0 ~ 5/HP，多数为中性粒细胞，在泌尿生殖系感染、急性感染后肾小球肾炎、狼疮性肾炎、急性间质性肾炎等情况下，可出现白细胞增多。

（三）上皮细胞

尿沉渣中可检出肾小管上皮细胞、移行上皮细胞和扁平上皮细胞，其中扁平上皮细胞最多见。少量的上皮细胞是细胞新老更替的生理现象，如果上皮细胞明显增多或者形态出现异常，提示上皮细胞来源的部位发生病变或肿瘤。

（四）管型

管型是由 T-H 蛋白、细胞等成分组成，根据其成分不同管型分为：①透明管型，正常尿中偶见；②白细胞管型，常见于急性肾盂肾炎、急性间质性肾炎；③红细胞管型，常见于急性肾小球肾炎；④上皮细胞管型，常见于急性肾小管坏死；⑤蜡样管型，常见于肾衰竭。

五、尿液细菌学检查

尿液细菌学检查是尿路感染确诊的重要手段。

（一）尿细菌学检查标本的采集

尿标本取自清洁中段尿、导尿和膀胱穿刺尿，其中清洁中段尿最为常用。在收集尿标本时应注意，避免假阳性和假阴性，收集的尿液被大便、白带污染；尿标本留置时间 > 1 小时；收集清洁中段尿时，消毒剂不慎混入尿标本中等。

（二）尿细菌学检查方法

（1）尿沉渣涂片检查：根据染色和细菌的形态特点明确革兰阳性/阴性、球菌/杆菌，指导临床治疗。

（2）尿细菌培养：当尿标本中革兰染色阴性杆菌菌落计数 > 10^5 CFU/mL，革兰染色阳性球菌计数 > 10^4 CFU/mL，具有诊断意义。

（吴其顺）

第二节 肾小球功能检查

一、肌酐

（一）去蛋白终点法测定血清（浆）肌酐

1. 原理

血清（浆）中的肌酐（creatinine，Cr）与碱性苦味酸盐反应，生成橘红色的苦味酸肌酐复合物，在 510 nm 波长处比色测定。

2. 主要试剂

（1）40 mmol/L 苦味酸溶液：苦味酸 9.3 g，溶于 500 mL 80 ℃蒸馏水中，冷却至室温，加蒸馏水定容至 1 L。以酚酞作指示剂，用 0.1 mmol/L 氢氧化钠滴定至溶液变红（pH > 8.4）时，用蒸馏水稀释至 0.04 mmol/L，贮存于棕色瓶中。

（2）35 mmol/L 钨酸溶液。

1）100 mL 蒸馏水中，加入 1 g 聚乙烯醇，加热助溶（勿煮沸），冷却。

2）300 mL 蒸馏水中，加入 11.1 g 钨酸钠，使完全溶解。

3）300 mL 蒸馏水中，缓慢加入 2.1 mL 浓硫酸，冷却。

将 1）液加入 2）液中，再与 3）液混匀，蒸馏水定容至 1 L，室温保存至少可稳定 1 年。

（3）肌酐标准应用液：肌酐 113 mg 用 0.1 mmol/L 盐酸溶解并定容至 100 mL，冰箱内保存可稳定 1 年。

3. 操作步骤

（1）于一试管中加入血清（或血浆）0.5 mL，35 mmol/L 钨酸溶液 4.5 mL，充分混匀沉淀蛋白，3 000 r/min 离心 10 分钟，取上清液备用。

（2）取试管 3 支，标明测定、标准和空白，分别加血清无蛋白滤液、肌酐标准应用液、蒸馏水各 3.0 mL。

（3）每管分别加入 0.04 mmol/L 苦味酸溶液 1.0 mL，混匀。

（4）每管分别加入 0.75 mmol/L 氢氧化钠溶液 1.0 mL，混匀。

（5）室温放置 15 分钟，以空白管调零，510 nm 波长分光光度计比色，读取各管吸光度。

4. 计算

血清（浆）肌酐（μmol/L）=（测定管吸光度/标准管吸光度）×标准液浓度。

5. 参考范围

①成年男性：44~133 μmol/L（0.5~1.5 mg/dL）；②成年女性：70~106 μmol/L（0.8~1.2 mg/dL）；③儿童：35~106 μmol/L（0.4~1.2 mg/dL）。

6. 评价

（1）血清（浆）标本若当时不测定，可于冰箱保存 3 日，若要保持较长时间，宜 -20 ℃ 保存。轻微溶血标本对测定肌酐无影响。

（2）去蛋白终点法温度升高时，可使碱性苦味酸溶液显色增深，但标准与测定的加深程度不成比例，因此，测定时各管温度均需平衡至室温。

（二）速率法测定血肌酐

1. 原理

标本中肌酐与碱性苦味酸盐反应生成橘红色苦味酸肌酐复合物（Jaffe 反应），在 500 nm 比色测定。由于标本中肌酐与苦味酸形成复合物的速度与干扰物假肌酐不同，以及肌酐的反应速度与浓度成正比的原理，选择适宜的速率监测时间，可以提高肌酐测定的特异性，称为速率法或动力学法测定血肌酐。

2. 主要试剂

同内生肌酐清除率试剂。

3. 操作步骤

（1）标准管和测定管分别加入肌酐标准应用液或血清 100 μL。

（2）各加入碱性苦味酸溶液 1.0 mL。

（3）以空白管调零，510 nm 波长分光光度计比色，在试剂与样品（或标准液）混合后，25 ℃（或 30 ℃、37 ℃）反应 20 秒，测定吸光度 A1 测或 A1 标，准确反应至 60 秒时，读取吸光度 A2 测或 A2 标。

4. 计算

肌酐（μmol/L）=（A2 测 - A1 测）/（A2 标 - A1 标）×标准液浓度。

5. 参考范围

①成年男性：62～115 μmol/L（0.7～1.3 mg/dL）；②成年女性：53～97 μmol/L（0.6～1.1 mg/dL）。

6. 评价

（1）维生素 C、丙酮酸、丙酮、乙酰乙酸、甲基多巴以及高浓度葡萄糖、蛋白质和一些抗生素（如青霉素 G、头孢噻吩、头孢西丁、头孢唑啉）等也能与苦味酸反应生成红色，这些不是肌酐的物质称为假肌酐。

（2）干扰 Jaffe 反应的非肌酐色原性物质有两类：一类为快速反应假肌酐物质，在 20 秒内即完成反应；另一类为慢反应假肌酐物质，混合后 80～100 秒才开始反应。利用肌酐与假肌酐反应时间的差异，设置 20 秒延迟期，并选择速率测定时间在 20～60 秒，可有效排除这两类假肌酐物质干扰，提高本法的特异性。

（3）胆红素和半胱氨酸等可抑制 Jaffe 反应，使测定结果偏低。

（4）该法成本低廉，操作简便，可去除假肌酐的影响，不需去蛋白与处理，已成为肌酐测定的常规分析法。

二、内生肌酐清除率

（一）原理

内生肌酐由肌酸代谢产生，其生成量较稳定。受试前让患者无肌酐饮食（即低蛋白饮食）2～3 日，以避免外源性肌酐影响。通常肌酐绝大部分经肾小球滤过，仅 5% 左右从肾小管排泌，而肾小管对其不吸收。单位时间内肾脏把多少体积血浆中的内生肌酐全部清除，称为内生肌酐清除率（Ccr）。

（二）主要试剂

（1）碱性苦味酸溶液：将 40 mmol/L 苦味酸溶液和 0.32 mmol/L 氢氧化钠溶液等体积混合，加适量表面活性剂（如 TritonX－100），放置 20 分钟后即可使用。

（2）100 μmol/L 肌酐标准应用液。

（三）操作步骤

（1）受检者试验前无肌酐饮食 2～3 日，避免剧烈运动，受试日饮足量的水，使尿量每分钟不可少于 1 mL。准确收集 24 小时尿液，于收集尿样的同时，采集静脉血 3 mL，分别测定尿、血清肌酐含量。

（2）计算 Ccr：Ccr（L/24 h）=［尿肌酐浓度（μmol/L）/血清肌酐浓度（μmol/L）］×24 h 尿量（L）。

校正的 Ccr（L/24 h）= Ccr×［1.73/受试者体表面积（m²）］，以正常人 24 小时内生肌酐清除值 128 L 为 100%，则 Ccr = 校正的 Ccr×［100/128（或 0.78）］。

目前临床上主张用每分钟清除率报告，计算方法：Ccr（mL/min）=［尿肌酐浓度（μmol/L）/血清肌酐浓度（μmol/L）］×每分钟尿量（mL）。

（四）参考范围

①成年男性：（105±20）mL/min；②成年女性：（90±20）mL/min。

（五）评价

（1）检查前3日禁食肉类，蛋白摄入量少于40 g/d，不饮咖啡和茶，停用利尿剂。

（2）体表面积是根据患者的身高（cm）和体重（kg）计算而来，一个标准身高体重人的体表面积为1.73 m^2。

（3）肌酐除从肾小球滤过外，还有少量从近端小管分泌，故Ccr常超过实际的肾小球滤过率。

（4）本实验由于一次性采血及留尿标本，不需静脉注射，也没有菊粉引起的发热反应，故被临床广泛应用。

三、尿素

（一）脲酶—波氏比色法测定血清（浆）尿素

1. 原理

首先用尿素酶水解尿素，产生2分子氨和1分子二氧化碳。氨在碱性介质中与苯酚及次氯酸反应，生成蓝色吲哚酚（此过程需用硝普钠催化）。吲哚酚生成量与尿素含量成正比，在630 nm测定吸光度。

2. 主要试剂

（1）酚显色剂：苯酚10 g，硝普钠（含2分子水）0.05 g溶于1 000 mL去氨蒸馏水中，冰箱中可保存60日。

（2）碱性次氯酸钠溶液：氢氧化钠5 g溶于去氨蒸馏水中，加"安替福民"8 mL，再加蒸馏水至1 000 mL，置棕色瓶内，冰箱4℃保存可稳定2个月。

（3）尿素酶标准应用液：尿素酶（比活性3 000～4 000 U/g）0.2 g悬浮于20 mL 50%（V/V）甘油中，置4℃冰箱内可保存6个月。以10 g/L EDTA·Na_2溶液（pH 6.5）稀释100倍可得尿素酶标准应用液。

（4）尿素标准应用液：干燥纯尿素0.6 g溶解于去氨蒸馏水中并稀释至100 mL，加0.1 g叠氮钠防腐，置4℃冰箱内可稳定6个月。以去氨蒸馏水稀释20倍得到5 mmol/L标准应用液。

3. 操作步骤

（1）取试管3支，分别标明测定管、标准管和空白管，各加尿素酶应用液1.0 mL。

（2）每管分别加入血清、尿素标准应用液、蒸馏水10 μL，混匀。

（3）37 ℃水浴15分钟，向每管迅速加入酚显色剂5 mL，混匀。

（4）置37 ℃水浴20分钟，使呈色反应完全。空白管调零，波长560 nm读取各管吸光度。

4. 计算

尿素（mmol/L）=（测定管吸光度/标准管吸光度）×标准液浓度。

5. 参考范围

成年人：2.9～8.2 mmol/L。

6. 评价

（1）空气中氨对试剂或玻璃器皿的污染或使用铵盐抗凝剂可使结果偏高。

（2）高浓度氟化物可抑制尿素酶，引起结果假性偏低。

（3）尿素酶水解尿素产生氨的速率，也可用电导的方法进行测定，适用于自动分析仪。

（二）二乙酰一肟显色法测定尿素氮

1. 原理

在酸性反应环境中加热，二乙酰一肟产生二乙酰，二乙酰和尿素缩合，生成红色的色素原二嗪，称为 Fearon 反应。540 nm 波长测定吸光度。

2. 主要试剂

（1）酸性试剂：在三角烧瓶中加蒸馏水约 100 mL，然后加入浓硫酸 44 mL 及 85% 磷酸 66 mL，冷至室温；加入硫氨脲 50 mg 及硫酸镉（$CdSO_4 \cdot 8H_2O$）2 g，溶解后以蒸馏水定容至 1 L，置棕色瓶放冰箱保存，可稳定半年。

（2）二乙酰一肟溶液：二乙酰一肟 20 g 加蒸馏水约 900 mL，溶解后再用蒸馏水定容至 1 L，置棕色瓶中，冰箱内可保存半年。

（3）尿素标准应用液：同脲酶—波氏比色法测定血清（浆）尿素。

3. 操作步骤

（1）取试管 3 支，标明测定管、标准管和空白管，分别加血清、尿素标准应用液、蒸馏水 20 μL。

（2）各管依次加入二乙酰一肟溶液 0.5 mL、酸性试剂 5 mL，混匀。

（3）置沸水浴中加热 12 分钟，取出，置冷水中冷却 5 分钟，以空白管调零，540 nm 波长读取标准管及测定管吸光度。

4. 计算

血清尿素（mmol/L）=（测定管吸光度/标准管吸光度）×标准液浓度。

5. 参考范围

成年人：2.9～8.2 mmol/L。

6. 评价

（1）本法易受煮沸时间和煮沸时液体蒸发量的影响，因此，测定用试管规格和煮沸时间应与制作标准曲线时完全一致，以减少误差。

（2）二乙酰一肟法试剂中加入硫胺脲和镉离子，目的是增进显色强度和色泽稳定性，但仍有轻度退色现象（每小时小于 5%），故显色冷却后应及时比色。

（3）血清（浆）中尿酸、肌酐、氨基酸（瓜氨酸除外）等诸多含氮物质对本试验无干扰。

（三）酶偶联速率法测定尿素氮

1. 原理

尿素在尿素酶催化下，水解生成氨和二氧化碳，氨在 α-酮戊二酸和还原型辅酶I存在下，经谷氨酸脱氢酶（GLDH）催化生成谷氨酸，同时还原型辅酶Ⅰ被氧化成氧化型辅酶Ⅰ。还原型辅酶Ⅰ在 340 nm 波长处有吸收峰，其吸光度下降速率与待测样品中尿素的含量成正比。

2. 主要试剂

不同试剂盒有差异，但主要为 Tris-琥珀酸缓冲液，尿素酶，谷氨酸脱氢酶（GLDH），还原型辅酶Ⅰ（NADH），α-酮戊二酸和 ADP 等。

3. 操作步骤

（1）取试管 3 支，标明测定管、标准管和空白管，分别加血清、尿素标准液、去氨蒸馏水 15 μL。

（2）以上各管依次逐管加入已预温的酶试剂 1.5 mL，混匀后立即在分光光度计上监测吸光度的变化，自动计算 ΔA/min。

4. 计算

尿素（mmol/L）=[（测定 ΔA/min − 空白 ΔA/min）/（标准 ΔA/min − 空白 ΔA/min）] × 标准液浓度。

5. 参考范围

成年人：2.9 ~ 8.2 mmol/L。

6. 评价

（1）偶联速率法必须具备自动生化分析仪，或有连续监测吸光度变化功能和恒温装置的分光光度计。自动生化分析仪预置下列测定参数：二点法，温度 37 ℃，波长 340 nm，延迟时间 30 秒，读数时间 30 秒。

（2）氨可干扰该法测定，标本严重溶血及血氨升高可产生正干扰。但上机测定因标本被大量稀释，溶血、脂血、黄疸及其他含氮化合物对结果影响不大。

（3）本法是目前自动生化分析仪上常用的测定方法，适用于各种类型的生化分析仪，其测定程序及其参数可参照仪器及所用试剂设置。

四、尿酸

（一）磷钨酸还原法测定血清尿酸

1. 原理

去蛋白血滤液中的尿酸（uric acid，UA）在碱性溶液中被磷钨酸氧化生成尿囊素及二氧化碳，磷钨酸在此反应中则被还原成钨蓝。钨蓝生成量与标本中尿酸含量成正比，可进行比色测定。

2. 主要试剂

（1）磷钨酸应用液：钨酸钠 50 g 溶于 400 mL 蒸馏水中，加浓磷酸 40 mL 及玻璃珠数粒，煮沸回流 2 小时，冷却至室温，用蒸馏水定容至 1 L，贮存在棕色瓶中。取 10 mL 磷钨酸贮存液，以蒸馏水稀释至 100 mL 得磷钨酸应用液。

（2）0.3 mol/L 钨酸钠溶液：钨酸钠 100 g 用蒸馏水溶解后并定容到 1 L。

（3）钨酸试剂：在 800 mL 蒸馏水中，加入 0.3 mol/L 钨酸钠溶液 50 mL，0.05 mL 浓磷酸和 0.33 mol/L、硫酸 50 mL，混匀，室温中可稳定数月。

（4）300 μmol/L 尿酸标准应用液：60 mg 碳酸锂溶解在 40 mL 蒸馏水中，加热至 60 ℃，使其完全溶解。精确称取尿酸 100.9 mg，溶解于热碳酸锂溶液中，冷却至室温，定容至 100 mL，棕色瓶中贮存。在 100 mL 容量瓶中，加尿酸标准贮存液 5 mL，乙二醇 33 mL，然后以蒸馏水定容到刻度得 300 μmol/L 尿酸标准应用液。

3. 操作步骤

（1）取试管 3 支，各加 4.5 mL 钨酸试剂，分别加入 0.5 mL 血清、0.5 mL 标准应用液和 0.5 mL 蒸馏水，混匀后静止数分钟，离心沉淀。

（2）另取试管 3 支，标明测定管、标准管和空白管，依次加离心上清液 2.5 mL，分别加碳酸钠溶液 0.5 mL，混匀后放置 10 分钟。

（3）分别加磷钨酸应用液 0.5 mL，混匀，室温放置 20 分钟后，以空白管调零，660 nm 波长分光光度计比色。

4. 计算

血清尿酸（μmol/L）=（测定管吸光度/标准管吸光度）×标准液浓度。

5. 参考范围

①成年男性：262 ~ 452 μmol/L（4.4 ~ 7.6 mg/dL）；②成年女性：137 ~ 393 μmol/L（2.3 ~ 6.6 mg/dL）。

6. 评价

（1）血清与尿液标本中的尿酸在室温可稳定 3 日。尿液标本冷藏后，可引起尿酸盐沉淀，此时可调节 pH 至 7.5 ~ 8.0，并将标本加热到 50 ℃，待沉淀溶解后再进行测定。

（2）高浓度维生素 C 的标本，可使测定结果偏低，故不少试剂盒中加入抗坏血酸氧化酶，以防止维生素 C 的干扰。

（3）不能用草酸钾作抗凝剂，因草酸钾与磷钨酸容易形成不溶性的磷钨酸钾，造成显色液浑浊。

（4）尿酸在水中溶解度很低，但是易溶于碱性溶液中，故配制标准液时，加碳酸锂并加热助溶。如无碳酸锂，可用碳酸钾或碳酸钠代替。

（5）用钨酸沉淀蛋白时会引起尿酸的部分沉淀，而且随滤液 pH 不同而变化。用 1/2 浓度的沉淀剂，滤液 pH 在 3.0 ~ 4.3，回收率为 93% ~ 103%。此外，为防止锌与尿酸形成不溶性的尿酸锌，不能用氢氧化锌作蛋白沉淀剂。

（6）本法不足之处是特异性不高，显色退色速率变化不定，灵敏度较低。

（二）尿酸氧化酶—过氧化物酶偶联法测定血清尿酸

1. 原理

尿酸在尿酸氧化酶催化下，氧化生成尿囊素和过氧化氢；过氧化氢与 4-氨基安替比林（4-AAP）和 3,5-二氯-2-羟苯磺酸（DHBS）在过氧化物酶的作用下，生成有色物质（醌亚胺化合物），颜色深浅与样品中尿酸浓度成正比。

2. 主要试剂

（1）酶混合试剂：实验前半小时将干粉试剂尿酸氧化酶（160 U/L）、过氧化物酶（1 500 U/L）、4-AAP（0.4 mmol/L）和蒸馏水复溶的 DHBS（2 mmol/L）。

（2）300 μmol/L 尿酸标准应用液。

3. 操作步骤

（1）取试管 3 支，标明测定管、标准管和空白管，然后分别加入血清 0.1 mL，尿酸标准液 0.1 mL，蒸馏水 0.1 mL。

（2）各管分别加入酶试剂 1.5 mL，混合。

（3）室温放置 10 分钟，以空白管调零，520 nm 波长分光光度计比色，读取各管吸光度。

4. 计算

血清尿酸（μmol/L）=（测定管吸光度/标准管吸光度）×标准液浓度。

5. 参考范围

①成年男性：208～428 μmol/L；②成年女性：155～357 μmol/L。

6. 评价

（1）干粉试剂保存在 2～6 ℃，复溶后的试剂室温可稳定 6～8 小时，2～6 ℃可稳定 2 周。

（2）以甲醛为防腐剂的商品尿酸标准液，不能用于尿酸氧化酶法，但可用于磷钨酸还原法。

（3）本法敏感性高，比用酚作色素原高 4 倍。本法特异性也高。可分为紫外分光光度法和酶偶联法，适用于各种类型生化分析仪。

五、中分子物质

（一）原理

待测血浆经三氯醋酸沉淀法获得无蛋白血滤液，上清液中主要含中分子物质（MMS），稀释后于 254 nm 波长下测其吸光度，由此得出 MMS 总量。

（二）主要试剂

中分子沉淀剂：主要成分为三氯醋酸。

（三）操作步骤

（1）取血浆 0.1 mL、中分子沉淀剂 0.2 mL 于小玻璃试管内，立即在旋涡振荡器上混匀，根据室温放置一定时间。

（2）加入重蒸馏水 1.1 mL，轻柔混匀后，4 000 r/min 离心 10 分钟。

（3）取上清液 1.0 mL，加入重蒸馏水 2.0 mL，混匀，254 nm 波长光电比色。吸光度值乘以 100 即为 MMS 含量。

（四）参考范围

成年尿：（224±27）U/dL。

（五）评价

（1）本法操作较简单，无须特殊仪器，适于临床检查。但特异性不高。

（2）用高效液相层析测定血清中 MMS 总量优于本法，但临床未普及。微型柱高速凝胶过滤技术适用于科学研究，MMS 用 254 nm 和 206 nm 处吸光度表示。

（吴其顺）

第三节　肾小管功能检查

一、尿 α_1-微球蛋白

（一）放射免疫法检测尿 α_1-微球蛋白

1. 原理

^{125}I 标记 α_1-微球蛋白（α_1-microglobulin，α_1-MG）与样品或 α_1-MG 标准品同时竞争特异抗体，孵育一定时间后，加入第二抗体（含 PEG）形成抗原抗体复合物。离心沉淀复合

物，用 γ 计数器测量沉淀放射性，其强度与 α_1-MG 浓度成反比。

2. 主要试剂

（1）α_1-MG 标准品：浓度调整为 0、10、25、50、100、200 和 400 ng/mL。

（2）抗 α_1-MG 血清（第二抗体）：用蒸馏水溶解。

（3）^{125}I 标记抗体（每 1 mL 标记物所含放射性 <10.0 kBq）：用蒸馏水溶解。

（4）沉淀剂（PR）：苯乙二醇（PEG）4.1 g、NaF 1.0 g，溶解于 100 mL 硼酸缓冲液中。

（5）PBS 缓冲液：用生理盐水稀释。

3. 操作步骤

用 PBS 缓冲液将尿液做适当稀释后按表 2-1 操作。

混匀，室温放置 15 分钟，以 3 500 r/min 离心 20 分钟，弃去上清液后测量沉淀物 γ 射线计数（cpm），结果乘以稀释倍数。

表 2-1　尿 α_1-MG 测定操作步骤　　　　　　　　　　单位：μL

物品	T 管	非特异性结合管（NSB）	空白管	标准管	测定管
缓冲液		50	50		
标准				50	
样品					50
^{125}I-α_1-MG	100	100	100	100	100
NSB		200			
α_1-MG 抗体			200	200	200

4. 计算

（1）计算每双管 cpm 的平均值（预扣除本底）。

（2）标准和被测样品的 $B/B_0\%$ 按公式计算：$B/B_0\% = (B - NSB) / (B_0 - NSB)$。

式中：B = 每双管 cpm 的平均值，B_0 = 零标准品双管 cpm 的平均值，NSB = 非特异结合双管 cpm 的平均值。

（3）以各标准管 B/B_0 为纵坐标，标准浓度为横坐标，在对数坐标纸上绘制标准曲线。待测样品浓度可从标准曲线上查得，也可经仪器配备的程序自动得出。

5. 参考范围

成年尿：(2.74 ± 1.9) μg/mL。

6. 评价

（1）标本用量少，试剂可制成配套试剂盒，一次能分析大量标本。

（2）本法检测尿 α_1-MG 的灵敏度高，特异性强。

（3）RIA 法由于使用了生物试剂，稳定性受多种因素影响，需要一整套质量控制措施来确保结果的可靠性。此外，存在放射性危害和污染的问题。

（二）酶联免疫法检测尿 α_1-微球蛋白

1. 原理

将纯化的 α_1-MG 抗体包被在固相酶标板上，加入待测血浆及标准品，抗原抗体结合，再加入酶标抗体，形成 α_1-MG—α_1-MG 抗体—酶标抗体复合物，加入底物显色，492 nm 测得的吸光度与待测标本 α_1-MG 含量呈正相关。

2. 主要试剂

α_1-MG 抗体包被的酶标反应板、酶标抗体、α_1-MG 标准品、底物、洗涤液、终止液和 H_2O_2。

3. 操作步骤

（1）在 α_1-MG 抗体包被的酶标反应板上，每孔加不同浓度的待测血浆及标准品（加样前用稀释液对标准品进行 7 次倍比稀释得：400、200、100、50、25、12.5、6.25 及 3.2 ng/mL 不同浓度标准品各 100 μL），37 ℃孵育 90 分钟。

（2）弃去反应孔内的液体，注满洗涤液，静置 3 秒，甩干，反复 3 次，扣干。

（3）加入酶标抗体 100 μL，37 ℃孵育 60 分钟。

（4）同步骤（2）。

（5）加入应用底物液 100 μL，37 ℃孵育 20 分钟显色后，加入终止液 50 μL。

（6）492 nm 波长比色，空白管调零，测定各孔吸光度。

（7）绘制标准曲线：以标准品浓度为横坐标，吸光度为纵坐标，绘制标准曲线，从标准曲线上查出 α_1-MG 的含量。

4. 计算

待测样品的含量（mg/L）＝标准曲线上查出值（ng/mL）×稀释倍数÷1 000。

5. 参考范围

成年尿：（3.0±1.8）μg/mL。

6. 评价

（1）冷冻标本复溶后应注意充分混匀。

（2）待测标本 α_1-MG 的含量很高时，应进行适当稀释。

（3）由于酶的催化效率很强，故本法具有很高的敏感度。

（4）不同批次试剂不能混用，封板膜为一次性用品，不能重复使用。

（三）免疫散射比浊法检测尿 α_1-微球蛋白

1. 原理

特种蛋白分析仪一般采用颗粒增强免疫散射比浊法测定尿 α_1-MG 浓度。测定时尿中的 α_1-MG 与包被了 α_1-MG 特异性抗体的乳胶微粒形成免疫复合物，当入射光穿过时，这些复合物颗粒会使光束发生散射，散射光的强度与标本中 α_1-MG 的浓度成正比，与标准浓度对比即可得到标本中 α_1-MG 的浓度。

2. 主要试剂

不同的设备和方法试剂略有不同，但都包括抗血清、α_1-MG 标准品（人源性）和质控品（人源性）、缓冲液、稀释液以及辅助试剂等。

3. 操作步骤

（1）试剂准备：因设备和方法不同，试剂可能需要恢复至室温（15～25 ℃）。

（2）建立参考曲线。

1）有的仪器能自动对标准品做系列稀释，通过对系列标准品浓度的测定建立多点参考曲线。

2）只要质控品在其可信区间内，可一直使用该参考曲线；如果使用另一批号的抗血清，则必须建立新的参考曲线。

（3）标本检测：标本上清可在未稀释的情况下检测，如果测得的浓度超出测量范围，可以利用仪器的稀释功能测定更大倍数的稀释的标本液。

（4）内部质量控制：质控项目与患者标本平行检测和评估，每次建立参考曲线后、某批号抗血清初次使用前或每测定一轮标本后，都要检测相应的质控品。

（5）结果：检测结果由仪器的 logit-log 函数自动计算得出相应标本的 α_1-MG 浓度值。

4. 参考范围

不同设备和试剂略有不同，参照试剂盒说明书规定的参考范围，建立自己实验室的参考值。

5. 评价

（1）标本尽可能新鲜，一般采用随机或定时采集的尿液。

（2）标本中的浑浊和颗粒可能干扰测定结果，每个尿液标本在测试前必须经过离心沉淀，分离上清。上清尽可能新鲜测定，若在 $2 \sim 8 \ ℃$ 下储存不可超过 8 日。标本不能冷冻。如冷冻储存的样本可能会发生 α_1-MG 浓度显著下降的现象。

（3）健康人及肾脏疾病患者，尿中 α_1-MG 在弱酸性尿液标本中的稳定性较好，很少受尿液 pH 及温度变化的影响，其稳定性优于 β_2-MG 和 RBP，这使 α_1-MG 浓度测定的准确性和重复性提高，减少了临床应用的实验误差。

二、尿 β_2-微球蛋白

（一）酶联免疫法检测尿 β_2-微球蛋白

1. 原理

常用双抗体夹心法，原理同酶联免疫法检测尿 α_1-微球蛋白，因 β_2-微球蛋白（β_2-microglobulin，β_2-MG）为免疫球蛋白轻链的组分，故以辣根过氧化物酶标记抗人 IgD/IgE 为第二抗体进行测定。

2. 主要试剂

β_2-MG 抗体包被的酶标反应板、酶标抗体、β_2-MG 标准品、底物、洗涤液以及终止液等。

3. 操作步骤

同酶联免疫法检测 α_1-MG 的操作步骤。

4. 参考范围

随机尿：$16 \sim 518 \ \mu g/L$。

5. 评价

（1）操作简单，无须昂贵的仪器，适合于各级医院开展。

（2）本法受酶活性和温度的影响，避免标本的反复冻融以及复溶后混匀。

（二）免疫散射比浊法检测尿 β_2-微球蛋白

1. 原理

同免疫散射比浊法测定尿 α_1-MG。

2. 主要试剂

与免疫散射比浊法检测 α_1-MG 的试剂相似。

3. 操作步骤

参见免疫散射比浊法检测尿 α_1-MG 的操作步骤。全自动特种蛋白分析仪测定，按说明

书要求设置参数。

4. 参考范围

不同设备和试剂略有不同，参照试剂盒说明书规定的参考范围，建立自己实验室的参考值。

5. 评价

（1）酸性尿液或标本留置时间过长，对 β_2-MG 有一定程度的破坏作用，故不宜收集第一次晨尿标本。必要时可于测定前一日给受试者口服碳酸氢钠等碱性药物，使尿液 pH > 6.0。

（2）取得标本后应及时测定或调节 pH 为 7.0 ~ 9.0，处理好的尿样在 2 ~ 8 ℃下储存不宜超过 8 日，−18 ℃下冷冻可保存 2 个月，但最好及时测定。

（3）尿液中的浑浊和颗粒可通过离心沉淀分离上清，然后加入 1 滴尿稳定剂并彻底混匀。

三、尿渗量测定

（一）冰点下降法测定尿渗量

1. 原理

冰点下降法测定尿渗量（urine osmolarity，UOsm）的原理是：1 Osm 溶质可使 1 kg 纯水的冰点下降 1.858 ℃，以尿冰点与纯水相比下降温度（℃），得到尿渗量 [Osm/（kg·H_2O）]。

尿渗量 [Osm/（kg·H_2O）] = 尿冰点下降度数（℃）÷1.858。

2. 主要试剂

标化液的配制：NaCl 3.094 g/L、NaCl 15.93 g/L、NaCl 32.12 g/L 或 NaCl 44.98 g/L。

3. 操作步骤

（1）冷却池应充满不冻液。

（2）接通冰点渗透压计的电源，预热 45 分钟。

（3）冷却池的温度在 −8 ~ −7 ℃时进行测定。

（4）标化液冰点下降值与渗量的关系：NaCl 3.094 g/L 冰点下降 0.186 ℃，渗量为 100 mOsm/（kg·H_2O）；NaCl 15.93 g/L 冰点下降 0.929 ℃，渗量为 500 mOsm/（kg·H_2O）；NaCl 32.12 g/L 冰点下降 1.858 ℃，渗量为 1 000 mOsm/（kg·H_2O）；NaCl 44.98 g/L 冰点下降 2.601 ℃，渗量为 1 400 mOsm/（kg·H_2O）。

4. 参考范围

冰点下降法测量尿渗量参考范围为 600 ~ 1 000 mOsm/（kg·H_2O），24 小时最大变化 40 ~ 1 400 mOsm/（kg·H_2O）。

5. 评价

（1）冰点下降法受环境温度等干扰较多。

（2）对仪器的状态进行严格检查，样品加量要准确，特别是冷却池不冻液的水平状态。

（3）测试探针应位于测试样品的中央，避免震动引起的探针搅动幅度太大。

（二）折射法测定尿渗量及比密

1. 原理

用已知比密的系列标准液，在折射计上测出折射率，绘制折射率—比密关系曲线，建立折射率、比密的经验关系式，计算出对应值，刻制在目镜适当位置上。测量时，只需在折射计测量玻板上加一滴尿标本，目镜中观察明暗交界处，即可读出尿比密（USG）值。

2. 主要试剂

已知比密的系列标准液。

3. 操作步骤

（1）取蒸馏水 1～2 滴于棱镜的表面上，调控目镜和分光镜，直到刻度和测定界线清晰地出现在视野中。

（2）用吸水纸将蒸馏水擦干，取离心尿液上清液 1～2 滴，重复以上操作。

（3）测尿比密时，将刻度线对准 1.000，测渗量时对准 1.333，明暗交界处的刻度数值即为所测值。

（4）尿比密可直接读取数值，尿渗量可查阅折射仪标准刻度表。

4. 参考范围

尿渗量：600～1 000 mOsm/（kg·H$_2$O）。尿比密：晨尿为 1.020～1.030，随机尿为 1.003～1.030，新生儿尿在 1.002～1.004。正常尿渗量和尿比密关系：尿渗量［mOsm/（kg·H$_2$O）］＝（尿比密－1.000）×40 000。

5. 评价

（1）此法操作简单，成本低，重复性好，准确性高，为尿比密测定推荐法。

（2）虽然本法可测定比密值和折射率，并折算出渗量和总固体量。但尿渗量与折射率仅在正常或基本正常尿有较好的相关系数（0.97）；而尿含较多蛋白、糖等大分子时，相关性较差，故不宜用于临床尿渗量测定。

四、自由水清除率

（一）原理

可将尿液视为两部分：等渗尿和纯水。纯水清除率也称自由水清除率（CH$_2$O），是指在单位时间内所排出的尿量与渗透性溶质清除率之差。由于原尿与血浆的渗透浓度相等，CH$_2$O 代表肾小管中产生或重吸收的水量。

（二）主要试剂

同尿渗量测定试剂。

（三）操作步骤

（1）晚餐后不再进食或饮水，至次日晨排尿弃去。

（2）准确收集 1 小时的尿液并采静脉血 1.0 mL，计算出每分钟的尿量 V。

（3）测定尿渗量（UOsm）、血浆渗量（POsm），按公式计算：CH$_2$O = V － UOsm × V/POsm。

（四）参考范围

限水 12 小时以上：－25～－100 mL/h。

（五）评价

急症、重症患者可随时测定，测定前不必限水，但应在输液前进行，根据病情对测定结果作出判断。

（刘　慧）

第三章

原发性肾小球疾病

肾小球疾病是指有相似临床表现，如血尿和（或）蛋白尿，但病因、发病机制、病理改变、病程和预后不尽相同，病变主要累及双肾肾小球的一组疾病，可分为原发性、继发性和遗传性。原发性肾小球疾病是指病因不明者，它占肾小球疾病中的大多数，目前仍是我国引起终末期肾衰竭最主要的原因。原发性肾小球疾病的临床分型包括急性肾小球肾炎、急进性肾小球肾炎、慢性肾小球肾炎、无症状性血尿和（或）蛋白尿、IgA 肾病等。

第一节　急性肾小球肾炎

急性肾小球肾炎（acute glomerulonephritis，AGN）简称急性肾炎，是以急性肾炎综合征为主要临床表现的一组疾病，其临床特点为：急性发作的血尿、蛋白尿、水肿和高血压，可以伴有一过性肾功能不全。

临床上绝大多数 AGN 属于急性链球菌感染后肾小球肾炎（APSGN）。本症是小儿时期最常见的一种肾脏病，本节重点讨论急性感染后肾小球肾炎（APIGN）。

一、流行病学特点

因为 APIGN 病程常呈自限性，且容易被感染所致的系统症状掩盖，所以 APIGN 的确切发病率很难确定。在欧美等发达国家，APIGN 的发病率在不断下降，该病相对多见于老年人，尤其是酗酒和吸毒等体质较弱的人群。在一些发展中国家，APIGN 仍然是儿童急性肾炎综合征最常见的病因，所占比例高达 50% ~90%，在成年人肾活检的比例亦高达 8.2%。

在发展中国家，儿童急性链球菌感染后肾小球肾炎（APSGN）发病的中位年龄为 6~8岁，2 岁以下罕见。有学者报道了 1 例 14 个月大的婴儿患病，说明 APSGN 可发生于任何年龄。婴幼儿患病率低的原因与链球菌性咽炎的发生率低及免疫系统发育不完善导致免疫复合物形成率低有关。男性患病率是女性的 2 倍，其原因尚不清楚。而在发达国家，则常见于成年人合并基础疾病如糖尿病、酗酒的人群患病风险是增加的。据报道 1/3 的 APIGN 患者至少合并 1 种基础疾病。约 18% 糖尿病肾病患者合并 APIGN，而糖尿病合并的非糖尿病肾病中 9.4% 为 APIGN。在发达国家，1/3 ~1/2 的病例与革兰阴性杆菌感染有关。因此，随着基础疾病的增加，以及环境条件的改善和生活水平的提高，抗生素的早期和广泛使用，APIGN 的流行病学特点发生了很大的变化。

二、病因

APSGN 多由感染诱发，以 A 族 β 溶血性链球菌最为常见，依据链球菌细胞壁 M 蛋白免疫性质的不同可将其分为若干型，其中1型、2型、3型、4型、18型、25型、49型、55型、57型和60型为致肾炎菌株。1型、4型是咽峡炎后APSGN的主要致病菌株，脓皮病后APSGN多见于49型，而2型、55型和57型则与猩红热后APSGN有关。此外，β溶血性链球菌C族和G族感染后偶可发生APSGN。

关于致病链球菌抗原的研究众多，近年来的主要进展是两种主要的致病链球菌抗原成分的发现：肾炎相关链球菌纤溶酶受体（NAPlr）和链球菌热原性外毒素B（SpeB）。

肾炎相关链球菌纤溶酶受体（NAPlr）是一种具有甘油三磷酸脱氢酶（GAPDH）活性的纤溶酶结合蛋白，作为可能的肾炎致病抗原备受关注。APSGN患者的早期组织活检中可以检测到NAPlr沉积。有报道显示，约92% APSGN患者及约60%无并发症链球菌感染患者的恢复期血清中检测到NAPlr抗体。Oda报道，肾小球NAPlr阳性的APSGN患者中有显著肾小球纤溶酶活性，而阴性患者中未发现。肾小球纤溶酶和NAPlr在肾组织内的一致性分布证实了NAPlr的肾炎致病性与其纤溶酶结合活性相关。目前认为，NAPlr被链激酶激活，与肾小球结合，捕获纤维蛋白溶酶，从而造成肾小球基底膜损害。也有学者认为，NAPlr通过激活补体途径，产生肾小球基底膜局部炎症，促进内皮下免疫复合物沉积。

链球菌热原性外毒素B（SpeB）是由化脓性链球菌分泌的阳离子外纤溶酶结合受体。其酶原前体（zSpeB）由肾炎致病链球菌分泌。多个独立的研究均提示，在大多数APSGN患者恢复期血清中发现高SpeB抗体滴度，并且肾小球内也检测到SpeB。SpeB沉积于肾小球基底膜上皮侧，而且存在于急性链球菌感染后肾小球肾炎特征性的驼峰，与免疫球蛋白和C3呈共定位，形成原位免疫复合物，证明高SpeB是APSGN的主要致病抗原。

三、发病机制

目前APSGN的发病机制仍不十分清楚。人类是A组链球菌唯一的宿主和携带者，因此制备适当的动物模型较为困难。目前已有的研究结果认为可能的致病机制为：①抗原—抗体免疫复合物沉积于肾小球并激活补体，或者抗原直接种植于肾小球；②链球菌片段与肾脏结构之间的分子模拟机制；③正常的肾脏结构的改变引发的自身免疫反应；④链球菌相关的肾小球纤溶酶活性。

（一）免疫复合物的作用

APSGN的基本发病机制是免疫复合物在肾小球的沉积，这种沉积类似于兔子急性血清病模型。①循环免疫复合物：67%的APSGN患者可通过C1q结合测定方法检测到血清循环免疫复合物水平。然而，循环免疫复合物在无并发症的A组链球菌感染患者中同样出现，并且循环免疫复合物水平与APSGN的临床表现并不相关。Nordstrand等发现，C3的沉积比IgG早，说明旁路途径激活了补体，或者是经典途径的非免疫性活化及凝集素途径。因此，免疫成分沉积的顺序不支持预先形成的免疫复合物在肾小球的沉积；②原位免疫复合物：链球菌热原性外毒素B（SpeB）与免疫球蛋白和C3呈共定位，形成原位免疫复合物，进一步致病。

（二）补体活化作用

（1）补体旁路途径激活在发病机制中发挥重要的作用。血清补体检查及肾小球免疫荧光沉积类型说明旁路途径的C3活化在APSGN中占优势。典型的免疫沉积为IgG、C3、备解素和 C5。这些沉积均不包含经典途径的成分 C1q 和 C4。C5b-9（膜攻击复合物）及其调节蛋白（S 蛋白），代表着补体活化的最终产物，定位于 C3 的分布区域，说明补体是在原位活化，而不是在循环中即沉积之前活化的。

（2）部分患者可能存在经典途径的活化，其证据是起病后前 2 周内有一过性的血清 C1q、C2 和（或）C4 水平的下降和循环 C1-抑制因子-C1r-C1s 复合物或 C4d 片段的出现。这些发现说明了经典途径的活化，反映了急性期循环免疫复合物的形成，而有别于肾小球免疫沉积。

（三）细胞免疫与炎症

免疫复合物在肾小球沉积，可激活补体系统，趋化炎症细胞，尤其是中性粒细胞积聚，这些炎症细胞和病变的肾小球细胞可产生一系列炎性介质，如细胞因子、活性氧等，使肾小球内发生弥漫性炎症反应，并可出现毛细血管内凝血。此外，$CD4^+$ 淋巴细胞和单核细胞可在肾小球和肾间质浸润，动物实验证实，单核细胞浸润与蛋白尿存在时间关系，且抗巨噬细胞血清和细胞毒药物环孢素治疗可消除蛋白尿，提示细胞免疫在 APSGN 发病机制中起关键作用。上述免疫反应还可启动一些非免疫因素，如激肽释放酶和前列腺素使肾小球毛细血管通透性增加、尿蛋白排泄增多等，也参与了 APSGN 的发病过程。

（四）纤溶酶的作用

因为链球菌的多种成分具有将纤溶酶与肾小球结合的生物活性，所以与纤溶酶结合可能是链球菌多种成分或产物引发急性链球菌感染后肾小球肾炎的最后共同途径，随后引发补体活化、单核细胞趋化、肾小球基底膜降解等最终致病。

（五）自身免疫机制

除链球菌本身成分直接参与发病外，自身免疫在急性肾小球肾炎的发病中可能也发挥一定作用，其依据是部分患者血清中可检出高滴度的类风湿因子及肾活检组织中有抗-IgG 沉积。抗-IgG 的产生可能是链球菌通过其神经氨酸酶的作用，使自身免疫球蛋白脱氨酸化，从而诱发自身免疫反应。

四、病理表现

（一）光镜检查

APSGN 特征性病理改变为弥漫性毛细血管内增生性肾小球肾炎，病变几乎累及所有的肾小球。光镜下病变特点有：①系膜细胞和内皮细胞增生；②毛细血管内多形核白细胞浸润；③上皮下致密物呈驼峰样或锥形沉积，即驼峰。当细胞增生明显时，肾小球体积增大，毛细血管腔狭窄并有不同程度阻塞，严重时增生的系膜可将肾小球分隔成小叶状。部分病例可见肾小球上皮细胞节段性增生，胞质内充满透明小滴。大部分 APSGN 患者少见或无肾小管、间质及血管病变。在较严重病例，可形成上皮性新月体，但新月体累及肾小球 50% 以上者较少见，可表现为急进性肾小球肾炎。

（二）免疫荧光检查

可见肾小球毛细血管壁和系膜区有颗粒状 IgG 和 C3 沉着，有时也可见 IgA 和 IgM。即使在病程早期进行肾活检仍有约 30% 的 APSGN 仅有 C3 而无 IgG 的沉积。免疫荧光改变可分为 3 型：①星空型，病变早期（起病 2 周内），IgG 和 C3 呈弥漫、颗粒状、不规则分布于肾小球毛细血管壁和系膜区；②系膜型，即病变恢复期，IgG 和 C3 主要沉积于系膜区；③花环型，部分病例 IgG 和 C3 沿肾小球毛细血管壁周边沉积，系膜区较少，这种"花环型"与更多且更大的上皮侧驼峰及更高程度的蛋白尿有关。

（三）电镜检查

与光镜所见相似，病变早期上皮下可见细颗粒、均质的电子致密物沉积，其基底部靠近致密层，但不与之相连。起病 4 ~ 6 周或以后，驼峰状电子致密物逐渐被吸收而消退。驼峰也可见于其他感染性肾炎，如感染性心内膜炎、过敏性紫癜以及膜增生性肾小球肾炎。

五、临床表现

典型的 APSGN 表现为急性肾炎综合征，即起病急、肉眼血尿、水肿和高血压。病程分为 3 个阶段：潜伏期、急性期及恢复期。部分患者呈亚临床型，临床症状很轻，只有轻微的尿改变及血清补体 C3 水平下降，仅在流行病学调查时被发现。近年来，老年 APSGN 有所增多，临床表现不典型，症状重，病死率高，应引起重视。

（一）潜伏期

一般为 3 ~ 33 日，平均 7 ~ 14 日，潜伏期相当于致病抗原初次免疫后诱导机体产生免疫复合物所需的时间，大部分患者的前驱感染为呼吸道（常为咽炎）或皮肤感染，呼吸道感染者的潜伏期较皮肤感染者短。然而，亚临床病例也存在，很多患者通过家庭成员或接触者的感染而确定。研究显示，约 20% 的 APSGN 患者无症状家庭成员也存在 APSGN。

（二）急性期

临床症状的发生率常因地域及病例入选标准的不同而存在一定的差异。

1. 血尿

除一些少见的不典型病例外，几乎所有患者均出现血尿，其中 25% ~ 60% 的患者出现茶色或洗肉水样的肉眼血尿。尿沉渣检查显示畸形红细胞及白细胞可确定急性肾炎的存在；可见红细胞管型。

2. 蛋白尿

蛋白尿也较常见，患者均有不同程度的蛋白尿，尿蛋白 0.5 ~ 3 g/d，少数呈肾病综合征范围蛋白尿，部分患者因尿蛋白极少，就诊时已转阴。但肾病综合征的发生率较低，文献报道其发生率一般为 2% ~ 10%。低白蛋白血症较常见。

3. 水肿

由水钠潴留导致，常出现于颜面部等组织疏松处。严重者可出现双侧或单侧肺水肿，而这些患者常以呼吸困难、呼吸道水肿、呼吸窘迫为首发症状而被误诊为肺炎、心力衰竭等，从而延误诊断及治疗，部分患者进展为呼吸衰竭。

4. 高血压

80% ~ 90% 的患者存在不同程度的高血压，考虑与水钠潴留、容量负荷过重有关。研究证实，舒张压与液体潴留程度（通过利尿前后体重的变化来评估）成正比。高血压的脑部并发症包括头痛、癫痫、精神状态改变及视力改变，发生于 30% ~ 35% 的儿童患者。高血压常在 1 ~ 2 周恢复，罕见需要长期治疗的患者。有学者应用血管损伤标志物主动脉脉波速率（pWV）进行研究，发现所有 APSGN 儿童患者均出现高血压、臂踝脉搏波速率（baPWV）升高，但大部分患者可迅速恢复正常，而未恢复正常的患者推测其既往已存在肾脏疾病。

5. 肾功能异常

急性期常出现肾小球滤过率（GFR）下降。60% ~ 65% 的患者出现血尿素氮（BUN）升高。内生肌酐清除率（Ccr）<90 mL/（min·1.73 m²）的发生率为 20%。与其他肾小球肾炎一致，类似于肾前性氮质血症，钠排泄分数均小于 1%。肾素水平（血浆肾素活性）下降，与液体潴留有关。

6. 贫血

APSGN 可出现贫血。个别病例可出现重度贫血。虽然传统认为血红蛋白下降是由于水容量的增多导致血液稀释，但也存在其他原因。病例报道 APSGN 早期可出现自身免疫性溶血性贫血。因此，鉴别贫血的性质也应受到临床医师的重视。

7. 其他特殊临床表现

（1）神经系统症状：APSGN 还可累及中枢神经系统导致脑病，表现为恶心、呕吐、认知障碍、癫痫发作及视觉障碍等。可能与高血压、尿毒症毒素及脑血管炎有关。有报道，APSGN 可导致可逆性后部白质脑病，后者是以头痛、癫痫发作、视觉障碍、意识和精神障碍为主要临床症状，以可逆性后部白质损害为主要神经影像学表现的临床综合征，其发生机制复杂，可能与高血压、液体潴留及免疫抑制药的细胞毒性有关。迅速控制高血压后神经症状可得到有效控制。目前仅有个案报道，且均见于儿童。

（2）眼色素层炎：是外源性或内源性抗原导致的免疫性炎症。目前为止，已报道的链球菌感染后眼色素膜炎，常发生于链球菌的系统性感染，但均无合并感染后肾炎。有学者报道了 1 例 APSGN 合并眼色素膜炎的儿童患者，因此也应引起临床医师的注意。

（3）其他：APSGN 临床表现的不典型病例还包括主要以亚临床表现为主的病例和表现为急性起病，伴高血压及水肿但尿检正常的患者。有报道，患者出现极端表现，常为高血压危象，但是无尿检异常。由于部分患者尿检可在短时间内恢复，连续的尿检可能有助于急性肾炎的诊断。另外，一些患者可合并典型的过敏性紫癜皮疹，这些患者 APSGN 的诊断依赖于肾活检。

（三）恢复期

常发生在出现利尿反应（不管是自发的利尿或经药物利尿）后，水肿消退、血压正常及蛋白尿和肉眼血尿消失时。不少研究发现，蛋白尿的消失要早于血尿的消失，而 Travis 等的研究结果相反。在恢复期，大部分患者 C3 水平恢复正常，但恢复期持续低补体血症并不能完全排除 APSGN 的可能性。APSGN 可发生于之前已经诊断为 IgA 肾病（经活检）的患者。由于 IgA 肾病是最常见的肾小球肾炎，其与 APSGN 的关系更像是两种疾病同时发生于一个人。APSGN 的复发较为罕见，仅见少数病例报道。2000 年之前的报道显示大部分患者是脓皮病相关的，然而 2000 年后的报道，有 2 例是咽炎相关的 APSGN，有 2 例复发的 APSGN 无明确感染。

（四）并发症

1. 心力衰竭

主要由于水钠潴留、血容量增加所致。轻者仅表现为呼吸、心率增快，肝大；重者可出现端坐呼吸、颈静脉怒张、咳泡沫样痰、两肺底满布湿啰音，甚至出现胸腔积液、腹水。

2. 高血压脑病

多见于儿童，主要由于高血压时脑血管痉挛致脑缺血水肿或脑血管高度充血致脑水肿所致，表现为剧烈头痛、呕吐、嗜睡、意识不清、黑矇，严重时有惊厥、昏迷。

3. 急性肾衰竭

患者尿量减少，甚至出现少尿或无尿，血中肌酐和尿素氮明显增高，并可有高血钾、代谢性酸中毒等急性肾衰竭的表现。

六、辅助检查

（一）尿液检查

尿常规可见红细胞，多为畸形红细胞；蛋白尿，75% 的患者 24 小时尿蛋白量 < 3.0 g；常见肾小管上皮细胞管型、白细胞管型、透明管型及颗粒管型。此外还可见红细胞管型，提示肾小球有出血渗出型炎症，是急性肾炎的重要特点。

（二）血常规检查

白细胞可正常或增多。轻度贫血，为正常血红蛋白、正常细胞性贫血。红细胞沉降率于急性期增快。

（三）血生化检查

急性期肾小球滤过率下降，临床表现有一过性氮质血症。血钾、氯可轻度升高，血钠轻度降低，血浆白蛋白轻度下降。

（四）纤维蛋白降解产物（FDP）测定

血、尿 FDP 测定可呈阳性。

（五）免疫学检查

抗链球菌溶血素 O 抗体（ASO）阳性率达 50% ~ 80%。通常于链球菌感染后 2 ~ 3 周出现，3 ~ 5 周滴度达高峰，后渐下降。APSGN 时 C3 的急性下降及起病后 6 周内恢复正常可作为未行肾活检患者的诊断指标。而且 C3 的下降一般早于血尿的出现。

（六）肾形态学检查

B 超检查常提示肾脏正常或轻度增大。

（七）其他指标

抗脱氧核糖核酸酶 B 及抗透明质酸酶：由脓疮病引起的急性肾炎中有较高的阳性率，有 2 倍以上的滴度增高时提示近期内有链球菌感染。

研究发现，APSGN 患者血清 N 末端前脑利钠肽（NT-proBNP）水平高于正常对照组，而存在左心功能不全的 APSGN 患者的血 NT-proBNP 显著高于其他 APSGN 患者，利尿治疗后血 NT-proBNP 恢复正常。因此，NT-proBNP 可作为评估 APSGN 患者容量及心功能的一项指标。

七、诊断与鉴别诊断

（一）诊断

APSGN 是由 A 组 β 溶血性链球菌引起的肾小球肾炎，因此疑诊 APSGN 的病例应该寻找近期链球菌感染的血清学证据以帮助诊断。研究发现，链球菌血清学检查阳性（94.6%）比近期感染病史（75.7%）及培养阳性（24.3%）的敏感性都要高。

APSGN 诊断依据包括：①起病前 1~3 周有链球菌前驱感染；②临床出现水肿、高血压、血尿；③尿检有红细胞、蛋白和管型；④血清 C3 降低，伴或不伴 ASO 升高；⑤尿中 FDP 含量增高等。APSGN 的诊断一般不困难。但个别患者以急性充血性心力衰竭或高血压脑病起病，或只有轻微水肿及高血压，或无尿常规改变。临床诊断困难者，应及时做肾活检确诊。

一般来说，APSGN 并不是肾活检的指征，但在临床表现不典型或因肾脏受累严重而需要排除新月体肾小球肾炎时常行肾活检。这些不典型表现如补体正常、无 ASO 或链球菌酶滴度升高等可证明近期链球菌感染及肾功能不全，尤其是肾小球滤过率（GFR）持续 <30 mL/min 超过 1 周。以往学者推荐一些疑诊 APSGN 但 C3 持续降低超过 8 周的患者进行肾活检以排除系膜增生性肾小球肾炎（MPGN）。小样本研究发现，20 例患者中 5 例患者尽管有典型的临床症状改善包括蛋白尿和肾功能的恢复，但 C3 在 8 周后仍未恢复。这 5 例患者中有 3 例接受了肾活检，仍表现为典型的 APSGN。因此，持续性低补体血症伴有临床症状的改善并不能排除 APSGN 的诊断，对这部分患者可推迟肾活检。

（二）鉴别诊断

1. 以急性肾炎综合征起病的肾小球疾病

（1）细菌、病毒及寄生虫感染均可引起急性肾炎。较常见的病毒有水痘—带状疱疹病毒等。病毒感染后急性肾炎多数临床表现较轻，常不伴补体降低，少有水肿和高血压，肾功能一般正常。

（2）慢性肾小球肾炎急性发作：慢性肾小球肾炎常在呼吸道感染后 2~4 日出现急性发作，其临床表现及尿常规变化与急性肾小球肾炎相似，但慢性者既往有肾炎的病史，可有贫血、低蛋白血症、高脂血症，血清补体浓度多正常，偶有持续性降低，尿量不定且比重偏低。对鉴别有困难的，除了肾穿刺进行病理检查之外，还可根据病程和症状、体征及化验结果的动态变化来加以判断。例如，系膜毛细血管性肾小球肾炎，又称膜增生性肾小球肾炎，临床上除表现急性肾炎综合征外，伴有肾病综合征，病变持续无自愈倾向。50%~70% 患者有持续性低补体血症，8 周内不能恢复；而部分系膜增生性肾小球肾炎患者有前驱感染可呈现急性肾炎综合征，患者血清 C3 正常，病情无自愈倾向。出现肉眼血尿，血尿可反复发作，部分患者血清 IgA 升高。

2. 急进性肾小球肾炎

起病过程与急性肾炎相似，但除急性肾炎综合征外，早期常出现少尿、无尿及肾功能急剧恶化等。重症急性肾炎呈现急性肾衰竭者与该病相鉴别困难时，应及时做肾活检以明确诊断。

3. 全身系统性疾病肾脏受累

系统性红斑狼疮肾炎及过敏性紫癜肾炎等可呈现急性肾炎综合征，但伴有其他系统受累的典型临床表现和实验室检查可鉴别。

4. 急性全身感染性发热疾病

急性感染发热的患者疾病早期可出现蛋白尿、管型或镜下血尿，极易与不典型或轻型急性肾小球肾炎相混淆。但前者没有潜伏期，无水肿及高血压，退热后尿常规迅速恢复正常。

5. 急性肾盂肾炎

急性肾小球肾炎若发生尿道、膀胱黏膜及肾充血水肿可引起膀胱刺激症状，症状类似急性肾盂肾炎。但肾盂肾炎有发热、血尿、白细胞增多，尿细菌培养阳性，用抗生素治疗有效，且无明显水肿、高血压等，尿中也无红细胞管型。

八、治疗

一般来说，APSGN 可未经特殊抗感染治疗而自愈，因此治疗上以支持治疗、对症处理、防治并发症为主。

（一）一般治疗

1. 休息

急性期应卧床休息 2 ~ 3 周，待肉眼血尿消失、血压恢复、水肿减退即可逐步增加室内活动量。对遗留的轻度蛋白尿及血尿应加强随访观察而无须延长卧床期，3 个月内避免剧烈体力活动。

2. 饮食护理

为防止水钠进一步潴留，导致循环过度负荷致严重并发症，须减轻肾脏负担，急性期宜限制盐、水、蛋白质摄入。对有水肿、高血压者，用无盐或低盐饮食（每日盐摄入量 3 g 以下）。水肿重且尿少者限制水的摄入。对有氮质血症者，限制蛋白质摄入。

（二）对症治疗

1. 减轻水肿

急性肾炎时主要病理生理变化为水钠潴留、细胞外流液量扩大，故利尿药的应用不仅具有利尿、消肿作用，而且有助于防治并发症。凡经控制水、盐后仍尿少、水肿、血压高者均应给予利尿药。常用噻嗪类利尿药，无效时可用强有力的髓袢利尿药，如呋塞米和布美他尼。

2. 控制血压

使用降压药积极而稳固地控制血压对于增加肾血流量，改善肾功能，预防心、脑合并症，具有积极的治疗作用。常用噻嗪类利尿药，通过利尿可达到控制血压的目的。凡经休息、限水盐、利尿而血压仍高者应给予降压药。常选用钙通道阻滞药。尽管有血管紧张素转换酶抑制药（ACEI）治疗成功的报道，但由于 ACEI 具有降低 GFR 和导致高血钾的潜在风险，一般不用于急性期的治疗。对于高血压危象的患者，连续注射抗高血压药物是首选的治疗方法。

3. 感染灶的治疗

抗生素的治疗对于 APSGN 来说并不是必需的，因为 APSGN 可自愈，且复发罕见。如果病灶细菌培养阳性，应给予青霉素或其他敏感药物治疗 7 ~ 10 日。通过应用抗生素早期控制咽炎相关的 A 组链球菌可阻止致肾炎菌株在流行期的传播。

（三）并发症处理

1. 急性肾衰竭

少数发生急性肾衰竭而有透析指征时，应及时给予透析治疗以帮助患者度过急性期。由于本病具有自愈倾向，肾功能可逐渐恢复，一般不需要长期维持透析。

2. 心力衰竭

主要措施为利尿、降压，不主张使用洋地黄类药物，对内科治疗无效的严重少尿或无尿、难以纠正的急性心力衰竭，可以考虑短期血液净化治疗。

3. 高血压脑病

静脉应用乌拉地尔或者硝普钠降低血压，注意控制药物滴速，避免血压下降过快，同时配合利尿药的使用，减轻患者水钠潴留、容量负荷的状态。

九、预后

APSGN 的长期预后并不像以前认为的那么良好，White 等回顾性分析了两次流行性 APSGN 的患儿，随访 13 年以上，蛋白尿及镜下血尿的发生率分别为 13% 和 21%，明显高于对照组无症状尿检异常者的 4% 和 7%，因此儿童时期患 APSGN 是成年人患慢性肾脏病的高危因素。

APSGN 的预后受临床及病理表现的影响。大量研究表明，新月体肾小球肾炎和"花环型"免疫荧光类型者预后较其他类型差。肾病综合征及肾功能不全亦提示预后不良。达到肾病范围的蛋白尿及"花环型"免疫荧光者提示预后不良，但对于这些患者是否进行干预治疗仍有争议。目前认为，当存在预后不良的危险因素如肾病范围蛋白尿、细胞性新月体、肾功能不全等时，应接受免疫抑制治疗以阻止病情的进展。但免疫抑制治疗对长期预后的影响尚有待进一步的随机对照研究证实。其他因素如年龄、酗酒史及基础疾病包括糖尿病和心血管疾病、肝病等均可影响预后。据报道，年龄 > 60 岁的散发性 APSGN 患者预后最差，可能是因为更容易形成新月体，仅约 25% 的患者获完全缓解。在西方国家，12% ~57% 的患者存在酗酒史，酗酒是影响预后的重要因素。近年来，糖尿病逐渐成为影响 APSGN 预后的重要因素。12% ~25% 的 APIGN 患者同时合并糖尿病，18.2% 合并糖尿病肾病的患者出现持续性肾功能损害，其中 81.8% 进展为终末期肾病（ESRD）。

（王冬梅）

第二节　急进性肾小球肾炎

急进性肾小球肾炎（rapidly progressive glomerulonephritis，RPGN）指在肾炎综合征（血尿、蛋白尿、水肿和高血压）基础上短期内出现少尿、无尿，肾功能急剧下降的一组临床症候群。病理改变特征主要为肾小球内新月体形成，又称新月体肾小球肾炎。我国目前采用的新月体肾小球肾炎的诊断标准为肾穿刺标本中 50% 以上的肾小球有大新月体（新月体占肾小囊面积 50% 以上）形成。RPGN 可以是原发性，也可以继发于其他肾小球疾病。除抗中性粒细胞胞质抗体（ANCA）相关小血管炎和肺出血肾炎综合征以外，在其他疾病如 IgA 肾病、系统性红斑狼疮（SLE）、过敏性紫癜等基础上均可发生新月体肾小球肾炎。根据免疫病理学的特点将 RPGN 分为 3 种类型：①抗肾小球基底膜型（Ⅰ型）；②免疫复合物型（Ⅱ型）；③少免疫复合物型（Ⅲ型）。本病病情危重、预后差，一般要求及时甚至急诊肾活检以力争早期诊断。如能早期明确诊断并根据各种不同的病因及时采取正确的治疗，有利于改善患者的预后。

一、流行病学特点

目前认为急进性肾小球肾炎的发生率与以往报道的有显著不同，Ⅰ型只占 10%，Ⅱ型占 30%，而Ⅲ型占 60%。本病任何年龄均可发病，Ⅰ型 RPGN 发病年龄有两个高峰：①10 ~

30 岁，男性为主，肺出血发生率高；②50 ~ 70 岁，多见于女性，病变局限于肾脏。Ⅰ型 RPGN 中同时合并 ANCA 阳性者则多见于中老年女性，可有多系统受累的表现。大多数Ⅱ型 RPGN 患者有某种特殊类型的原发性肾小球疾病的临床或者病理学证据，如 IgA 肾病、感染后肾小球肾炎或膜增生性肾小球肾炎（MPGN），另外一些患者则是系统性免疫复合物疾病肾脏受累，如 SLE、过敏性紫癜等。极少数患者没有上述情况，则定义为原发性新月体免疫复合物肾炎。Ⅱ型 RPGN 儿童多见，这种在儿童和青年中多见的趋势与其他类型的免疫复合物肾炎一致，如 IgA 肾病、感染后肾小球肾炎或 MPGN。Ⅲ型 RPGN 往往是系统性血管炎的部分表现，然而也有一些患者仅仅局限于肾脏的新月体肾炎表现，这是成年人最常见的 RPGN，特别是在中老年人群。白种人患病率高于黑种人，性别没有差异。

二、病因

RPGN 病因多样，可分为原发性和继发性 RPGN。继发性疾病主要包括感染性疾病、多系统疾病和其他原发性肾小球疾病。

（一）原发性肾小球疾病

1. 原发性弥漫性新月体肾小球肾炎

（1）Ⅰ型：IgG 线性沉积（抗肾小球基底膜抗体介导）。

（2）Ⅱ型：IgG 颗粒样沉积（免疫复合物介导）。

（3）Ⅲ型：少或无 IgG 的沉积（缺乏免疫反应，ANCA 多阳性）。

2. 继发于其他原发性肾小球肾炎

（1）膜增殖性肾小球肾炎。

（2）膜性肾小球肾炎伴有附加抗基底膜型肾炎。

（3）IgA 肾病（少见）。

（二）伴发于感染性疾病

①急性链球菌感染后肾小球肾炎；②急性或亚急性感染性心内膜炎，内脏化脓性病灶引起的慢性败血症及肾小球肾炎；③其他感染，如乙型肝炎病毒、人类免疫缺乏病毒感染。

（三）继发于系统性疾病

①系统性红斑狼疮；②肺出血肾炎综合征；③过敏性紫癜、弥散性血管炎如坏死性肉芽肿、过敏性血管炎及其他类型；④混合性冷球蛋白血症；⑤类风湿关节炎伴血管炎、恶性肿瘤及复发性多软骨炎等。

（四）药物

用于原发性肾小球疾病治疗的药物有青霉胺、肼屈嗪、别嘌醇及利福平等。

也有学者根据病因将 RPGN 分为 5 型：Ⅰ型，抗基底膜型，患者血清内有抗肾小球基底膜（GBM）抗体；Ⅱ型，免疫复合物介导型，病变肾小球内有免疫复合物沉积；Ⅲ型，血管炎型，患者血内有 ANCA；Ⅳ型，抗基底膜和血管炎混合型，患者血内 ANCA 和抗 GBM 抗体均阳性；Ⅴ型，特发型，所有抗体均阴性。

三、发病机制

原发性 RPGN 病因不清。近年来与 RPGN 密切相关的自身抗体，如抗肾小球基底膜

（GBM）抗体和 ANCA 被发现，证明了各型原发性 RPGN 的病因和发病机制是不同的。①Ⅰ型又称抗肾小球基底膜型肾小球肾炎，由于抗肾小球基底膜抗体与 GBM 抗原相结合激活补体而致病；②Ⅱ型又称免疫复合物型，因肾小球内循环免疫复合物的沉积或原位免疫复合物形成，激活补体而致病；③Ⅲ型为少免疫复合物型，肾小球内无或仅微量免疫球蛋白沉积。现已证实 50%~80% 该型患者为原发性小血管炎肾损害，肾脏可为首发，甚至唯一受累器官或与其他系统损害并存。原发性小血管炎患者血清 ANCA 常呈阳性。

原发性 RPGN 患者 50% 以上有上呼吸道感染的前驱病史，其中仅少数为典型的链球菌感染，其他多为病毒性感染。但感染与 RPGN 发病的关系尚待进一步研究。某些有机化学溶剂、强氧化剂和碳氢化合物如汽油，可能与 RPGN Ⅰ型有密切的关系。某些药物如肼屈嗪、丙硫氧嘧啶与部分 RPGN Ⅲ型相关。遗传易感性及某些诱发因素可能与该病有关。RPGN Ⅰ型 HLA-DR2 的阳性率较正常人显著为高，且与 HLA-DRB1 基因密切相关。诱发因素包括吸烟、接触碳氢化合物、吸毒、病毒性肺炎等。

Ⅰ型 RPGN 其目标抗原位于基底膜Ⅳ型胶原 $\alpha 3$ 到 $\alpha 5$-链 NC1 区域，多数患者抗 GBM 抗体结合在Ⅳ型胶原（多位于肾，肺等）的 $\alpha 3$ 链（也有结合在 $\alpha 5$ 链的）。因此，其临床特点主要表现为肺和肾脏疾病。有学者已发现两种优势抗原决定簇，分别为 EA-$\alpha 3$（Ⅳ）NC1 和 EB-$\alpha 3$（Ⅳ）NC1，而在体内正常情况下这两个抗原表位是被 $\alpha 4$ 和 $\alpha 5$ 链隔离的，只在一些有可能破坏肾小球基底膜的物理化学因素，如吸烟、感染、碎石、活性氧物质等造成基底膜中断时才会被暴露，并发生构象变化，从而使机体发生免疫反应。此外，疾病的发生也与很多遗传因素有关。

对于Ⅱ型 RPGN，体液免疫和细胞免疫均参与了疾病的发生与进展。循环免疫复合物沉积或原位免疫复合物在肾小球形成，进而引发变态反应，在直接损伤肾小球毛细血管壁的同时，激活补体系统（C3a、C5a），趋化中性粒细胞、激活巨噬细胞释放蛋白水解酶产生活性氧及炎症介质，进一步损伤毛细血管壁，甚至导致其断裂。

Ⅲ型 RPGN，ANCA 可以使经 TNF-α 或 IL-1 处理的中性粒细胞出现脱颗粒反应，产生氧自由基、细胞因子和释放蛋白酶，导致内皮细胞损伤，从而引起血管炎症反应。ANCA 也可作用于内皮细胞，有研究显示，蛋白酶 3（PR3）可在内皮细胞中表达，并转移到细胞膜，从而与 ANCA 结合，导致内皮损伤。血管内皮细胞不仅是受损靶细胞，同时也是病理损害积极的参与者。有研究显示，经 PR3 刺激的内皮细胞能合成并释放 IL-8，招募炎症细胞在病变部位聚集。同时，也可增加内皮细胞表面黏附分子（VCA M-1）的表达，促进中性粒细胞与内皮细胞的黏附。此外，内皮细胞也可借助其表面的蛋白 C 受体与中性粒细胞上的 PR3 的结合而促进这两种细胞的黏附。组织学的研究发现，在韦格纳肉芽肿的肾、肺组织中，主要包含巨噬细胞、CD4[+] 细胞浸润、NK 细胞、CD8[+] 细胞以及 T 细胞，提示这些疾病的血管损伤可能是由 T 细胞介导的。

至于新月体形成的原理尚不十分清楚，肾小球毛细血管袢的坏死、基底膜的断裂或者肾脏包曼囊的破裂是新月体形成的始动环节，细胞性新月体的主要成分是巨噬细胞，巨噬细胞于球囊壁上增殖，并转化为上皮样细胞，形成新月体。纤维素在引导巨噬细胞进入包曼囊过程中发挥重要作用，随后巨噬细胞浸润并在局部增生，淋巴细胞浸润、黏附分子分泌、成纤维细胞转化在新月体的发展和转归中发挥了重要的作用。在有新月体的肾小球毛细血管丛可出现灶性坏死，继之毛细血管萎缩塌陷，并与新月体粘连使囊腔阻塞，最后整个肾小球可发生玻璃样变或纤维化。此外，肾小球毛细血管丛也可见到增殖性改变。

四、病理表现

（一）光学显微镜检查

光学显微镜检查可见肾小囊内新月体形成为急进性肾小球肾炎（RPGN）的特征性病理改变。受累肾小球达 50% 以上，甚至可达 100%。病变范围占肾小囊面积的 50% 以上，严重者可填充整个肾小囊。发病初期为细胞性新月体，后期为纤维性新月体（数日至数周形成）。本病纤维化发展很快，故及时肾活检、早期诊断，及时治疗是极其重要的。肾小球病变在 I 型 RPGN 主要是 GBM 断裂、突出，但毛细血管内增生不明显。II 型 RPGN 中毛细血管祥细胞及系膜细胞增生明显。III 型 RPGN 则可见毛细血管祥节段性纤维素样坏死、缺血，甚至节段性硬化。系膜细胞增生不明显。肾小管及肾间质病变常与肾小球病变的严重程度相关。少数（10% ~ 20%）III 型 RPGN 在肾间质可见肾小球外的血管炎，如微小动脉、小动脉甚至弓状动脉分支均可受累。少数 III 型 RPGN 还可见肉芽肿形成。

（二）免疫荧光检查

I 型：可见肾小球毛细血管基膜 IgG、C3 连续细线状沉积（极少数为 IgA）。在肾小球严重受损的往往难以辨认，IgG 和 C3 以线样不规则或颗粒状沉积，少数情况下沿肾小球基底膜亦可见 IgG 间或有 C3 线样沉积。但 IgG 线样沉积可逐步发展为颗粒型，有时易与其他 RPGN 相混淆。而且在某些糖尿病肾小球硬化症、狼疮肾炎以及某些移植的尸体肾也可出现上述免疫荧光的特点。

II 型：可见系膜和毛细血管壁散在 IgG 和（或）IgM，常伴 C3 沉积。若大量 IgG、IgM、IgA 沉积，尤其伴有 C1q、C3、C4 则强烈提示狼疮肾炎。以 IgA 为主的沉积提示为 IgA 肾病，单纯系膜或毛细血管壁 C3 沉积应疑为系膜毛细血管肾小球肾炎可能。

III 型：从理论上而言，本型并无免疫球蛋白沉积，但由于肾活检为病变动态过程的一个阶段，故不能排除本型患者在疾病早期可能有免疫球蛋白的沉积，随后被浸润的巨噬细胞和中性粒细胞吞噬和消化，而转变为阴性或微量。

（三）电镜检查

I 型：因抗体直接与基底膜结合，故可发现基底膜密度不均，而未发现沉积物。毛细血管的塌陷、基膜处裂缝或局灶断裂，以致单核细胞、间质纤维细胞由这些裂隙移行入肾小囊壁，但很少有电子致密物的沉积。

II 型：主要特征为系膜区散在和内皮下不规则的电子致密物沉积。其沉积物的位置、范围和程度，将有助于不同型 RPGN 的鉴别。一般来说，原发性疾病中沉积物相对较少；若沉积物主要位于上皮下，并呈驼峰样外形，应寻找感染原因。上皮下沉积伴基底膜钉突样改变则为膜性肾小球肾炎；内皮下大量沉积物的存在（指纹样改变）多提示原发性混合性 IgG/IgA 冷球蛋白血症或系统性红斑狼疮（SLE）。肾小球基底膜电子致密物样改变提示系膜毛细血管肾小球肾炎，而上皮下小电子致密物沉积并不能完全排除抗 GBM 抗体介导型疾病。

III 型：系膜及毛细血管壁均未见电子致密物沉积，但肾小球基底膜破坏明显。

五、临床表现

临床上 RPGN 患者可急性起病，也可隐匿起病。但病情进展急骤，大多数表现为急性肾炎综合征。在Ⅰ型及Ⅲ型常有前驱感染症状，伴有发热、疲乏和体重下降等非特异性症状。

（一）肾脏表现

起病后即有尿量减少（甚至无尿）及水肿。部分患者有肉眼血尿（多见于Ⅰ型和Ⅲ型），镜下血尿普遍存在。蛋白尿一般在 $1 \sim 2$ g/d，部分患者蛋白尿 >3.5 g/d，并出现肾病综合征（主要见于Ⅱ型）。随着病程进展出现高血压及贫血，发病时或发病后即有肾功能减退，血清肌酐及尿素氮逐渐增高，很快进入尿毒症阶段。在疾病早期就可见到肾小管间质功能减退，如尿浓缩功能障碍。

（二）肾外表现

Ⅰ型的部分患者有明显的咯血、咳嗽、呼吸困难、发热及胸痛，血清抗基底膜抗体阳性。Ⅱ型肾外无特异性表现，血中循环免疫复合物多阳性。原发性小血管炎引起的Ⅲ型RPGN在疾病的不同时期可有肾外脏器受累的表现，较为常见的肾外受累脏器为肺、关节肌肉、皮肤和眼耳鼻等。肺受累可表现为咳嗽、痰中带血、咯血，严重者可危及生命。胸部X线或CT检查多为单或双侧中下肺阴影、结节，严重者可有空洞，多被误诊为肺部感染、肺结核和恶性肿瘤，应引起高度重视。韦格纳肉芽肿病多有先侵犯肾外器官，如鼻、鼻旁窦、咽、软腭及肺等炎症性病变（包括坏死性血管炎及肉芽肿），可有发热、皮疹、紫癜、关节肌肉疼痛、腹痛及单神经炎症状，血清 ANCA 阳性。变应性肉芽肿性血管炎多有过敏性哮喘，变应性鼻炎，血嗜酸性粒细胞增多，常伴有脑、心及皮肤等小血管炎表现，血清核周型ANCA 阳性。

六、辅助检查

（一）尿液检查

尿常规可见大量红细胞，多为畸形红细胞；蛋白尿一般在 $1 \sim 2$ g/d，部分患者蛋白尿 >3.5 g/d；常见肾小管上皮细胞、可见红细胞管型、透明管型及颗粒管型。

（二）血常规检查

常出现贫血，为正色素正细胞性贫血。贫血程度轻重不一，红细胞沉降率于急性期增快。

（三）血生化检查

血肌酐进行性升高。血钾、氯可轻度升高，血钠轻度降低，血浆白蛋白常下降。

（四）免疫学检查

Ⅰ型 RPGN 血清中抗 GBM 抗体阳性，目前国际通用的检测方法是应用可溶性人 GBM 抗原的酶联免疫吸附法，该方法敏感性和特异性均较高。

Ⅱ型 RPGN 可有血清循环免疫复合物阳性、血清补体水平下降和血清冷球蛋白阳性。

Ⅲ型 RPGN 患者50% ~80% 检测 ANCA 阳性，血清补体 C3 多为正常。

（五）肾脏形态学检查

B超检查常提示肾脏增大，皮髓质交界不清，放射性核素肾图检查提示肾脏灌注和滤过减少。

七、诊断与鉴别诊断

（一）诊断

呈急性肾炎综合征的表现（急性起病、尿少、水肿、高血压、蛋白尿、血尿），且以严重的血尿、突出的少尿及进行肾衰竭为特征者应考虑本病。RPGN 是一组临床表现和病理改变相似，但病因各异的临床综合征，因此在诊断 RPGN 后需要进一步明确：①组织病理学诊断；②病因诊断。详细询问病史，积极寻找多系统疾病的肾外表现和体征，并进行有关检查（如抗核抗体、抗 ds-DNA 抗体、ANCA、ASO 等）。只有确定了病因、免疫类型、疾病的发展阶段、活动性后，方可权衡治疗的利弊与风险，选择合理治疗，并作出预后评价。该病呈进行性进展，若临床医师怀疑为 RPGN，应紧急行肾穿刺。肾活检证实为新月体肾小球肾炎，急进性肾小球肾炎诊断即可确定。肾穿刺前血肌酐过高时，应根据情况适时血液净化治疗以确保肾穿刺顺利进行。

必须指出，Ⅲ型急进性肾小球肾炎血清 ANCA 阳性率为 80% ~ 90%，而Ⅰ型及Ⅱ型急进性肾小球肾炎患者中约有 1/3 阳性，Ⅲ型急进性肾小球肾炎无系统血管炎临床表现者核周型 ANCA 阳性约占 2/3，胞质型 ANCA 阳性约 1/3。因此，血清 ANCA 阳性对Ⅲ型急进性肾小球肾炎的特异性并不理想，但结合各型的临床特征，就很有诊断价值。根据 Ronald 的意见，综合急进性肾炎的实验室和病理检查及分类。

（二）鉴别诊断

1. 重症急性肾炎

本病临床呈急性肾炎综合征表现，病理为毛细血管内增生性肾炎（肾小球内皮细胞及系膜细胞弥漫增生），急性肾炎初期由于水钠潴留、尿量减少，患者可出现一过性轻度肾功能损害（仅肾小球滤过率下降或血清肌酐轻度升高），患者自发利尿后，肾功能即迅速恢复正常。少数重症急性肾炎患者，由于肾小球内皮细胞及系膜细胞高度弥漫增生，肾小球毛细血管腔闭塞，而出现少（无）尿及急性肾衰竭（ARF），临床表现类似急进性肾炎。此时，该急性肾炎仅能靠肾穿刺病理检查与急进性肾小球肾炎鉴别。

2. 继发性肾小球疾病

常见狼疮性肾炎、ANCA 相关性小血管炎肾损害、紫癜性肾炎及肺出血肾炎综合征等，此时临床也常呈急进性肾炎综合征，病理也常为新月体性肾炎，称为继发性新月体性肾炎，其中肺出血肾炎综合征与原发性新月体肾小球肾炎Ⅰ型、紫癜性肾炎与 IgA 肾病所致肾脏病理改变与新月体性肾小球肾炎Ⅱ型、ANCA 相关性小血管炎肾损害与原发性新月体肾小球肾炎Ⅲ型的病理及免疫病理表现完全相同，狼疮肾炎Ⅳ型与原发性新月体性肾炎Ⅱ型病理表现也相似。但是，肾小球细胞增生、坏死、微血栓等病变十分严重的狼疮肾炎Ⅳ型患者，病理还未构成新月体肾小球肾炎，临床也可发生急性肾损伤（AKI），这点必须注意。

这些疾病与原发性急进性肾小球肾炎鉴别的要点是，它们存在系统性疾病的临床及实验室特异性表现。狼疮肾炎Ⅳ型还具有如下病理特点：光学显微镜检查可见肾小球白金耳样病变、核碎裂、苏木素小体及微血栓等，电镜检查可见多部位电子致密物沉积，免疫荧光检查呈现满堂亮表现（即 IgG、IgA、IgM、C3、C1q 及纤维蛋白相关抗原均为阳性），这些病理及免疫病理表现也可与原发性新月体肾小球肾炎Ⅱ型鉴别。

3. 多发性骨髓瘤肾损害

骨髓瘤可通过轻链沉积（即轻链肾病）或伴发淀粉样变性而导致肾小球疾病，同时，该病还可因大量轻链管型堵塞肾小管，而导致肾小管损伤及 AKI（即管型肾病）。鉴别要点是患者血清蛋白电泳出现"M"成分。骨髓穿刺涂片显示增生活跃，有异形浆细胞增生，一般均在 10% 以上，有时可成堆存在。X 线检查多有骨骼受累，呈大小不等、穿凿样溶骨性损害，常见于颅骨、骨盆、脊椎等处。肾活检也可明确诊断。

4. 急性马兜铃酸肾病

该病主要引起急性肾小管坏死，临床出现 AKI。但是部分患者也可同时引起肾小球病变，临床出现大量蛋白尿及低蛋白血症，肾组织光镜检查见肾小球系膜轻度增生，电镜检查见脏层上皮细胞足突节段性融合。患者往往有明确的近期服用相关中药病史。尿液检察尿蛋白以小分子量蛋白为主，通常无血尿或仅见少量均一型红细胞尿。肾小管功能受损严重，表现为肾性糖尿、氨基酸尿和肾小管酸中毒。尿视黄醇结合蛋白（RBP）、NAG 酶及溶菌酶均明显升高，其中肾素结合蛋白（RBP）升高尤为突出。

5. 急性间质性肾炎

常见于非甾体抗炎药过敏所致肾损害。药物过敏肾损害主要导致急性间质性肾炎，临床可出现 AKI。非甾体抗炎药过敏除可引起急性间质性肾炎外，还能同时引起微小病变病等肾小球病变，临床出现肾病综合征。也可见于出血热肾综合征肾损害。该病主要引起感染相关性急性间质性肾炎，临床出现 AKI。但是，部分病例也能同时引起肾小球病变。

6. 血栓性血小板减少性紫癜—溶血性尿毒症综合征（TTP-HUS）

患者可以有蛋白尿、急性肾损伤等临床表现，但两者临床上均有微血管性溶血性贫血、血小板减少和肾功能减退，病理上均有微栓塞。末梢血涂片可见怪异形状红细胞、盔形细胞和破碎的红细胞。肾穿刺病理检查可见毛细血管腔内可见红细胞、血小板及微血栓，系膜区增宽，系膜细胞溶解或呈泡沫样细胞。部分病例可出现新月体及袢坏死。

7. 肾病综合征并发急性肾损伤

（1）肾前性氮质血症：患者常有血容量不足表现，血清肌酐升高（常为轻度升高），且与尿素氮升高程度不成比例。这是因为肾供血不足时，原尿生成减少，流经肾小管减慢，肾小管对尿素重吸收增多，致使血中尿素氮升高比肌酐更明显。约 1/3 肾病综合征患者可发生肾前性氮质血症。

（2）肾静脉主干血栓形成：肾病综合征患者血液常呈高凝状态，易发生血栓栓塞并发症，尤以肾静脉血栓发生率高，但是临床上绝大多数肾静脉血栓，尤其分支小血栓患者并不出现肾功能损害。肾静脉血栓能否导致肾功能损害将取决于被堵静脉大小、血流阻断程度、血栓形成快慢及有无侧支循环形成等，所以临床上只有急性双肾或孤立肾静脉主干大血栓才会出现 AKI，这主要见于膜性肾病。经皮插管行选择性肾静脉造影是诊断肾静脉血栓的金标准。

（3）特发性 AKI：常发生于 50 岁以上的微小病变病患者，尤其肾病综合征复发时。患者常无任何诱因即出现少尿及 ARF。肾穿刺病理检查除可见原有肾小球疾病外，部分患者尚可见肾间质弥漫水肿及大量肾小管管型。该 ARF 发病机制不清，诊断特发性 ARF 需用排除法，即只有将各种导致 AKI 的病因——排除后，AKI 诊断才能成立。

八、治疗

RPGN 是一组病理发展快、预后差的疾病，近年来该病治疗上进展较大，疗效明显提高。治疗包括针对炎症性肾损伤和针对肾小球疾病引起的病理生理改变两方面，关键取决于本病的早期诊断，及时使用肾上腺皮质激素冲击治疗，合用免疫抑制药、抗凝血、抗血小板黏附和血浆置换等。

（一）糖皮质激素

甲泼尼龙冲击疗法甲泼尼龙静脉滴注每次 10 ~ 15 mg/kg（一般 500 ~ 1 000 mg），每日或隔日 1 次，共 3 ~ 4 次。必要时可再用 1 ~ 2 个疗程。接着口服泼尼松 1 mg/（kg·d）（40 ~ 60 mg/d）并于 6 ~ 8 周或以后逐渐减量。该方法适用于所有类型的 RPGN。但对 Ⅱ、Ⅲ型效果较好。应用甲泼尼龙冲击疗法时应密切观察患者，常见的不良反应有水钠潴留、高血压、血糖升高、消化道出血和感染等。

（二）细胞毒药物

目前糖皮质激素冲击治疗联合细胞毒药物是新月体肾炎的标准治疗方案，常用的细胞毒药物为环磷酰胺（CTX）2 mg/（kg·d）（一般 100 ~ 150 mg/d），总量 8 g 左右。也有报道应用 CTX 静脉滴注，可根据病情第 1 个月应用 600 ~ 800 mg，静脉滴注 1 ~ 3 次，以后每月 600 ~ 800 mg，共 6 个月，再减为每 3 个月 1 次，总量仍为 8 g。该药物对 Ⅱ、Ⅲ型效果较为肯定。CTX 常见的不良反应为肝功能损害、骨髓抑制、消化道症状、性腺抑制、出血性膀胱炎和致癌作用。

前瞻性、开放性试验研究结果表明，霉酚酸酯（MMF）可替代环磷酰胺应用于轻、中度血管炎患者的诱导和维持缓解。MMF 较细胞毒药物不良反应小，起始剂量 1 ~ 2 g/d，渐减量至 0.5 g/d 维持。其他免疫抑制药还有甲氨蝶呤、来氟米特、环孢素和他克莫司，前两者主要用于维持期的治疗，后两者在 RPGN 中应用较少，其在本病的应用还有待进一步研究。

（三）血浆置换

有关血浆置换的随机对照试验（RCT）较少，尽管缺乏有力的证据支持血浆置换的疗效，但是普遍推荐本病患者进行血浆置换。

强化血浆置换指每日或隔日应用新鲜血浆或 5% 白蛋白将患者血浆置换出 2 ~ 4 L，是 Ⅰ型 RPGN 的首选治疗方法。如条件许可，应治疗到患者血清中的抗 GBM 抗体浓度很低或转为阴性为止。一般患者需置换 10 次左右方可使抗体转阴。有学者认为，应用白蛋白作为置换液可以减少应用血浆的不良反应。但也有学者认为，患者有新鲜肺出血时应该使用新鲜血浆以补充被置换出来的凝血因子，从而避免加重肺出血。

对于 Ⅱ、Ⅲ型 RPGN 也可应用血浆置换，但血浆置换与应用甲泼尼龙和环磷酰胺的强化免疫抑制疗法相比并无额外益处。但是对于威胁生命的肺出血，特别是 ANCA 相关的 RPGN Ⅲ型，多数学者推荐血浆置换疗法，其控制肺出血的作用较为肯定、迅速。血浆置换的主要不良反应为感染、出血、溶血及低血钙等。

（四）免疫球蛋白

大剂量免疫球蛋白静脉冲击治疗可阻断细胞表面 Fc 受体来抑制淋巴效应细胞的活性，

从而抑制血管炎病情活动。然而，对伴有骨髓抑制或感染的患者尚有可能替代传统治疗方法而发挥作用。

（五）治疗新进展

1. 生物制剂

①利妥昔单抗作为抗 CD20 的单克隆抗体，具有诱导 B 细胞功能耗竭的作用，小规模临床试验证实，应用利妥昔单抗可诱导 B 细胞耗竭，并导致 ANCA 转阴和临床症状的改善，但该疗法尚需要进一步扩大病例数研究证实；②抗胸腺抗体球蛋白或抗 T 细胞的单抗（如抗 CD52 抗体）可导致淋巴细胞耗竭，从而阻遏血管炎病情活动，该疗法目前正在进行小样本临床试验；③抗 TNF-α 的英夫利昔单抗（Infliximab）、CTLA4-Ig、IL-1 受体拮抗分子、抗黏附分子（如 CD11b 和 VLA-4）等新疗法有待进一步临床验证。

2. 白细胞分离疗法

选择性白细胞分离法是一种治疗 RPGN 的新方法，现主要应用于Ⅲ型新月体肾炎。白细胞尤其是粒细胞和巨噬细胞在血管炎的发生发展中起着关键性作用。因此，选择性白细胞分离法清除了这些细胞，可以减轻肾脏血管炎的炎症反应。

3. 免疫吸附治疗

采用膜血浆滤器分离患者血浆，再将血浆经过免疫吸附柱（常用 GBM 吸附柱或蛋白 A 吸附柱等）以清除致病抗体或免疫复合物，此法可回输吸附后的自身血浆，且疗效肯定。

（六）2012 KDIGO 指南建议

1. 抗 GBM 肾炎的治疗

（1）除了出现透析依赖或在一块足够的肾穿刺活检标本中有 100% 的新月体形成及没有肺出血的患者外，建议所有的抗 GBM 肾炎患者起始治疗时均联合环磷酰胺、糖皮质激素及血浆置换。

（2）一旦诊断确定，抗 GBM 肾炎的起始治疗便不能延迟。假如高度怀疑此诊断，等待确认诊断的同时，优先给予大剂量糖皮质激素联合血浆置换的起始治疗。

（3）对抗 GBM 肾炎，不推荐维持性的免疫抑制治疗。

（4）直至抗 GBM 肾炎患者的抗 GBM 抗体持续阴性最少 6 个月时，方可进行肾移植。

2. ANCA 相关性血管炎

（1）建议环磷酰胺联合皮质醇激素作为 ANCA 相关性血管炎所致的 RPGN 初始治疗。对无严重疾病或环磷酰胺禁忌的患者中，建议利妥昔单抗联合皮质醇激素作为初始治疗的另一选择。

（2）在需要透析或血清肌酐迅速增高的患者中，建议增加血浆置换疗法。在弥漫性肺出血患者中，建议增加血浆置换疗法。在 ANCA 相关性小血管炎及抗基底膜性肾小球肾炎（根据抗基底膜性肾小球肾炎拟定的标准和方案）的重叠综合征中，建议增加血浆置换疗法。对于透析依赖或无任何肾外表现的患者，建议用环磷酰胺治疗 3 个月后应停用。

（3）推荐达到缓解的患者继续维持治疗。在完全缓解的患者中，建议继续维持治疗至少 18 个月。在依赖透析或无肾外表现的患者不建议维持治疗。维持治疗的选择：口服硫唑嘌呤 1～2 mg/（kg·d）作为维持治疗。对硫唑嘌呤过敏或者不能耐受的患者，建议每日 2 次口服霉酚酸酯（MMF），最大量至 1 g，作为替代治疗。在有上呼吸道疾病的患者中，建议增加复方磺胺甲噁唑的辅助维持治疗。在对硫唑嘌呤及熟悉不耐受而且 GFR 不小于 60 mL/（min·1.73 m²）的患者中，建议甲氨蝶呤（起始剂量每周 0.3 mg/kg，最大量至每周 25 mg）的维持治疗。

（4）建议对严重复发的有生命危险或脏器损害的 ANCA 相关小血管炎，根据初始治疗的指南予以治疗。对 ANCA 相关小血管炎其他复发的患者，建议重新建立免疫抑制治疗或增加治疗的强度，除环磷酰胺外，应制订糖皮质激素联合或不联合硫唑嘌呤或霉酚酸酯的方案，视病情增加药物的剂量。

（5）对 ANCA 相关性肾小球肾炎环磷酰胺及糖皮质激素抵抗的初始治疗，建议增加利妥昔单抗注射液并且静脉滴注免疫球蛋白或血浆置换作为选择治疗。

九、预后

新月体肾小球肾炎导致终末期肾衰竭发生率高，约有 20% 患者就诊时已不能逆转，进入终末期肾衰竭，1 年后 50% 的患者进入终末期肾衰竭。部分患者经积极治疗后肾功能改善并长期稳定。影响患者预后的因素：①早期诊断、及时治疗，可明显改善患者的预后；②临床上出现少尿、血肌酐 > 600 μmol/L 者预后差；③细胞新月体、间质病变轻者预后好；④疾病的类型，Ⅲ型及有前驱感染和病理有血管炎的Ⅱ型治疗效果较好，Ⅰ型 RPGN 最差，且与抗 GBM 抗体的滴度无关；⑤肾活检中 85% 的肾小球有大新月体、严重广泛肾小球硬化、小管萎缩、间质纤维化及小动脉硬化者预后差。

（沙玉根）

第三节　慢性肾小球肾炎

慢性肾小球肾炎简称慢性肾炎，是指由不同病因、不同病理构成的一组原发性肾小球疾病。临床上以缓慢进展的肾炎综合征为特点。其基本表现是水肿、高血压、蛋白尿、血尿及不同程度的肾功能损害。双侧肾小球呈弥漫性或局灶性改变，病理改变多样，可表现为系膜增生性肾炎、膜性肾病、系膜毛细血管性肾炎及 IgA 肾病等，所以严格来说慢性肾炎是一组原发性肾小球疾病的总称，而不是一种独立性的疾病，由于临床上未能广泛开展肾组织活检病理检查，临床工作中仍保留慢性肾炎的诊断，并对其进行临床分型以帮助制订治疗方案与预防病情进展和肾功能恶化。临床上部分患者在肾脏慢性损害的过程中病变急性加重和进展，治疗比较困难，并最终出现肾衰竭，预后相对较差。

一、诊断与鉴别诊断

（一）病史采集要点

1. 起病情况

患者一般无前驱症状，无急性肾炎或链球菌感染病史，难于确定病因。起病方式不一，部分患者起病无明显临床症状，仅在体格检查时发现血压高或血尿、蛋白尿。多数患者有乏力、头痛、水肿、贫血等临床表现；少数患者起病急、水肿明显，尿中出现大量蛋白；也有部分患者始终无症状，直至出现尿毒症表现方就诊。因此，需耐心分析，以便了解病情和疾病进展情况。

2. 主要临床表现

部分患者无明显临床症状。早期可有乏力、疲倦、腰部酸痛、食欲减退等一般表现；水肿可有可无，一般不严重；部分患者可有头痛、头晕、失眠等，与高血压、贫血、某些代谢及内分泌功能紊乱等有关；少数患者可出现少尿，肾小管功能损害较明显者可出现尿量增多、夜尿频繁，此类患者水肿不明显甚至可出现脱水表现。此外，部分患者病情常因感染、劳累、使用肾毒性药物等因素呈急性发作或急骤恶化，经及时去除诱因和恰当治疗后病情可有一定程度缓解，但也可能由此而进入不可逆的肾衰竭进程。肾功能严重恶化者可出现各器官系统受累相应的临床表现如贫血、血压增高及消化道症状等。

3. 既往病史

对疾病的诊断和鉴别诊断具有重要意义，特别注意感染史、特殊用药及吸毒史，有无高血压、糖尿病及痛风病史，有无肝炎、寄生虫等传染病史，各种手术史、射线及化学物质及重金属接触史。

（二）体格检查要点

1. 一般情况

慢性病表现。可有精神萎靡，乏力；部分患者如存在感染等诱因可有发热；血压可升高，多为持续中等程度的血压升高，尤其以舒张压升高为明显。

2. 皮肤黏膜

皮肤黏膜苍白提示存在贫血。水肿常较轻，眼睑及颜面水肿为主，晨起症状较明显；肢体水肿呈凹陷性。注意皮疹、黏膜溃疡及毛发改变。

3. 浅表淋巴结

如有上呼吸道急性或慢性感染诱因，部分患者可有头颈部浅表淋巴结肿大。部分自身免疫性疾病患者也可出现全身浅表淋巴结肿大。

4. 头颈部

如存在上呼吸道急性或慢性感染，咽部及扁桃体可有相应感染表现，如滤泡增生、黏膜充血、扁桃体肿大及分泌物附着等。注意眼部病变、听力改变、颅内高压及脑水肿眼底改变；高血压常伴有眼底视网膜动脉变细、迂曲和动、静脉交叉压迫现象，少数可见视盘水肿、眼底絮状渗出物和（或）出血。

5. 胸腔、心脏及肺部

少数严重病例可有胸腔积液。如存在肺部感染诱因可出现相应肺部体征。长期严重高血压者可出现相应心脏表现。

6. 腹部

少数严重病例可有腹腔积液，若并发全心衰竭者可有肝脾大。

7. 四肢及关节

注意关节有否红、肿、痛、畸形及活动受限等改变。

（三）门诊资料分析

1. 尿液检查

尿常规检查提示尿比重偏低，多在 1.020 以下，疾病晚期常固定低比重尿。部分患者肾小管间质损伤严重可出现糖尿、氨基酸尿及尿液酸化功能障碍。尿沉渣中常有红细胞及管型

（颗粒管型、透明管型）。尿蛋白定性由微量至大量不等。急性发作期有明显血尿或肉眼血尿，蛋白尿也可明显加重。

2. 血常规检查

常有轻、中度正色素性贫血，红细胞及血红蛋白成比例下降。白细胞计数多正常。

3. 血液生化及肾功能检查

可有低蛋白血症，一般血清电解质及酸碱平衡无明显异常。早期血清尿素氮及肌酐可在正常范围，随着病情发展，肾功能下降者血尿素氮及肌酐可有不同程度的增高。

（四）继续检查项目

1. 尿蛋白定量

24 小时尿蛋白定量常在 1～3 g，部分患者尿蛋白定量可达到肾病综合征水平。

2. 其他血液学检查

患者红细胞沉降率常增快。部分大量蛋白尿患者可有低白蛋白血症及高脂血症，部分患者可有免疫球蛋白水平异常，如为系膜毛细血管性肾炎可有补体水平降低。血清蛋白电泳或免疫固定电泳、肿瘤标志物血清学检查、风湿性或自身免疫性疾病血清免疫学检查有助于排除继发于全身性疾病及肿瘤的肾小球肾炎，如狼疮性肾炎、血管炎肾损害、多发性骨髓瘤肾损害等。

3. 肾功能检查

包括肾小球滤过功能和肾小管功能评估。部分患者可有肾小球滤过率、内生肌酐清除率降低，酚红排泄试验、尿浓缩稀释功能及酸化功能均减退。肾功能分期多属代偿期或失代偿期。

4. 影像学检查

超声影像学检查早期可见双肾正常或缩小，肾皮质变薄或肾内结构紊乱。

5. 肾活检病理

对于慢性肾炎患者应强调肾活检以进一步明确诊断，如无肾穿刺活检禁忌证，应对所有慢性肾炎患者行肾活检病理检查。一方面有助于与继发性肾小球肾炎相鉴别；另一方面可以明确肾小球病变的组织学类型，作出正确的临床病理诊断；此外，肾活检尚可明确病理损害的程度及病变活动性，从而指导临床采取正确积极的治疗措施，延缓慢性肾脏病的进展。慢性肾小球肾炎病理改变与病因、病程和类型有关，可表现为弥漫性或局灶节段性系膜增殖、膜增殖、膜性、轻微病变、局灶硬化或晚期肾小球纤维化等。除肾小球病变外，尚可伴有不同程度肾小管间质炎症及纤维化。晚期肾小球硬化及毛细血管袢萎缩，肾小球呈玻璃样变性或纤维化，残存肾小球可代偿性增大，肾小管萎缩等。

（五）诊断要点

根据临床表现，尿检查异常，不同程度水肿，高血压及肾功能异常，病程持续达 1 年以上并除外继发性和遗传性肾炎，临床上可诊断慢性肾炎。肾穿刺活检组织病理检查可以确定肾小球疾病性质及病理类型。

（六）鉴别诊断

1. 继发于全身疾病的肾小球疾病

不少全身性疾病可引起继发性肾损害，其表现与慢性肾炎相似，如狼疮性肾炎、过敏性紫癜性肾炎、糖尿病肾病、痛风性肾病、多发性骨髓瘤肾损害、肾淀粉样变性、感染性心内膜炎、乙型肝炎病毒相关性肾炎等。根据相应的临床表现及实验室检查，一般不难鉴别。肾活检病理检查有助于进一步的鉴别诊断和确诊。

2. 原发性高血压肾损害

高血压也可引起肾损害，出现尿异常改变和肾功能改变。鉴别原发性高血压肾损害（即良性肾小动脉性肾硬化症）与慢性肾炎所致高血压，病史很重要，前者高血压病史在先，而后者则先有尿液检查异常。高血压肾损害先有较长期高血压，其后再出现肾损害；临床上远端肾小管功能损伤（如浓缩功能减退、夜尿增多）较肾小球功能损伤早；尿沉渣改变轻微，尿蛋白定量较少，仅微量至轻度蛋白尿，可有镜下血尿及管型，罕有持续性血尿及红细胞管型；一般无贫血及低蛋白血症；常伴有高血压其他靶器官（如心、脑等）损伤的临床表现。肾穿刺活检病理检查常有助于进行鉴别诊断。

3. 遗传性肾小球疾病

奥尔波特（Alport）综合征为性连锁显性遗传性疾病。临床表现与慢性肾炎相似，但常起病于青少年（多在 10 岁之前），患者有眼（球形晶状体）、耳（神经性耳聋）、肾（血尿、蛋白尿及进行性肾功能损害）异常，并多有阳性家族史。

4. 其他原发性肾小球病

症状轻微的慢性肾炎应与隐匿型肾炎相鉴别，后者主要表现为无症状性血尿和（或）蛋白尿，无水肿、高血压和肾功能减退的临床表现。有前驱感染并以急性发作起病的慢性肾炎需与感染后急性肾炎相鉴别，慢性肾炎急性发作多在短期内（数日）病情急剧恶化，血清补体水平无动态变化有助于与感染后急性肾炎相鉴别；此外，慢性肾炎病程迁延，无自愈倾向，呈慢性进展性，也可与感染后急性肾炎相鉴别。

二、治疗

（一）治疗原则

慢性肾炎的治疗应以防止或延缓肾功能进行性恶化、改善或缓解临床症状及防治严重并发症为主要目标，而不以消除尿中蛋白、红细胞为主要目标，因此临床上着重强调综合性防治措施。

（二）治疗措施

1. 一般治疗

（1）休息：慢性肾炎患者应注意休息，避免过度劳累而加重病情。如患者无明显水肿、高血压，血尿和蛋白尿不严重，无肾功能不全表现，可以从事一般日常生活、工作和劳动。如有明显高血压、水肿或短期内肾功能明显减退，则应卧床休息。

（2）饮食：肾功能不全患者应根据肾功能减退程度控制蛋白质及磷的摄入量，低蛋白饮食是非透析疗法的重要组成部分，其疗效已被大量的动物实验和临床研究证实。对轻度肾功能减退者，蛋白摄入量一般限制在 0.6 g/（kg·d）；如患者肾功能减退而又并发大量蛋白尿，则可适当放宽蛋白摄入量，但不宜超过 1.0 g/（kg·d），以免加重肾小球高滤过及肾小球硬化；摄入蛋白质以优质蛋白（牛奶、蛋、瘦肉等）为主。对于慢性肾炎、肾功能损害的患者长期限制蛋白质摄入可能导致机体负氮平衡、必需氨基酸缺乏甚至蛋白质营养不良，因此应辅以 α－酮酸（异亮氨酸、亮氨酸、苯丙氨酸、结氨酸及甲硫氨酸的酮酸）和必需氨基酸（赖氨酸、苏氨酸、色氨酸）口服治疗，以补充体内必需氨基酸的不足。在低蛋白饮食时，应适当增加碳水化合物摄入量，以保证机体基本能量需要，防止负氮平衡。有高血压和水肿的慢性肾炎患者应适当限制食盐的摄入，建议 <3.0 g/d，特别应注意食物中含盐的调味品，少食盐腌食品及各类咸菜。对并发高脂血症患者应适当限制脂肪摄入，尤其应限制含有大量饱和脂肪酸的肉类的摄入。

2. 药物治疗

（1）控制高血压：氮质血症和高血压常提示慢性肾炎患者预后不良。持续高血压是加速肾小球硬化、促进肾功能恶化的重要危险因素，因此积极控制高血压十分重要。治疗过程中应把血压控制在理想水平：蛋白尿 ≥1 g/d 者，血压应控制在 125/75 mmHg 以下；尿蛋白 <1 g/d 者，血压控制在 130/80 mmHg 以下。选择能延缓肾功能恶化、具有肾脏保护作用的降压药，如血管紧张素转换酶抑制剂（ACEI）、血管紧张素Ⅱ受体拮抗剂（ARB）等。治疗过程应使血压平稳下降，避免血压的大幅度波动。

血管紧张素转换酶抑制剂（ACEI）和血管紧张素Ⅱ受体拮抗剂（ARB）具有降低血压、减少尿蛋白和延缓肾功能恶化的肾脏保护作用。其肾脏保护作用主要通过对肾小球血流动力学的特殊调节起作用，一方面，此类药物扩张入球小动脉和出球小动脉，但对出球小动脉扩张作用强于入球小动脉，从而降低肾小球内高压力、高灌注和高滤过；另一方面，药物通过其非血流动力学作用，如抑制细胞因子、减少尿蛋白和细胞外基质的蓄积等达到减缓肾小球硬化的发展和肾脏保护作用。常用的 ACEI 的口服制剂有：卡托普利 12.5～25 mg，每日 2～3次；依那普利 10 mg，每日 1～2 次；贝那普利 10 mg，每日 1～2 次；培朵普利 4 mg，每日 1～2 次；西拉普利 2.5 mg，每日 1～2 次等。应用该类药物应注意防止高钾血症。肾功能不全患者应用该类药物时应严密监测血清肌酐和尿素氮水平；少数患者服药后有持续性干咳的不良反应。

存在水钠潴留的高血压患者可联合应用利尿剂，肾功能正常者可选用噻嗪类如氢氯噻嗪12.5～50 mg/d，单次或分次口服；肾功能较差者应选用袢利尿剂如呋塞米 20 mg，每日 2～3次；利尿药物与 ACEI 及 ARB 具有协同效应，但长期应用可导致血液电解质紊乱、高凝状态和加重高脂血症。

此外，也可选用钙通道阻滞剂控制血压，有报道认为部分长效二氢吡啶类钙通道阻滞剂和非二氢吡啶类钙通道阻滞剂具有一定的肾脏保护作用，可延缓肾功能的恶化。钙通道阻滞剂能减少氧消耗，抗血小板聚集，通过细胞膜效应减少钙离子在间质沉积和细胞膜过度氧化，以达到减轻肾脏损伤及稳定肾功能的作用。常用的口服制剂有：氨氯地平 5～10 mg，每日 1～2 次；硝苯地平控释片 30～60 mg，每日 1～2 次；贝尼地平 4～8 mg，每日 1 次；非洛地平 5～10 mg，每日 1～2 次。

其他可选用的降压药物包括 β 受体阻滞剂，如阿替洛尔 12.5～25 mg，每日 2 次；美托洛尔 25～50 mg，每日 2 次；比索洛尔 2.5 mg，每日 1～2 次，但应注意部分 β 受体阻滞剂如阿替洛尔脂溶性低，经肾脏排泄，在肾功能不全时应调整剂量和延长用药时间。也可选用 α 受体阻滞剂，如特拉唑嗪 2～4 mg，每日 2～3 次，该类药物对小动脉和小静脉均有扩张作用，主要药物不良反应为直立性低血压，故应小剂量开始逐步增至治疗剂量。高血压控制不理想患者可选用不同类型降压药物的联合应用。

（2）减少尿蛋白：研究表明，蛋白尿是慢性肾损害进程中至关重要的独立危险因素，大量尿蛋白可导致肾小管阻塞、肾组织损伤及纤维化，控制蛋白尿可以延缓肾脏疾病的进展。研究证实，ACEI 和 ARB 的应用可减少尿蛋白且治疗作用并不单纯依赖于降压作用，因此，有蛋白尿的慢性肾炎患者可使用 ACEI 和（或）ARB 治疗以减少蛋白尿，但应注意这类药物治疗蛋白尿和保护肾脏作用在一定范围内与药物剂量相关，往往需要较大剂量才会有较好的降低蛋白尿和肾脏保护作用。

（3）抗凝和抗血小板药物：对某些类型的肾炎（如 IgA 肾病），抗凝药和抗血小板药有一定的稳定肾功能和减轻肾脏病理损伤的作用，但目前尚无对这类药物使用的统一方案。对有明确高凝状态和容易发生高凝状态的病理类型，如膜性肾病、系膜毛细血管性肾小球肾炎，或肾活检显示为局灶、节段性肾小球硬化而糖皮质激素治疗效果不佳患者可较长时间应用。

常用的抗凝药有口服的华法林，应用时注意个体化并应定期检测凝血功能以防止出血，使用剂量 1～10 mg/d，根据凝血功能调整药物剂量。此外，也可使用低分子量肝素皮下注射进行抗凝治疗，临床应用时出血不良反应较少，常用制剂有达肝素钠 5 000 U/d 皮下注射，依诺肝素钠 4 000 U/d 皮下注射。常用的抗血小板药物有：双嘧达莫 200～300 mg/d，分 3～4 次口服；肠溶阿司匹林 50～100 mg/d；氯吡格雷 75 mg/d 或盐酸噻氯匹定 250～500 mg/d。以上药物除具有血小板解聚作用外，部分还有扩张血管及抗凝作用，有出血倾向者慎用或禁用。

（4）降血脂：脂质代谢障碍引起的肾损害机制还不完全清楚，而氧化脂蛋白和氧化低密度脂蛋白可以导致组织损伤。他汀类调脂药物不仅可以降血脂，更重要的是可以抑制与肾脏纤维化有关的分子活性，减轻肾组织的损伤和纤维化。因此，并发高脂血症的患者应积极控制血脂，如选用普伐他汀 10～20 mg/d，辛伐他丁 5～10 mg/d 等。调脂药物使用过程中，应注意横纹肌溶解及肝功能损害等不良反应。

（5）糖皮质激素和细胞毒药物的应用：对慢性肾炎患者使用糖皮质激素和（或）细胞毒药物，目前尚无一致的看法。慢性肾炎为一临床综合征，其临床表现、病理类型有所不同，因此应进行综合分析考虑。肾活检病理检查对于诊断和治疗具有重要意义，若无肾穿刺活检禁忌证，应尽可能行活检术以明确病理类型，为糖皮质激素和细胞毒药物的应用提供依据。根据肾穿刺活检病理结果，若为活动性病变为主且伴大量蛋白尿者则应积极治疗，如无用药禁忌证，可选择糖皮质激素如泼尼松 1 mg/（kg·d）和（或）细胞毒药物如环磷酰胺 2 mg/（kg·d）治疗，并需密切观察临床疗效和肾功能情况，必要时可根据病理分型及临床情况选用其他类型免疫抑制剂如霉酚酸酯、他克莫斯等；若肾穿刺病理结果已提示为慢性病变为主则不考虑使用糖皮质激素等免疫抑制剂治疗；若病理结果表现为活动性病变与慢性病变并存，而临床肾功能损害较轻但伴有大量蛋白尿，在密切监测肾功能改变基础上，也可考虑使用免疫抑制药物治疗。若患者由于各种原因未能行肾活检病理检查，应结合临床情况决定是否使用免疫抑制药物治疗，如患者临床有大量尿蛋白而肾功能正常或轻度损害者，可考虑给予用药，但治疗过程中需密切观察肾功能改变，如肾功能损害加重应酌情减量或停药；若肾功能显著减退，则不宜使用免疫抑制药物治疗。

（6）致肾损害加重因素的防治：感染是慢性肾炎患者病情急性加重的最常见因素，应尽可能避免；对已有的感染则应积极治疗，治疗时应避免使用肾毒性药物及易于诱发肾功能损害的药物，如氨基糖苷类、磺胺类抗生素，非甾体抗炎药等。慢性肾炎患者肾功能减退常伴有高尿酸血症，部分药物如利尿剂、β 受体阻滞剂也可影响血尿酸水平，血尿酸升高可对肾脏造成进一步损害，因此应严格限制富含嘌呤类食物的摄入，必要时给予抑制尿酸合成的药物，如别嘌醇 0.1 ~ 0.3 g/d 口服，在肾功能受损患者需调整给予药剂量；此外，注意在肾功能受损时应慎重使用促尿酸排泄药物控制高尿酸血症。

三、病程观察及处理

（一）病情观察要点

（1）临床症状的观察和记录需特别注意水肿、血压、尿量以及感染的变化。

（2）治疗期间特别注意尿液常规、尿蛋白定量及尿沉渣细胞学检查、血液电解质、酸碱平衡、肾功能变化以及血尿酸、血脂水平改变；肾功能不全患者采用饮食治疗应定期评估营养学指标如白蛋白、前白蛋白等，同时还应定期（4 ~ 8 周）复查有关肾性贫血如红细胞计数、血红蛋白水平、铁蛋白及转铁蛋白水平和钙磷代谢指标如血清钙、磷及甲状旁腺激素水平等。

（3）注意药物剂量根据肾功能进行相应调整，同时注意药物的不良反应，如降压药物、抗生素等。

（二）疗效评定标准

1. 完全缓解

尿蛋白阴转，水肿消退，血压正常，肾功能正常。

2. 好转

尿蛋白减少 50% 或以上，水肿消退，血压正常，血清肌酐水平下降 50% 或以上。

3. 无效

与入院比较临床表现和实验室指标无明显改变。

4. 未治

未经治疗，症状和（或）实验室指标无明显改善。

四、预后

慢性肾炎病情迁延，病变均为缓慢进展，最终将发展至慢性肾衰竭。病变进展速度差异很大，肾脏病理改变是影响疾病进展的重要因素，但也与是否重视肾脏保护，以及并发症和病情加重因素是否得到及时恰当治疗有着密切关系。对短期内进行性加重的肾功能损害应仔细寻找病因并及时去除，在去除诱发因素后，不少病例在相当长时期内尚可保持良好的肾功能。若医疗及监护措施不恰当，慢性肾炎反复急性发作，病情发展将大大加速并迅速发展成终末期肾衰竭。

五、随访

（一）出院带药及医嘱

痊愈患者无须带药。未愈患者仍须间歇性口服利尿剂治疗和（或）使用抗高血压药物治疗，患者需要注意休息和避免剧烈运动，适当低盐饮食，并防止感染等各种加重病情的因素；肾功能未完全恢复患者应注意优质低蛋白饮食或联合 α 酮酸/必需氨基酸口服治疗。

（二）检查项目与周期

对于未痊愈患者，应每 2~4 周复查血压、水肿消退情况、尿量情况，根据实际每 2~4 周进行血液常规、尿液常规及细胞学、血液电解质、酸碱平衡及肝肾功能检查，必要时可复查营养学指标、24 小时尿蛋白定量、肾性贫血及钙磷代谢紊乱相关指标。

（沙玉根）

第四节　膜性肾病

膜性肾病（MN）是成人肾病综合征中最常见的病理类型之一，国外报道占成人肾病综合征的 25%~40%。典型病理特点为肾小球上皮细胞下免疫复合物沉积，肾小球毛细血管祥增厚。20%~25% 膜性肾病是有继发因素引起，如感染（包括乙型肝炎病毒、丙型肝炎病毒、疟疾、伤寒和其他感染）、自身免疫性疾病（最常见为系统性红斑狼疮，还可见干燥综合征、类风湿性关节炎、甲状腺炎等）、药物治疗（包括金制剂、青霉胺、非甾体抗炎药和卡托普利等）、恶性肿瘤（如肺癌、结肠癌、淋巴瘤等）以及肾移植新生肾炎。剩余的 75%~80% 为特发性膜性肾病（IMN）。

一、病情特点

（一）膜性肾病

可发生在任何人种，发病高峰年龄在 40~50 岁，男、女之比约为 2：1，成人与小儿之比约为 26：1。

（二）临床表现

几乎都有蛋白尿，可表现为无症状性蛋白尿，也可表现为肾病综合征（NS）或伴有肾功能不全，有 70%~85% MN 表现为肾病性蛋白尿，10%~20% 蛋白尿低于 2 g/d，30%~50% 有镜下血尿，20%~40% 有轻、中度高血压。低于 10% 起病时即被发现肾功能不全，10%~50% 存在血栓、栓塞并发症。

（三）病情变化

缓慢，存在着肾功能逐渐恶化及自发缓解两种倾向。有报道膜性肾病患者随访 10 年约有 25% 可出现蛋白尿完全缓解。10 年存活率 65%~75%。

（四）多因素

回归分析显示，男性、年龄大于 50 岁、病理显示肾小管间质损伤、大量蛋白尿、肾功能异常、高血压者，预后差，有可能进展至终末期肾衰竭。女性、儿童、年龄较轻、24 小时尿蛋白小于 3.0 g、起病时肾功能正常者，预后较好。

二、发病机制

（一）体液免疫

目前免疫复合物沉积和蛋白尿形成机制仍未明，参与膜性肾病免疫复合物沉积的抗原特性和来源也未明。已知许多不同的抗原—抗体结合可导致膜性肾病。致肾炎抗原可是内源性也可是外源性。内源性抗原可作为循环免疫复合物沉积在上皮下区，也可作为游离抗原产生或种植在上皮下区，在原位与抗体形成免疫复合物。

（二）炎症介质

在 Heymann 肾炎模型的免疫复合物中发现 C5b－9，又称膜攻击复合体（MAC）。MAC 是 Heymann 肾炎的主要炎症介质。正常情况下，足细胞可从免疫沉积物中吞饮 MAC，将其排入肾小囊随尿液排出。在病理情况下 MAC 可诱导足细胞损伤，从而形成蛋白尿。MAC 可激活氧自由基，抗氧化治疗可减少蛋白尿。诱导蛋白酶的产生，导致基膜胶原降解，增加蛋白通透性。刺激 TGF－B 的产生和其受体上调，是细胞外基质的过度聚集。刺激足细胞肥大，而不是增殖，使得细胞外基质产生增多，肾小球硬化，这与细胞周期调控蛋白的异常表达有关。可能激活特殊的信号传导通路。

（三）遗传因素

HLA 对膜性肾病的易感性和预后起重要作用。日本的研究显示在膜性肾病 HIA－DR2 抗原频率显著增加。而英国研究显示 HLA－DR3 抗原频率明显增加。研究显示，HLA－DR3 和 HIA－B8 抗原与膜性肾病相关。

三、治疗

膜性肾病缺乏病因性治疗方法，由于其病情变化缓慢且自发性波动，预后差别大以及药物治疗相对不敏感等特点，因而，至今尚无公认的方案。治疗包括对肾病综合征的对症（如水肿、高脂血症）治疗和以诱导蛋白尿缓解防止发展到终末期肾病的治疗。具体可分为 4 大类：①免疫抑制治疗，以延缓或阻止免疫介导的反应；②非特异性、非免疫抑制治疗，以减少蛋白尿、延缓肾功能不全的进展；③治疗并发症，如高脂血症、血栓、栓塞等。④减少因治疗所致并发症，如减少长期激素治疗所致的骨病和感染。

（一）免疫抑制治疗

1. 低危患者的治疗

低危患者是指肾功能正常，在 6 个月观察期蛋白尿低于 4 g/d。这些患者预后好。对于这些低危患者推荐采取 ACEI 使血压控制在正常范围和减少蛋白尿，而不推荐使用免疫抑制剂治疗。长期随访，监测肾功能、血压、蛋白尿、定期评估危险性。研究显示，加拿大（184 例）、意大利（78 例）和芬兰（101 例），在无症状蛋白尿且肾功能正常 $[>60$ mL/ $(1.73 \ m^2 \cdot min)]$ 的患者（分别占 28%、23% 和 17%）仅有少数发展为持续的肾功能不全（分别为 6%、0% 和 24%；分别随访 70 个月、104 个月和 59 个月）。但这些研究仍有其缺陷，如病例数较少，随访时限较短。

2. 中危患者的治疗

中危患者是指肾功能正常或接近正常，在 6 个月观察期蛋白尿高于 4 g/d 但低于 8 g/d。

（1）糖皮质激素：多年来大量临床循证医学研究资料初步得出结论，糖皮质激素在诱导膜性肾病患者 NS 的缓解或保护肾功能方面，无论是短期还是长期隔天口服均无益处，故不应单独使用。

（2）糖皮质激素联合细胞毒药物：在蛋白尿缓解和肾脏存活方面已被证明有效。①糖皮质激素＋苯丁酸氮芥：Poticelli 等发表的一个前瞻性随机对照的 6 个月皮质激素和苯丁酸氮芥周期性治疗（意大利方案）的随访 10 年试验的结果［甲基泼尼松龙联合苯丁酸氮芥（MP＋CH）］，入选者都是肾功能正常的 NS 患者，治疗组 41 例，对照组 39 例，治疗组治疗包括疗程的第 1、3、5 个月的前 3 日静脉滴注甲基泼尼松龙 1 g，接下来的 27 日口服泼尼松 0.4 mg/（kg·d），在第 2、第 4、第 6 个月口服苯丁酸氮芥 0.2 mg/（kg·d），总疗程半年，两组接受相同的对症治疗。10 年观察结果为治疗组不仅在 NS 的缓解率（治疗组有 58% 在随访期蛋白尿保持在非 NS 性，而对照的非治疗组仅 22%）还是肾脏 10 年存活率（治疗组仅有 8% 进入肾衰竭，而非治疗组有 40%）有显著增加。②糖皮质激素 + 环磷酰胺：Poticelli 对比甲基泼尼松龙联合环磷酰胺（MP＋CTX）与甲基泼尼松联合苯丁酸氮芥（MP＋CH）的治疗，患者入选情况同前，MP＋CTX 组 43 例，MP＋CH 组 44 例，MP＋CTX 组给药方法为甲基泼尼松龙 1 g 静脉滴注 3 日，接着的 27 日口服泼尼松 0.4 mg/（kg·d），后改为口服环磷酰胺 0.5 mg/（kg·d）30 日，循环上述治疗 3 次，总疗程半年；MP＋CH 组治疗同前。结果 3 年内两组蛋白尿完全缓解率分别为 93% 和 82%，两组的肾功能都保持在正常。提示环磷酰胺和苯丁酸氮芥都可用于特发性膜性肾病缓解蛋白尿和延缓肾功能进展的治疗。目前认为糖皮质激素联合环磷酰胺治疗有效，甚至优于 MP＋CH 方案。③糖皮质激素（Pred）＋硫唑嘌呤（AZA）：Ahuja 等报道泼尼松联合硫唑嘌呤随机对照前瞻性研究，入选者是肾病水平蛋白尿患者，部分患者肾功能不全，治疗组 38 例，对照组 20 例。治疗组采用方案为泼尼松 1 mg/（kg·d），最大剂量为 60 mg/d，逐步减量至 6 个月后的 10 mg/d，12 个月后的 5 mg/d，以此剂量长期维持；同时予硫唑嘌呤 2 mg/（kg·d），最大剂量 150 mg/d，12 个月后减至 1 mg/（kg·d），以 50 mg/d 长期维持。两组接受相同的对症治疗。4 年随访结果为 Pred + AZA 无论在降低尿蛋白还是保护肾功能方面都无效。

（3）环孢素 A（CsA）：Cattran 等进行随机对照的 6 个月 CsA 治疗试验（与安慰剂为对照）。51 例入选患者蛋白尿均高于 4 g/d 但低于 8 g/d，且肾功能正常。所有患者都控制血压和限制饮食中蛋白量 0.8 g/（kg·d），CsA 用量为 3.7±2.0 mg/（kg·d），半年在蛋白尿的缓解率方面治疗组达 75%，而对照组仅为 22%。随访 1 年，治疗组蛋白尿的缓解率为 48%，而对照组仅 13%。说明环孢素 A 对 IMN 治疗有效。

（4）霉酚酸酯（MMF）：MMF 治疗 IMN 有少量报道。国内赵明辉等报道，18 例 IMNNS 患者，给予泼尼松（20～60 mg/d）联合 MMF（1～2 g/d）治疗，观察 6 个月，尿蛋白定量从 7.0±2.5 g/d 降至 3.1±2.6 g/d，其中完全缓解 3 例，部分缓解 10 例，总有效率 72.2%。另有报道，但大多病例数少，观察时间短，但对于常规治疗失败的患者可作为一种尝试。

（5）普乐可复（KF506）：KF506 是一种新型免疫抑制剂，对膜性肾病的治疗只有个案报道治疗有效。

3. 高危患者的治疗

高危患者是指在 6 个月观察期肾功能不全和（或）严重蛋白尿 8 g/d。许多研究者应用以上相似的免疫抑制治疗方案来治疗肾功能不全的患者，希望能延缓肾衰竭的进展。这些研究多是小样本，非对照性的，因此难以用这些结果来指导临床中具体患者的治疗。

（二）非特异性、非免疫抑制治疗

1. 限制饮食中蛋白治疗

虽然限制饮食中蛋白的摄入不能使 NS 完全缓解，但对于大量蛋白尿的患者仍可起到减少蛋白尿和延缓肾功能进展的作用。

2. 积极控制血压

可以减少蛋白尿。若尿蛋白低于 1 g/d，血压应控制在 130/80 mmHg；若尿蛋白高于 1 g/d，血压应控制在 125/75 mmHg。临床治疗高血压的靶目标不单单是降低血压，更重要的是降低蛋白尿，延缓肾功能不全进展，降低心血管并发症的发生率和病死率，提高总体生存率。现多选择联合用药降压治疗，可选择的药物有 ARB 和 ACEI、CCB 等。

3. ACEI 的应用

ACEI 降低尿蛋白，保护肾功能的作用在糖尿病肾病患者中被认定，虽然 ACEI 对于膜性肾病患者的作用没有糖尿病肾病或其他肾小球疾病明显，但有研究表明 ACEI 可以提高肾小球基膜的蛋白选择性从而保护肾脏。

（三）并发症的治疗

1. 高脂血症

NS 患者多伴有血胆固醇和三酰甘油水平升高，但高密度脂蛋白（HDL）多正常或偏低，低密度脂蛋白（LDL）水平升高。高脂血症不仅可致动脉粥样硬化并能促进肾小球硬化，因此，应同时治疗。以三酰甘油增高为主选用纤维酸类，如非诺贝特 0.1 g，每日 3 次或苯扎贝特 0.2 g，每日 3 次，也可用缓释片。以胆固醇增高为主者选用他汀类，如氟伐他汀 20 mg 每晚 1 次。调脂药有抑制转化因子 β 在肾小球的表达，抑制病变进展，并能加强抗凝药的作用。

2. 血栓栓塞

肾静脉血栓形成常见于所有 NS 患者，据报道膜性肾病肾静脉血栓形成的发生率 5% ~ 60%。大多数治疗中心并不常规预防性应用抗凝剂，但 Sarasin 和 Schifferli 应用确诊模型研究证明，预防性应用抗凝剂利大于弊，建议对 NS 患者常规应用。可给予潘生丁 0.1 g，每日 3 次；或阿司匹林 20 ~ 30 mg，每日 3 次，明显高黏血症和高凝血症可使用低分子肝素［30 ~ 40 U/（kg·d）］或尿激酶 5 万 U，每日 1 次静脉滴注，共用 20 ~ 30 日，但需监测抗 Xa 或凝血因子时间。

3. 减少因治疗所致并发症

激素的不良反应有：①感染，较常见的感染是呼吸道、皮肤、尿路等感染和结核病等；②骨病，激素能增加钙磷排泄，减少钙的吸收，长期大量应用，可引起骨质疏松、自发性骨折和无菌性股骨头坏死；③消化系统并发症，激素可使胃酸、胃蛋白酶分泌增加，抑制胃黏液，降低胃黏膜的抵抗力，可导致胃及十二指肠溃疡，重者可造成消化道出血或穿孔；④心血管并发症，长期应用可引起高血压和动脉粥样硬化。

细胞毒类药物（如环磷酰胺）的不良反应有：①严重的骨髓抑制；②发生感染；③出血性膀胱炎；④消化道症状如恶心、呕吐等；⑤睾丸生精能力损害；⑥发生恶性肿瘤。

首先要排除继发性因素，确定为特发性的膜性肾病。尿蛋白低于 4 g/d 的患者，应严格控制血压，以 ACEI 为基本用药，同时接受合理的生活指导，定期复查。尿蛋白 4 ~ 8 g/d、肾功能正常的患者，除上述处理外，应密切观察 6 个月，病情无好转者应接受免疫抑制剂治疗。尿蛋白高于 8 g/d 或轻度肾功能不全的患者，应立即接受免疫抑制剂治疗，首选糖皮质激素（泼尼松 40 ~ 60 mg/d）联合 CTX，疗效不佳的可用小剂量 CsA 或 MMF 治疗，疗程半年以上。对于肾功能不全（Scr > 354 μmol/L）或肾活检示Ⅳ期、广泛间质纤维化的患者，ACEI 类药物和控制血压在 130/80 mmHg 仍是首选的治疗。

免疫抑制剂治疗一般不推荐使用。对于持续存在 NS 的患者，还应注意高脂血症、高凝倾向的处理和减少任何一种免疫治疗的不良反应。高龄患者可酌情减量，并密切注意药物的不良反应。

（李 双）

第五节　IgA 肾病

1968 年 Berger 和 Hinglais 对长期镜下血尿患者的肾活检标本进行免疫荧光技术检查，发现在肾小球毛细血管袢系膜区有 IgA 或 IgA 为主的免疫球蛋白沉积，并将该类疾病命名为 IgA 肾病。尽管在随后的许多年内，人们对这一肾脏疾病的重要性表示怀疑，但随着免疫学和分子生物学的发展，对 IgA 肾病的认识越来越深入。目前 IgA 肾病已经被世界公认为是原发性肾小球肾炎中最常见的类型。IgA 肾病也是我国最常见的原发性肾小球疾病，占我国终末期肾病病因的第一位。常在上呼吸道感染后加重，有家族聚集性。主要以聚合体低糖基化 IgA1 的巨大特异性免疫复合物沉积于肾小球为病理特征，以血尿、蛋白尿和肾功能损害为主要临床表现。

随着肾活检的日益普及，IgA 肾病的诊断水平逐步提高，其在原发性肾小球疾病中的比例逐渐上升。IgA 肾病具有高发病率和较高的尿毒症发生率，已引起我国乃至世界肾脏病学者的高度关注。

一、流行病学特点

IgA 肾病是世界范围内引起终末期肾衰竭最常见的原发性肾小球疾病，发病具有明显的地域差异。一般而言，黄种人明显高于白种人和黑种人，在各个不同的国家间存在很大的差别。在进行肾活检的患者中，亚洲 IgA 肾病阳性率约为 40%，欧洲为 20%，北美为 5% ~ 10%。尽管非洲裔美国人的阳性率和美国某些州的白种人阳性率相同，但是在中非 IgA 肾病的阳性率不足 5%。这些阳性率差异的一部分原因可能是：①对于相对轻度尿异常的患者进行有创性检查的态度不同；②疾病发病机制中基因决定因素的影响。

IgA 肾病在普通人群中预测发病率为（25 ~ 50）/10 万。但新加坡尸检人群中发现为 2.0% ~ 4.8% 的人肾小球系膜区存在 IgA 沉积。在日本，一项对肾脏捐赠者的研究显示，510 个移植肾中有 82 个肾（16%）在移植时活检发现有 IgA 沉积，其中 19 个肾表现为系膜增生性肾小球肾炎。

IgA 肾病可发生于任何年龄，16 ~ 25 岁居多，男性多于女性，男女比例约 3 : 1。通常情况下，IgA 肾病主要发生在青春期儿童和青年人，但初次发病的时间可以从 4 岁至 60 岁以上，其血尿和蛋白尿的程度也可以有很大差别。肉眼血尿是 IgA 肾病的最初表现，也可以是该病长期迁移过程中的常见症状，多继发于上呼吸道或胃肠道感染，儿童和青年人比较多见，40 岁以上成年人比较少见。

二、病因

IgA 肾病的病因尚未完全阐明，可能与感染、饮食习惯及居住环境、黏膜免疫功能异常及遗传背景等有关。

（一）感染

IgA 肾病无论是初始发病或复发均与感染有密切关系，尤其是合并上呼吸道感染。许多研究证实，扁桃体感染与 IgA 肾病发病相关。我们对 IgA 肾病患者腭扁桃体隐窝分泌物进行细菌培养，发现大多数患者培养出的细菌为甲型溶血性链球菌，其次为副流感嗜血杆菌。我们采用灭活的甲型溶血性链球菌刺激体外培养 IgA 肾病及非肾炎患者腭扁桃体单个核细胞后，前者 J 链阳性 IgA 细胞数明显增多；$CD4^+CD25^+$ Treg 细胞明显减少；培养上清 IgA 和 IgA1 明显增多；IgA 肾病组 IL-4 及 $TGF-\beta_1$ 表达较非肾炎组明显增高，$IFN-\gamma$ 则明显降低。在未采用灭活甲型溶血性链球菌刺激时，IgA 肾病组的上述检测结果也明显高于或者低于非肾炎组。研究证实，在上述同样条件下，$\beta-1,3$-半乳糖苷转移酶及其分子伴侣 Cosmc 蛋白及基因表达均降低，低糖基化 IgA1 表达升高。副流感嗜血杆菌也是扁桃体上的一种常见细菌，有学者认为副流感嗜血杆菌可能在 IgA 肾病患者发病中起重要作用。

（二）饮食习惯及居住环境

亚洲国家 IgA 肾病患病率显著高于欧美，存在明显的地域差异性，去除肾活检适应证的选择和条件的不同等因素外，有学者认为与饮食习惯及居住环境有关。

（三）黏膜免疫功能异常

IgA 是人体产生最多的免疫球蛋白，在抗原刺激下由黏膜免疫系统 B 细胞分泌，负责黏膜免疫。黏膜免疫系统又称黏膜相关淋巴组织（MALT），主要是指呼吸道、消化道及泌尿生殖道黏膜固有层和上皮细胞下散在的无被膜淋巴组织，以及某些带有生发中心的器官化淋巴组织，如扁桃体、肠道派尔集合淋巴结及阑尾等。人扁桃体属于黏膜相关淋巴组织，是人体最大的黏膜免疫器官，由腭扁桃体、管状扁桃体、咽扁桃体和舌扁桃体组成，共同构成咽淋巴环（Waldeyer 淋巴环），是空气和食物进入体内的门户。抵抗病毒、细菌和食物抗原进入上呼吸道及消化道的第一道防线，其功能细胞有 T 淋巴细胞、B 淋巴细胞、树突细胞等。T 淋巴细胞在网状上皮中约占细胞总量的 40%。主要接受抗原提呈细胞传递抗原信息后产生各种细胞因子，促进 B 淋巴细胞成熟。滤泡间区可以产生 IgG、IgA、IgM 和 IgD。树突细胞为扁桃体中主要的抗原提呈细胞。B 淋巴细胞产生的分泌型 IgA 二聚体具有亲水特性，能够防止细菌或病毒黏附和侵入上呼吸道黏膜。激活的 T 细胞可产生 Th-1 型和 Th-2 型细胞因子，充分显示了它们既能支持细胞免疫介导的应答又支持体液免疫介导应答的多样性。

研究证实，IgA 肾病与非肾炎扁桃体炎患者比较，前者腭扁桃体组织和单个核细胞中，$CD4^+$ 细胞 $CD25^+$ 细胞、J 链阳性 IgA 细胞、$CD19^+$ 细胞 $CD27^+$ 细胞、CD68 细胞、CD21 细胞及 CD3 细胞等明显增多；IgA1、低糖基化 IgA1、IL-4、TLR9、STAT6 和 $Fc\alpha RI$ 表达明显增高；IgA 类别转换的相关酶 AID 及 $I\alpha 1-C\alpha 1$ 基因表达也明显增多；$\beta-1,3$-半乳糖转移酶及分子伴侣 Cosmc 表达下降。以上研究提示 IgA 肾病患者腭扁桃体黏膜免疫功能存在异常。

研究发现，患有乳糜泻的患者 IgA 肾病发病风险增高 3 倍，可能与肠黏膜细胞酶活性不足，导致麦粉食物中的麦胶蛋白不能被分解，使食物抗原反复刺激肠黏膜引起黏膜免疫异常有关。

（四）遗传背景

IgA 肾病大多数为散发，家族性发病可能占 IgA 肾病的 5%。IgA 肾病具有家族聚集性。对 IgA 肾病家族成员的调查发现，其家族成员镜下血尿检出率增高；部分家族成员可能无症状，却有相似的免疫异常。已有家族成员先后患 IgA 肾病的报道，提示遗传因素在 IgA 肾病发病中起重要作用。

有学者通过连锁分析将 IgA 肾病致病基因定位于人类 6 号染色体长臂（6q22-23）上，并命名为 IGAN1。对 IgA 肾病的遗传学研究主要集中在人类白细胞抗原（HLA）的 IgA 基因片段，特别是基因限制性片段多态性的研究上，但目前尚无一致定论。有报道，IgA 肾病相关的 HLA 抗原位点，欧美为 BW35 多见，中国和日本以 DR4 多见；也有报道，中国北方汉族以 DRW12 多见。此外还有报道表明 B12、DR1 以及 IL-RN.2 等位基因，ACEI/D 基因型与 IgA 肾病相关。Megsin2093C 是 IgA 肾病易感基因等。研究发现，中国南方吸烟者中 TN-FSF13 基因与 IgA 肾病易感性相关。

散发的 IgA 肾病遗传因素目前还没有被很好地确定。至今为止，仅有数篇关于 IgA 肾病的全基因组关联研究（GWAS）的文献发表。最近有学者进行了一项对中国人群和欧洲人群 IgA 肾病大规模的 GWAS。这项研究确定了 IgA 肾病的 5 个易感基因位点，包括 3 个在染色体 6p21 的 MHC 基因上的不同信号，但具体机制仍不清楚。在对中国人群的研究中，保护性等位基因存在率显著低于欧洲和非洲人。常见的遗传变异对 IgA 肾病的发生风险有影响。

三、发病机制

（一）黏膜免疫与 IgA 肾病

1. 黏膜免疫系统组成

黏膜免疫系统又称黏膜相关淋巴组织（MALT），包括呼吸道、消化道和泌尿生殖道黏膜上皮中淋巴细胞和黏膜固有层非被膜化弥散淋巴组织，扁桃体，肠道派尔集合淋巴结及阑尾。目前有关黏膜免疫的认识基本上基于消化道黏膜免疫的研究。

2. 黏膜淋巴细胞归巢与再循环

黏膜相关淋巴细胞归巢和再循环途径与其他外周淋巴系统中的淋巴细胞不同。黏膜相关淋巴组织的淋巴细胞在外来抗原激活后，经胸导管入血，进入全身循环系统，在黏膜地址素和黏附分子-1 作用下，归巢回到原来的黏膜相关淋巴组织。外周淋巴细胞经抗原激活后，经外周淋巴结进入胸导管入血，进入全身循环系统，在外周淋巴结地址素作用下归巢外周淋巴组织器官。

3. IgA 是黏膜免疫防御的主要免疫球蛋白

有研究证实，70 kg 个体每日大约产生 8 g 免疫球蛋白，其中 5 g IgA 和 2.5 g IgG 及少量的 IgE 和 IgD。黏膜局部 IgA 的量占总 IgA 的 50%～70%，为 3 g 左右。IgA 是黏膜表面和分泌液中主要的免疫球蛋白。鼻涕、泪液、唾液和乳汁主要以 IgA1 为主，占其 IgA 总量的 70%～95%。肠道黏膜分泌物中以 IgA2 为主，占其 IgA 总量的 60%。血液中以 IgA 单体为主，IgA1 和 IgA2 的比值为 10：1，由在淋巴结活化并分化后进入骨髓的浆细胞合成。IgA1 和 IgA2 的主要区别是后者铰链区缺少富含 O 糖基化位点的 13 个氨基酸。肠黏膜组织产生的 IgA 绝大部分为含 J 链的二聚体，由黏膜固有层的浆细胞合成，所生成的 IgA 大部分被 pIgR 运送到黏膜表面。部分经门静脉入血，进入肝后被肝细胞表达的 pIgR 运至胆管，再运至小肠。

4. 黏膜免疫与 IgA 肾病关系密切

扁桃体是人体最大的黏膜免疫器官，是空气和食物进入人体的第一道黏膜免疫防线，犹如一道"安检门"。研究发现，IgA 肾病患者腭扁桃体免疫细胞比例失衡，分泌低糖基化的

IgA1 及 pIgA1 的细胞明显增多；从 IgA 肾病患者肾组织洗脱的抗体能够与扁桃体细胞特异性结合；而腭扁桃体淋巴细胞分泌的低糖基化 IgA1 也可与肾组织切片肾小球系膜区结合；IgA 肾病患者肾小球系膜区沉积的 IgA 以 J 链阳性低糖基化 IgA1 为主，与 IgA 肾病患者腭扁桃体淋巴细胞产生低糖基化 IgA1 高度一致，提示肾小球系膜区沉积的低糖基化 IgA1 可能部分来源于扁桃体。

许多研究证实，IgA 肾病患者摘除腭扁桃体后随访，其尿检正常率、肾功能稳定率和肾脏生存率均高于对照组；循环中 IgA1 及 IgA 水平降低；重复肾活检示沉积于肾小球系膜区的 IgA 强度减弱，提示扁桃体与 IgA 肾病密切相关。

还有研究发现，血清异常升高的 IgA1 为骨髓源性。日本学者将 IgA 肾病倾向的 ddY 鼠骨髓移植给正常 B6 鼠，B6 鼠血清中大分子的 IgA 及肾小球沉积的 IgA 均增加；而将正常 B6 鼠的骨髓移植给 IgA 肾病倾向 ddY 鼠后，沉积于系膜的 IgA 和补体 C3 均减少，血清大分子 IgA 水平下降。对合并有 IgA 肾病的慢性粒细胞白血病患者进行同种异体骨髓移植后，在治愈白血病的同时，系膜区的 IgA 沉积也减轻。这可能与黏膜免疫淋巴细胞（包括记忆细胞）归巢和再循环有关。

（二）IgA 类别转换与低糖基化 IgA1 形成

1. IgA 类别转换

IgA 肾病发病机制中最关键的环节就是机体产生过多的低糖基化 IgA1。IgA 类别转换的速率与 IgA 产生的多少相关。类别转换为 B 细胞接受抗原刺激后产生特异性抗体所必需。

CD19 为 B 细胞表面分子，在前 B 细胞阶段开始表达，成熟 B 细胞阶段可发生 Ig 的类别转换。人类细胞免疫球蛋白类别转换是指抗体可变区不变，重链类型（恒定区）发生变化。在抗原刺激和（或）细胞因子诱导下，Ig 恒定区基因（C_H）发生类别转换。

类别转换分为 3 个主要步骤：①Ig 胚系转录，Ig 胚系转录是类别转换起始和必要步骤；②S-S 重组；③S 区连接环出，完成类别转换。研究认为，Iα1-Cα1 是 IgA1 类别转换必要的胚系转录本；胞嘧啶脱氨酶（AID）可以和类别转换过程中断裂的单链 DNA 结合，使其发生脱氨基化，并促进单链 DNA 与胚系转录本结合，是免疫球蛋白类别转换中的关键酶。因此，Iα1-Cα1 转录本的活化和 AID 的转录及蛋白表达变化直接参与调控 IgA1 的产生。研究发现，采用灭活甲型溶血性链球菌刺激体外培养 IgA 肾病患者腭扁桃体单个核细胞后，Iα1-Cα1、AID 和 IgA1 表达均明显增高。

2. 低糖基化 IgA1 形成

低糖基化 IgA1 是 IgA 肾病最重要的致病因子。低糖基化 IgA1 表现为 IgA1 铰链区 0 位氨基酸残基半乳糖修饰缺陷，与 0 位的 β-1，3-半乳糖转移酶及其分子伴侣 Cosmc 密切相关。IgA1 的 O-多聚糖生物合成由半乳糖（Gal）与 N-乙酰氨基半乳糖（GalNAc）的 β-1，3 位点结合开始进行，Gal 与 GalNAc 的 β-1，3 位点结合由一个 UDP-Gal-GalNAc-α-丝氨酸/苏氨酸的 β-1，3-半乳糖基转移酶所催化完成。β-1，3-半乳糖基转移酶的缺少可导致 O-多聚糖的缩短。β-1，3-半乳糖基转移酶的蛋白稳定性依赖于其特异性伴随物 Cosmc。

研究发现，IgA 肾病患者腭扁桃体 B 细胞中 β-1，3-半乳糖转移酶表达下调，低糖基化的 IgA1 生成增多。IgA 肾病患者肾小球系膜区及腭扁桃体沉积的 IgA1 铰链区丝/苏氨酸结合的 β-1，3-半乳糖酶及其分子伴侣 Cosmc 表达明显减少；且 IgA 肾病患者外周血 B 淋巴细胞中 β-1，3-半乳糖转移酶活性及其分子伴侣 Cosmc 表达也明显降低。这提示 IgA 肾病患者低糖基化 IgA1 与 β-1, 3-半乳糖转移酶及分子伴侣 Cosmc 密切相关。

（三）聚合体低糖基化 IgA1 免疫复合物形成

聚合体 IgA1 为由 J 链连接两个 IgA1 单体形成的二聚体。每个 IgA1 单体包含两个重链和两个轻链。O-多聚糖连接在重链恒定区第一（Cα1）和第二（Cα2）区之间的铰链区上。铰链区的序列由两个八肽重复序列重复组成，其上附有 6 个 O-多聚糖。丝氨酸（S）和苏氨酸（T）是可以被糖基化的氨基酸。

O-多聚糖主要为半乳糖—乙酰氨基半乳糖二聚糖（T 抗原），可以为单或双唾液酸化的形式（唾液酸化-T 抗原）。而这些多聚糖可以是无 Gal 附着的 GalNAc（Tn 抗原），这种结构被称为是唾液酸-Tn（STn）抗原。Tn 抗原是与抗半乳糖缺失的 IgA1（Gd-IgA1）的 IgG 和/IgA1 抗体结合时所识别的抗原决定部位的一部分，而这一结合导致 IgA 肾病的循环免疫复合物（CIC）形成。CIC 的 IgA1 主要为聚合体低糖基化 IgA1（pGd-IgA1）。

有研究认为，该 CIC 由 Gd-IgA1 作为抗原及含 GalNAc 特异性抗体共同组成。抗 Gd-IgA1 抗体对 IgA 肾病的发病机制起到重要作用，血清中 Gd-IgA1 特异性抗体的水平可能是疾病活动的标志。

（四）IgA 肾病肾脏损伤机制

1. 聚合体低糖基化

IgA1 循环免疫复合物的代谢和肾脏沉积：通过给灵长类动物静脉注射人 IgA1 或 IgA2（聚合体或单体）实验表明，不论是什么形式的 IgA，大部分会与表面表达聚糖特异性受体的肝细胞相结合。肝这种连接蛋白被称为是去唾液酸糖蛋白受体（ASGP-R）。在 IgA 肾病中，糖基依赖机制在肝脏对 IgA 的分解代谢中起重要的作用。

局部感染刺激黏膜浆细胞产生的 Gd-IgA1，尤其是聚合体的 Gd-IgA1；由全身或黏膜中的浆细胞产生的抗 Gd-IgA1 IgG 或 IgA1 抗体，两者结合形成分子质量为 800～900 kD 的 CIC。由于其分子量巨大，不能穿过肝血管内皮细胞窗孔到达 Disse 腔，限制了与肝细胞上去唾液酸糖蛋白受体（ASGP-R）的结合，不能被肝有效地清除。肾小球毛细血管内皮细胞窗孔大于肝血管内皮细胞窗孔，能容许这种大分子的 CICs 通过，并沉积在肾小球系膜区，导致系膜细胞增生，引起炎症反应。

2. 循环免疫复合物对肾脏的损伤

含 Gd-IgA1 的免疫复合物可刺激体外培养肾小球系膜细胞的增殖，增加细胞因子、趋化因子和细胞外基质编码基因的表达。活化的肾小球系膜细胞分泌细胞外基质蛋白增多，导致系膜基质扩展。系膜细胞分泌的促炎性细胞因子不仅刺激自身的系膜细胞，也刺激相邻的足细胞，从而使足细胞对各种调节蛋白和受体的表达发生变化，改变了足细胞的密度及足突的宽度。肾小球局部的炎症反应，使肾小球的结构发生变化，使局部的血流动力学发生改变，并最终导致肾小球硬化、肾间质纤维化和肾脏功能受损。

3. IgA 肾病肾脏"扳机式"损伤的假设

研究表明，在黏膜免疫中，记忆 B 细胞（CD19[+]CD27[+]）较初始 B 细胞能更快地增殖与分化。在合成非甲基化寡聚脱氧核苷酸（CpG-ODN）刺激后，与 B 细胞增殖与分化有关的细胞因子 IL-6 和 IL-10 数小时内分泌明显增加，记忆 B 细胞仅需低浓度抗原刺激并无须 T 细胞辅助就能产生大量抗体。我们已有研究证实 IgA 肾病患者腭扁桃体 CD19[+]CD27[+]B 细胞表达增加，且与患者尿检异常加重（血尿和蛋白尿）呈正相关。

IgA 肾病的临床特点是反复血尿和（或）蛋白尿发作，逐渐出现肾功能损害。IgA 肾病肾脏病理特点是病理类型多样化。环境中抗原（细菌或食物等）反复不定期地刺激黏膜免疫组织如扁桃体，淋巴细胞对既往感染病原体或其他抗原已形成记忆。记忆细胞经淋巴细胞循环，部分定居在骨髓。感染病原体或其他抗原相同的刺激信号也可传导至骨髓组织。记忆 B 细胞在相同抗原再次或多次刺激下活化，使黏膜免疫组织和骨髓分泌过多聚合体低糖基化 IgA1 并形成巨大特异性的 CIC 沉积在肾小球，导致肾损伤。这是一个动态反复和不连续的过程。在相同抗原刺激减弱或不存在时，聚合体低糖基化 IgA1 产生减少或无或恢复常态，这时沉积至肾小球聚合体低糖基化 IgA1 的特异性 CIC 减少或无。肾脏本身在损伤或损伤的间歇期，存在自身修复过程。这种修复可以是减轻炎症反应或以瘢痕修复形式存在，导致 IgA 肾病的发生发展。我们比喻每次相同抗原刺激就像扣动一次"扳机"一样，启动点在黏膜免疫组织，损伤终点在肾脏，聚合体低糖基化 IgA1 的特异性 CIC 则是"子弹"。

四、肾脏病理

通过肾活检了解 IgA 肾病的病理学改变，不仅有助于诊断和鉴别诊断，对于制订合理的治疗方案、判断预后也有着重要意义。

（一）IgA 肾病肾脏病理特点

1. 肾脏病理类型多样化

IgA 肾病肾脏病理类型可表现为局灶节段硬化、系膜增生性肾炎、微小病变、新月体肾炎和增生硬化等。

2. 肾脏病理表现多样化

IgA 肾病肾脏病理损害包括肾小球固有细胞的改变，如内皮细胞、足细胞、基底膜及肾小管上皮细胞的病变；同时也可见各种炎症细胞的浸润。可出现小的细胞性和（或）纤维性新月体，也可出现血管性炎症改变。可出现急性炎症样病变，也可出现慢性炎症及纤维化过程。类似于狼疮肾炎的肾脏病理表现。

3. 肾脏病理特点的解释

有学者认为，肾小球组织对 IgA 的沉积有着不同的反应，沉积的 IgA 是否引起 IgA 肾病取决于 IgA 与肾小球的相互作用。肾小球系膜组织对 IgA 沉积的易感性及局部炎症损害后反应的差异，可能是导致 IgA 肾病肾脏病理类型和病理损害多样化的原因。IgA 肾病临床特点是反复血尿和蛋白尿发作，如不有效进行干预，可逐渐出现肾功能损害。环境中抗原（细菌或食物等）反复不定期地刺激机体黏膜免疫组织，由于刺激的时相和强度存在差异，黏膜免疫组织和（或）骨髓组织产生聚合体低糖基化 IgA1 的量和持续时间不同，沉积于肾小球的聚合体低糖基化 IgA1 特异性 CIC 的量和持续时间及机体的反应性也存在差异。这可能是 IgA 肾病血尿和（或）蛋白尿反复发作和多样化肾脏病理特点形成的重要原因。

（二）免疫病理检查

1. IgA 或 IgA 为主的免疫球蛋白沉积

IgA 肾病主要通过免疫荧光检查确诊。本病的特点为单纯 IgA 或者 IgA 为主的免疫球蛋白在肾小球系膜区和毛细血管祥弥漫沉积。肾小球沉积的 IgA 主要为 IgA1，以 λ 链为主，

少见于 κ 链。IgA1 同 IgA2 主要区别点在于 IgA1 存在铰链区，IgA 肾病肾小球虽未见分泌片沉积，但已证实有 J 链沉积，提示沉积的是多聚体 IgA。单纯 IgA 沉积占 IgA 肾病的 26%；IgA + IgG 沉积占 37%；IgA + IgM 沉积占 13%，IgA + IgG + IgM 沉积占 25%。IgA + IgG + IgM 型组织学改变较重，常伴有广泛的肾小球硬化及明显的肾小管间质损害，慢性肾功能不全的发生率也较高。IgA + IgG 型及 IgA + IgM 型的病理及临床损害介于两者之间。我们总结了 90 例 IgA 肾病单纯性血尿患者免疫病理情况，发现这类患者以单纯 IgA 沉积为主，IgA 荧光强度主要集中在 ++~ +++。

2. 补体成分沉积

补体成分的沉积很常见。C3 沉积占 95%，C3 沉积物的分布常与 IgA 相同。沉积于肾小球的 C3 是 C3 的活性成分（C3b）。在所有肾小球肾炎中，仅见于 IgA 肾病和狼疮肾炎，说明补体替代途径激活在这两类疾病中具有重要意义。补体激活的经典途径的早期补体成分（C1 和 C4）仅占 IgA 肾病的 12%。而在系统性红斑狼疮、人类免疫缺陷病毒（HIV）感染等导致的继发性 IgA 肾病中，C1q 沉积较为显著。IgA 肾病 C4 的沉积多发现与 IgA + IgG + IgM 型，单纯 IgA 型少见。肾小球 C4 的沉积往往意味着 MBL 途径的激活，而非补体经典途径激活。补体和免疫球蛋白很少沉积于 IgA 肾病肾小管和肾间质，伴随间质性肾炎时，IgA 及 IgG（有时合并 C3、C1q 或 IgM）散在沉积于肾间质。

3. 纤维素沉积

多数 IgA 肾病系膜区存在纤维素的颗粒状沉积，在出现新月体或者毛细血管袢坏死等活动性病变的患者中，纤维素呈斑片状或球性分布。纤维蛋白在 IgA 肾病沉积并不多见，大量纤维蛋白沉积局限于坏死灶和新月体。毛细血管袢如有纤维蛋白沉积，则病理损害较为严重。因此，纤维蛋白在毛细血管袢的沉积可能有助于预后的判断。

（三）光镜检查

1. 肾小球病变

IgA 肾病主要累及肾小球，肾小球系膜细胞及基质增多是 IgA 肾病的基本病变。早期肾小球以系膜细胞增多为主，随之系膜基质逐渐增多。IgA 肾病病理改变变异性较大，几乎所有类型的肾小球免疫复合物损伤均可见于 IgA 肾病，如膜增生、局灶性节段硬化、微小病变、新月体形成、增生硬化等。多数病例可见系膜细胞增生和系膜基质增宽。根据病变的轻重又可进一步分成轻、中、重度系膜增生性肾小球病变。部分病例在 Masson 三色染色下可见系膜区嗜复红物沉积，常呈块状分布。系膜增生严重时可插入内皮下形成毛细血管袢节段性双轨征，很少出现肾小球分叶或弥漫性双轨征。局灶节段硬化多伴有严重蛋白尿及足细胞病变，往往提示预后不良。以往的研究认为 IgA 肾病单纯性血尿患者病变轻微，不需要特殊处理。我们总结的 90 例 IgA 肾病单纯性血尿患者肾脏病理结果发现，这类患者肾脏病理类型以局灶和（或）节段硬化型为主，病理损害程度不一定轻微。IgA 肾病硬化病变不断增加，可出现肾小球轴性硬化和非球性硬化，晚期则表现为广泛分布的球性硬化。部分患者可出现新月体及毛细血管袢坏死。原发性 IgA 肾病新月体累及 50% 以上的肾小球并不常见，伴有新月体形成的 IgA 肾病患者有 5%~8% 可迅速进展为终末期肾病。新月体的形态多样化，多为小新月体或半月状。

2. 肾间质和肾小管病变

肾小管内红细胞和（或）红细胞管型是 IgA 肾病常见的病理表现。伴有毛细血管袢坏死和新月体的 IgA 肾病患者，肾间质可出现炎症细胞浸润，多数为淋巴细胞、单核细胞及多型核白细胞。小管间质的炎症和纤维化是慢性化的病理表现，是判断预后的肾脏病理学指标。IgA 肾病小管病变很少累及髓袢和集合管。在部分大量肉眼血尿的患者中，可发现较多红细胞管型阻塞肾小管。大量蛋白尿的患者可见肾小管内有蛋白管型。肾小管间质病变包括炎症细胞浸润及斑片状纤维化加重。肾小球性硬化往往伴随着邻近的肾小管萎缩和间质纤维化，萎缩小管病灶以外可出现小管腔扩张。

3. 肾血管病变

动脉硬化和动脉透明变性等非炎症性血管病变在成年 IgA 肾病患者中可出现。有学者认为，部分 IgA 肾病患者在出现高血压之前，已经出现小动脉或细小动脉的损伤，这提示血管病变可能先于高血压的发生，而且肾内小动脉病变是影响 IgA 肾病高血压发生及其预后的独立影响因素。肾小球病变时炎症介质通过肾小管和球后毛细血管网，导致小管间质炎症细胞浸润、间质细胞和小管上皮细胞转分化，继而促进肾小管萎缩、间质纤维化和血管病变。同时血管损伤又可影响肾小球和间质血供，造成进一步损伤。有研究发现，伴有血管病变患者的肾功能不全、高血压发生率以及尿维生素结合蛋白水平均高于无血管病变组，肾活检肾小球球性及节段硬化也高于无血管病变组。

（四）电镜检查

肾小球系膜细胞增生、系膜基质增多并伴有巨块型高密度电子致密物沉积，是 IgA 肾病的典型超微病理改变。典型的电子致密物可沿着毛细血管袢系膜区沉积。部分患者系膜区可见半透亮电子致密物沉积。部分患者系膜外也可见电子致密物呈节段分布沉积，毛细血管袢沉积的电子致密物以内皮下常见，其次为上皮下和基底膜。系膜细胞在电镜下表现为数量增多、体积增大、细胞器增多。患者肾固有细胞的亚细胞结构如微丝、内质网和线粒体等明显增多。

（五）IgA 肾病肾脏病理评价体系

1. WHO 组织学分类法

（1）Ⅰ级（微小病变）：光学显微镜下肾小球正常，极少部分区域有轻度系膜区增宽，伴或不伴系膜细胞增多。

（2）Ⅱ级（轻度病变）：50% 以上肾小球正常，少部分肾小球可见系膜细胞增多，肾小球硬化、粘连等改变，新月体罕见。

（3）Ⅲ级（局灶节段硬化性肾小球肾炎）：系膜细胞弥漫增生，系膜区增宽，病变呈局灶节段性改变，偶尔可见粘连及新月体。间质病变较轻，仅表现为间质水肿，灶性炎症细胞浸润。

（4）Ⅳ级（弥漫系膜增生性肾炎）：几乎所有的肾小球都可以见到系膜细胞呈弥漫性增生性改变，系膜区明显增宽，肾小球硬化，常见到废弃的肾小球。50% 以上的肾小球合并有细胞粘连及新月体。间质肾小管病变较重，肾小管萎缩明显，间质可见大量炎症细胞浸润。

（5）Ⅴ级（弥漫硬化性肾小球肾炎）：病变与Ⅳ级相类似但更重。可见肾小球呈节段性和（或）全球性硬化，透明样变及球囊粘连等改变较为突出。新月体较Ⅳ级更多，肾小管间质病变也较Ⅳ级更重。

2. Lee SMK 分级系统

Lee SMK 分级系统是根据组织学病变而确立，包括系膜增生程度、球性硬化、毛细血管外增生及小管间质病变。

有学者认为，在评价Ⅱ级或Ⅲ级组织学分级的患者中，Lee SMK 分级系统存在一些不足，该分级系统没能认识到间质纤维化可以作为预测肾存活的一个独立因素。尽管多数情况下，肾小球病变程度与间质纤维化相一致，这是建立 Lee SMK 分级系统的理论基础。

3. Haas M 分类系统

该系统根据肾小球病变的严重程度，将病理类型分为 5 个亚型。Haas M 提出无论肾小球病变属于哪种类型，只要皮质区超过 40% 的小管萎缩或消失，即可归于Ⅴ型，预后不良。

4. IgA 肾病牛津分类

2004 年由国际 IgA 肾病协作组和肾脏病理学会发起，由 10 个国家/地区参加，历时 5 年进行 IgA 肾病分类系统研究（包括中国）。予 2009 年以 "IgA 肾病牛津分类" 为名发布其研究的结果。工作组制定了对肾组织病变详细评分的评分表，并对可能对患者预后有影响的 4 项指标：①系膜细胞增多（Mesangialhypercellularity，M）；②毛细血管内细胞增多（Endocapillary proliferation，E）；③节段肾小球硬化（Segmental sclerosis，S）；④肾小管萎缩/间质纤维化（Tubular atrophy and interstitial fibrosis，T）。制定了量化标准（Oxford-MEST 评分系统），并推荐了 IgA 肾病的规范病理报告模板。我们以 90 例 IgA 肾病单纯性血尿患者为研究对象，发现这些患者的牛津分级主要以 M1S0E0T0 为主，所有患者均有系膜细胞增生的病理改变，然而同时合并有 2 种或 2 种以上病变的病例数也占了 46.67%，提示这类患者的肾脏病理改变并不轻。

五、临床表现

（一）单纯性尿检异常

尿检异常主要表现为单纯血尿或血尿伴蛋白尿或单纯蛋白尿。如患者不伴有水肿、高血压、肾功能损害和肾病综合征的临床表现，则可称为单纯性尿检异常。单纯性尿检异常仅表现为单纯性血尿或血尿伴蛋白尿或单纯性蛋白尿。IgA 肾病起病隐匿，超过 50% 的患者因正常体格检查发现尿检异常而来肾内科就诊，经肾活检确诊为 IgA 肾病。超过 95% 的 IgA 肾病患者以单纯性血尿或血尿伴蛋白尿为尿检异常的主要表现，单纯表现为蛋白尿不超过 5%。

1. 单纯性血尿

单纯性血尿可表现为持续镜下血尿和肉眼血尿，尿蛋白阴性或微量。持续性镜下血尿可由肉眼血尿转化而来，也可在上呼吸道等感染和（或）劳累时由镜下血尿加重转化为肉眼血尿。出现肉眼血尿时可伴有轻微的全身症状，如肌肉痛、尿痛及腰背痛、低热等。肉眼血尿在早期文献中被认为是一种长期良性的表现，现在已有文献对此提出质疑。在已经诊断为 IgA 肾病的患者中，20%~40% 的患者可以有肉眼血尿的表现，并出现持续性的肾损伤。严重持续性的肉眼血尿患者可出现一过性肾功能损害。尿色呈洗肉水样或呈棕色，有时可见血凝块。尿沉渣检查可见满视野红细胞，以变异性红细胞为主。也有部分 IgA 肾病患者肉眼血尿以均一型红细胞为主。部分患者可表现为反复发作的肉眼血尿。肉眼血尿经抗感染等治疗后可以转化为镜下血尿甚至消失。

2. 血尿伴蛋白尿

血尿伴蛋白尿是 IgA 肾病患者尿检异常的主要表现。可以在起病时就表现为血尿伴蛋白尿；也可以在上呼吸道等感染和（或）劳累等情况时，由单纯性血尿加重并伴有蛋白尿。

尿蛋白每日超过 500 mg，是患者预后的不利因素。持续性或间断性镜下血尿和蛋白尿，是肾脏慢性损伤的表现。

3. 单纯性蛋白尿

IgA 肾病仅表现为单纯性蛋白尿的情况少见。单纯性蛋白尿可以是微量蛋白尿，也可以表现为大量蛋白尿。

4. 影响尿检异常加重的因素

影响 IgA 肾病患者尿检异常加重最主要的因素是感染。以上呼吸道感染最为常见，如并发急性扁桃体炎或慢性扁桃体炎急性发作，患者常出现咽喉肿痛和异物感。尿检异常加重往往在上呼吸道感染后的 24 小时内即可出现，72 小时达到高峰。这与 β 溶血性链球菌（常为 A 组中的Ⅻ型）感染 1～2 周或以后发生的急性肾小球肾炎不同。经抗感染治疗后尿检异常加重可以明显好转甚至消失。急性胃肠炎等其他部位的感染和劳累等因素也是 IgA 肾病患者尿检异常加重的重要因素。

5. 扁桃体黏膜免疫与尿检异常加重

日本学者曾通过物理、化学和炎症刺激 IgA 肾病患者腭扁桃体，同时观察血清中 IgA 水平及尿检变化来阐明 IgA 肾病与扁桃体的关系。采用腭扁桃体刺激的方法包括超短波照射、按摩及注射透明质酸。采用上述刺激后，IgA 肾病患者血清中循环 IgA 水平升高及血尿明显加重。我们研究同样发现，IgA 肾病患者行腭扁桃体摘除术后 24 小时开始出现血清 IgA 和 IgA1 水平升高，尿红细胞和（或）尿蛋白增多，72 小时达到高峰，血清 IgA 和 IgA1 水平升高与尿检异常程度呈正相关。我们研究还发现：IgA 肾病患者腭扁桃体及外周血中存在着记忆 B 细胞（CD19$^+$CD27$^+$细胞）的高表达，在腭扁桃体摘除后外周血中上述细胞的表达下降，两者表达呈正相关；腭扁桃体和外周血中记忆 B 细胞表达的百分率高低与尿检异常加重程度呈正相关。可能为 IgA 肾病患者在感染、牵拉、挤压腭扁桃体等刺激情况下，激活腭扁桃体内记忆 B 细胞和（或）将激活信号传递给骨髓相同的记忆 B 细胞，使之活化成为浆细胞，分泌过多的多聚低糖基化 IgA1 进入血流，形成免疫复合物沉积于肾小球导致肾损伤。

（二）高血压

肾性高血压在继发性高血压中占首位。IgA 肾病合并高血压的发生率明显高于正常人。据我国相关资料统计显示，IgA 肾病合并高血压的患者占 37.5%。慢性肾小球肾炎高血压的发病率可随着患者年龄增长而增高。在肾功能受损、肾小球滤过率逐渐下降时，往往伴随血压的升高，IgA 肾病患者高血压的发生率也逐渐增高。当患者处于终末期肾病时高血压的发生率可达 80%～90%。血压升高的原因主要与水钠潴留、肾素—血管紧张素—醛固酮系统激活、肾内降压物质减少有关。

（三）肾病综合征

有研究者分析了近 30 年 IgA 肾病的临床研究，结果显示蛋白尿高于 3 g/24 h 的比例是 1%～33%。亚洲国家 IgA 肾病的肾病综合征发生率较西方国家稍高，前者为 10%～16.7%，后者为 5% 左右。还有研究认为，尿蛋白超过 2 g/24 h 是 IgA 肾病预后不良的因素之一。

IgA 肾病可根据尿检异常情况分为单纯蛋白尿型肾病综合征和蛋白尿合并血尿型肾病综合征。前者的肾脏病理损伤类型可为轻微病变和局灶节段性硬化；后者的病理损伤类型更为严重，可为局灶节段性硬化伴或不伴小新月体形成、中重度系膜增生、新月体肾炎和增生性硬化等，常伴血管炎症和广泛小管间质损害。

（四）家族性 IgA 肾病

1978 年 Tolkoff-Rubin 等报道了家族性 IgA 肾病。家族性 IgA 肾病的定义，一般认为先证者三代以上经尿液和肾功能检查阳性的家庭成员行肾活检，同一家系中至少 2 名证实为 IgA 肾病。有研究显示，家族性 IgA 肾病患者约占 IgA 肾病总数的 10%。家族性 IgA 肾病患者的临床和肾脏病理表现无特殊性，但肾功能受损和终末期肾病的发生率较高。

（五）急性肾衰竭

IgA 肾病出现急进性肾炎综合征或者急性肾衰竭并不常见。患者多伴有持续性肉眼血尿，大量蛋白尿。肾功能短时间内急剧恶化，可伴有水肿和高血压。急性肾衰竭在老年人群发生率较高，可能是这一部分通常合并有较多的其他慢性疾病，如高血压、糖尿病等。IgA 肾病患者合并急性肾衰竭的发生常见于两种原因：一是部分肾脏病理损伤表现为肾小球内大量新月体形成，包括细胞性新月体和纤维性新月体，新月体内常可见纤维蛋白原的沉积，可伴有血管炎样改变；二是部分发作性肉眼血尿的 IgA 肾病患者虽然病理损伤并不严重，但肾小管内可见大量红细胞管型堵塞了肾小管，造成小管上皮细胞缺血缺氧，致细胞变性和坏死，在接受抗凝血药物治疗时更容易出现。这样的患者起病急，症状较重，有时需要肾替代治疗，但一般预后较好，肾功能损伤多可逆转。

（六）慢性肾功能不全

在我国 IgA 肾病是导致尿毒症的最常见原因，有 30% ~ 40% 的患者在 10 年左右进入终末期肾衰竭。慢性肾功能不全通常是 IgA 肾病长期迁延不愈的必然结局。少数患者以急进性肾炎综合征起病，导致肾单位的丧失而转至慢性肾功能不全。部分 IgA 肾病患者进行正常体格检查时，即发现尿检异常合并高血压和（或）肾功能受损，甚至为终末期尿毒症。这类患者多无临床表现，因此容易延误病情。

六、辅助检查

IgA 肾病患者治疗周期长，需要长期随访。长期随访过程中需要进行实验室检测的项目如下。

（一）尿沉渣检查

正常人尿液中没有红细胞或仅有极少量红细胞。当尿沉渣用显微镜观察到红细胞总数 > 8 000/mL 或观察 10 个高倍视野平均红细胞数 > 3/HP 时称为血尿。若只能靠显微镜才能检查出的血尿，即为镜下血尿。当血量超过 1 mL/L 时，尿液可呈淡红色、洗肉水样色或鲜红色，则称为肉眼血尿。进行红细胞形态学分类，对鉴别红细胞来源有较大的临床意义。正常情况下，每日尿中仅有 30 ~ 100 mg 蛋白排出。目前一般检查尿蛋白的方法很多，主要有加热、醋酸法、磺柳酸法和干化学试带法等进行定性或半定量测定。尿沉渣检查对肾和尿路疾病的诊断、鉴别诊断与肾疾病严重程度及预后判断提供重要信息，从而具有重要临床意义。

（二）肾功能检查

1. 血清肌酐测定

血清肌酐（Scr）是肌酐代谢的终末产物。正常情况下体内肌酐产生的速度每分钟约为

1 mg。肌酐仅通过肾小球滤过并以同样速度排出，不再为肾小管重吸收。因此，Scr 浓度升高，可反映肾脏肌酐清除率下降和肾小球滤过率（GFR）的下降。GFR 下降到正常人的 1/3 时，血清肌酐才明显上升。血清肌酐测定并不是敏感地检测肾小球滤过功能的指标。IgA 肾病患者的长期随访过程中，尽管患者的血清肌酐值在正常范围，也应密切注意血清肌酐的上升速率。

2. 血清胱蛋白酶抑制药 C（Cyst C）测定

血清胱蛋白酶抑制药 C 是人体内几乎各种有核细胞均可表达分泌的一种碱性非糖基化蛋白，每日分泌的量较恒定。可自由通过肾小球滤过膜，然后几乎全部被近曲小管上皮细胞重吸收并迅速分解代谢，Cyst C 是被代谢而不是排泄，尿液中含量极微，所以反映肾小球滤过功能比血清肌酐更敏感。

3. 血清尿素氮（BUN）测定

血清 BUN 是人体蛋白质代谢的终末产物，主要经肾脏排泄，血清 BUN 的测定方法，目前主要有自动生化分析仪测定法（常用酶耦联速率法），因肾有强大的贮备能力，只有当 GFR 降至正常 50% 以下时，BUN 才明显升高，加之受饮食等多种因素影响，均可致 BUN 升高，因而血清 BUN 测定并不是肾功能损害的早期特异性指标。

4. 血尿酸（UA）测定

尿酸是核蛋白和核酸中嘌呤的代谢终末产物，即可来自体内（内源性），约占体内总尿酸的 80%，也可来自食物中嘌呤的分解代谢（外源性），占体内总尿酸的 20% 左右，肝是尿酸的主要生成场所，除小部分尿酸可在肝脏进一步分解或随胆汁排泄外，其余均从肾脏排泄。尿酸测定往往受到外源性尿酸的干扰，因此若能严格禁食嘌呤类食物 3～6 日再采血测定，更能反映血 UA 水平改变的意义。

（三）B 超检查

超声作为一种成熟的影像学技术，因其无创、无痛苦、简便，在肾脏检查中占有重要地位，随着彩色多普勒及介入超声的迅速发展，超声在肾脏病学的检查及监测、治疗中其优越性更加突出。急性肾衰竭时超声显示肾脏大小可正常或增大，皮质回声通常正常，但也可因水肿或出血而呈低回声；在间质性肾炎时有时因间质细胞浸润而回声增强，肾脏皮质与髓质分界明显；慢性肾衰竭患者随着病程的延长，皮质回声逐渐增强，直至终末期肾衰竭。双肾缩小，皮髓质分界不清，且与肾窦回声差异逐渐消失。彩色多普勒显示肾脏血流减少，功能代偿期为高速低阻血流，肾衰竭时为低速高阻血流。

七、诊断与鉴别诊断

（一）诊断

1. 临床诊断

IgA 肾病并没有特异性的临床表现。如发现患者存在单纯性血尿，或血尿伴有蛋白尿，或单纯性蛋白尿，或伴有咽喉部不适，但无明显水肿，血压正常或轻度增高，尤其是年轻的患者，应考虑 IgA 肾病的可能。

2. 肾脏病理诊断

IgA 肾病确诊有赖于肾脏活检病理组织切片检查。IgA 肾病患者肾活检穿刺的意义主要是：①明确 IgA 肾病的诊断；②了解肾脏病理损伤程度，为制订治疗方案和评价预后参考。

（1）光学显微镜下肾脏病理形态特点：IgA 肾病的组织病理学特点变异较大，光学显微镜下病理形态改变呈多样性。可以表现为局灶节段性硬化、系膜增生、轻微病变、新月体形成及增生硬化等肾脏病理类型。相关资料显示，有 40% ~ 50% 的 IgA 肾病病理表现为局灶节段性硬化。局灶性或弥漫性肾小球系膜细胞及基质增多是 IgA 肾病最基本的病变，可在系膜病变的基础上出现炎症细胞浸润、足细胞病变、细胞和纤维性新月体形成、毛细血管袢坏死及间质血管炎性改变，细胞增生与纤维硬化交织出现。

（2）肾脏免疫荧光及电镜特点：免疫荧光检查在 IgA 肾病诊断上具有重要价值。IgA 肾病可见肾小球系膜区 IgA 呈弥漫性或节段性沉积。多数患者可伴有其他免疫球蛋白和补体成分的沉积。IgG 与 IgM 分布与 IgA 分布相类似，但以 IgA 荧光强度最高。若 IgG 与 IgA 沉积强度相同，应注意排除狼疮肾炎。IgA 肾病常伴有 C3 沉积，若出现 C4 与 C1q 沉积，则应注意排除其他原因。肾小球系膜细胞增生、系膜基质增多伴有团块状高密度电子致密物沉积于系膜区，是 IgA 肾病的典型超微病理改变。若观察到较广泛的内皮下和（或）上皮侧以及基底膜内电子致密物沉积则应排除其他因素存在。

3. 临床表现与肾脏病理联系

IgA 肾病患者如出现肌酐清除率逐渐下降，血清肌酐水平逐渐增高超过正常水平，此时肾脏病理类型大多表现为增生硬化。而尿检异常的程度与肾脏病理形态学改变并不一致。尿检异常程度较重者，可能肾脏病理改变轻微；而尿检异常程度较轻者，可能存在明显的肾小球硬化及肾间质纤维化。

目前对单纯性血尿是否需要行肾活检肾脏病理学检查仍存在争议。国内外部分学者对肾功能正常的单纯性血尿或少量蛋白尿（0.5 g/d）的患者不建议行肾组织活检。我们近年观察了 90 例［男 22 例，年龄（29.23 ± 10.14）岁；女 68 例，年龄（31.60 ± 8.88 岁）］单纯性血尿患者肾活检肾脏病理形态学改变。该研究结果显示，IgA 肾病单纯性血尿患者的病理类型以局灶和（或）节段硬化型为主。46.67% 的单纯性血尿患者存在肾小球全球硬化；30% 的患者存在肾小球节段硬化；同时存在肾小球全球硬化和（或）节段硬化的患者占 58.89%，合并有 1 个以上小新月体形成的患者占 24.44%。去除年龄因素后进行分析，单纯性血尿患者的肾脏病理类型以局灶节段硬化型占 52.22%、系膜增生型占 31.11%、轻微病变型占 15.56%、增生硬化型占 1.11%。免疫荧光以单纯 IgA 沉积为主，IgA 荧光强度以 ++ 多见。IgA 肾病发病机制的补体途径主要以旁路途径为主。单纯性血尿程度与病理损伤无明显相关性。应重视肾脏病理活检在单纯性血尿患者中的作用。因此，建议对年轻的单纯性血尿患者应定期检查排除其他原因，观察 6 个月后血尿仍未消失，应考虑进行肾活检，明确诊断及肾脏病理损伤程度。根据肾脏病理类型及肾脏损伤程度予以积极治疗，最大程度地延缓疾病的进展。

（二）鉴别诊断

1. 单纯性血尿非肾炎的鉴别诊断

单纯性血尿在临床上非常常见。尽管尿红细胞形态学对血尿的来源有非常重要的帮助，但仍要重视与非肾炎单纯性血尿的鉴别诊断。对单纯血尿尤其是长期镜下血尿的患者要排除：①泌尿生殖系肿瘤，如早期的肾盂、输尿管、膀胱和盆腔肿瘤；②早期泌尿系的结核、结石；③慢性泌尿系感染；④"胡桃夹"现象；⑤长期服用抗凝血药的患者。

2. 易误诊为 IgA 肾病的鉴别诊断

原发性肾小球疾病中，IgA 肾病需要与 β 溶血性链球菌感染后急性肾小球肾炎、非 IgA 系膜增生性肾炎、薄基底膜肾病和继发性肾小球疾病相鉴别；临床上常见的继发性肾小球疾病病因包括过敏性紫癜肾炎、狼疮肾炎、肝病相关性肾病、强直性脊柱炎相关肾损害、人类免疫缺陷病毒（HIV）感染相关性肾损害等。与上述疾病鉴别，需要完善相关血清学指标的检查，如类风湿因子、自身免疫性抗体、肝炎标志物、肿瘤标志物、血清蛋白电泳等。临床上容易误诊为 IgA 肾病的疾病如下。

（1）β 溶血性链球菌感染后急性肾小球肾炎：儿童多见。常于上呼吸道感染后的 1~3 周出现血尿、蛋白尿、水肿及高血压等症状，甚至肾功能损害，且持续时间较长，可从数日到数周。与 IgA 肾病发作性肉眼血尿不同，β 溶血性链球菌感染后的急性肾小球肾炎潜伏期相对较长。实验室检查通常有典型的补体 C3 下降，在 8 周后多数恢复正常；可出现抗溶血性链球菌"O"抗体阳性，红细胞沉降率增快。肾脏病理光学显微镜下可见弥漫性毛细血管内皮细胞及系膜细胞增生伴中性粒细胞浸润，肾小球体积增大，可见少数新月体形成。肾小管细胞发生浑浊肿胀，管腔中有红细胞及白细胞管型，肾间质有水肿。肾小球基底膜一般正常，但在电镜下则可见基底膜上皮侧有呈"驼峰"样的高密度沉积物，在基底膜内侧也可有不规则沉积物，基底膜密度有时不匀，部分可变薄、断裂，上皮细胞足突有融合现象。免疫荧光检查可见 C3 及 IgG 在"驼峰"中存在，并沿毛细血管呈颗粒样沉积。

（2）非 IgA 系膜增生性肾炎：即通常所说的系膜增生性肾小球肾炎，在我国患病率较高。有 30%~40% 患者起病前有感染症状，多为上呼吸道感染。起病常隐匿，血尿发生率约 80%，可呈反复发作表现，也可呈肉眼血尿或镜下血尿。蛋白尿多少不一，但通常为非选择性蛋白尿。肾脏病理光学显微镜下可见弥漫性系膜细胞及基质增生，小管和间质基本正常。免疫荧光可见系膜区为以 IgG 或 IgM 为主呈颗粒状弥漫性分布，可伴系膜区 C3 沉积。

（3）薄基底膜肾病：又称良性家族性血尿、家族性再发性血尿、家族性血尿综合征、家族性复发性血尿综合征。以反复血尿、肾功能正常和阳性家族史为临床特点。绝大多数患者肾功能保持正常。肾脏病理光学显微镜下观察肾小球病变不明显，免疫荧光偶见少量 IgA、IgM、IgG 等沉积。电镜下可见肾小球基底膜弥漫性变薄，基底膜厚度 <300 nm 为特征。该病的诊断主要依赖于电镜和阳性家族史，预后良好。

（4）过敏性紫癜肾炎：与原发性 IgA 肾病的肾脏病理改变有着高度相似性，均有 IgA 在肾小球系膜区沉积，光学显微镜所表现的肾脏病理类型多样化。由于该病是免疫复合物介导的肾脏小血管炎，新月体、肾小球毛细血管袢坏死及纤维素沉积程度较重。其鉴别主要依赖于临床表现。过敏性紫癜肾炎临床表现除有血尿和（或）蛋白尿外，还有皮肤紫癜、关节肿痛、腹痛、便血等症状。血尿、蛋白尿多发生于皮肤紫癜后 1 个月内，有的仅是无症状性尿检异常。

（5）慢性肝病相关性肾损害：多种慢性肝病包括病毒性肝炎和酒精性肝病等，以及各种原因导致的肝硬化，均可见 IgA 沉积于系膜区而导致的肾损害。肾脏病理形态学改变与原发性 IgA 肾病相似，以系膜细胞增生、系膜基质增多为主，可伴有 C1q 的沉积。临床上出现血尿和（或）蛋白尿，部分患者血清 IgA 增高。一般隐匿起病，多表现为镜下血尿，蛋白尿较少；肾功能受损较轻。可能与慢性肝脏病变时胃肠道黏膜免疫功能下降，病变的肝细胞对从门静脉入肝的多聚 IgA 清除能力下降有关。

乙型肝炎病毒和（或）丙型肝炎病毒相关性肾炎多表现为蛋白尿或肾病综合征，可有血尿，起病时肾功能多正常。乙型肝炎病毒相关性肾炎的肾脏病理类型多为膜性肾病；丙型肝炎病毒相关性肾炎则以膜增生性肾小球肾炎常见。

（6）强直性脊柱炎相关肾损害：强直性脊柱炎是一种慢性炎性关节疾病，主要侵犯骶髂关节、脊柱骨突、脊柱旁软组织及外周关节，并可伴发关节外表现。约40%的患者可发生肾损害，其肾脏临床表现为血尿和（或）蛋白尿、肾病综合征、肾功能减退、肾小管功能异常等。肾损害病理类型多样，包括继发性 IgA 肾病、系膜增生性肾小球肾炎、局灶节段性肾小球硬化、膜性肾病、肾淀粉样变性等。中国以继发性 IgA 肾病多见。结合临床表现、实验室及影像学检查可资鉴别。

（7）狼疮肾炎：是中国常见的继发性肾小球肾炎之一。肾脏病理如果伴有包括 IgA 等多种免疫球蛋白在系膜区的沉积，尤其在系统性红斑狼疮的临床表现及实验室检查缺乏典型改变时，则应与原发性 IgA 肾病进行鉴别。

（8）奥尔波特（Alport）综合征：是以肾脏病变为主要临床表现的遗传性疾病。临床上以血尿为常见，大多数表现为肾小球性血尿。在上呼吸道感染或劳累后也可出现肉眼血尿。部分患者可出现蛋白尿，甚至表现为肾病综合征范围内的大量蛋白尿。一般从发现肾功能异常开始至终末期肾病的时间为 5 ~ 10 年。奥尔波特综合征除肾脏病变外，肾外的临床表现有听力障碍和眼部病变等。电镜检查可见特征性的肾小球基底膜增厚和分层。

八、治疗

（一）治疗原则

具有说服力的原发性 IgA 肾病治疗随机对照试验较少，对原发性 IgA 肾病的治疗缺乏特异性和系统性共识方案。但可遵循如下原则：①去除诱因；②控制血尿和（或）蛋白尿；③降低尿检异常的发生频率；④保护肾功能，延缓肾功能恶化的进展。

（二）一般治疗

1. 饮食

饮食应以清淡为主。少食辛辣食物，如辣椒、芥末和胡椒等。应避免高蛋白饮食。当肌酐清除率下降时，应遵循优质低蛋白饮食的原则。

2. 避免劳累

建议患者可以正常工作，但应避免劳累，有疲劳感时应注意休息。过度劳累可能出现血压增高和机体的免疫力下降，患者尿检异常的发生频率增高。

3. 抗感染治疗

机体感染尤其出现上呼吸道感染时，患者容易出现尿检异常加重，部分患者甚至出现肉眼血尿。合并感染时可选用敏感抗生素及时治疗。

（三）控制血尿和（或）蛋白尿

控制血尿和（或）蛋白尿，降低尿检异常发生的频率，是治疗原发性 IgA 肾病及防止肾脏慢性损伤的关键。对于肾脏仍有清除功能的患者，控制蛋白尿和高血压是可改变预后的两个重要因素。

1. 单纯性镜下血尿，肾脏病理损伤轻微

对于尿沉渣表现为单纯性镜下血尿，肾活检肾脏病理表现为轻微病变，血压和（或）肾

功能正常的患者，可以进行临床观察。此类患者应长期进行随访。嘱患者每月进行尿沉渣检查
1 次，并定期进行肾功能和其他相关检查，以便排除其他疾病。如果过度劳累和合并有上呼吸
道感染等征象，应随时进行尿沉渣检查。一旦出现尿检异常加重，则应积极进行干预。

2. 复发性肉眼血尿

肉眼血尿发生时往往存在不同程度的蛋白尿。对于复发性肉眼血尿，无论初次肾活检肾
脏病理损伤的程度如何，都应引起高度重视。初期复发性肉眼血尿，肾脏病理损伤可能轻
微，但随着肉眼血尿的反复发作，肾损伤可能加重。复发性肉眼血尿的发生，往往伴随着患
者上呼吸道感染和过度劳累等。进行适当的抗感染治疗和休息，肉眼血尿可以消失。如患者
存在慢性扁桃体炎症，可进行腭扁桃体摘除术。

3. 血尿和蛋白尿同时存在

血尿和蛋白尿同时存在，是大部分原发性 IgA 肾病尿检异常的表现形式。综合相关文献
和一些学者的经验，根据不同的肾脏病理类型和临床表现，可采用如下治疗方案：①病理损
伤较轻的局灶性节段性肾小球硬化（FSGS）等类型的患者，可采用血管紧张素转换酶抑制
药（ACEI）、血管紧张素 Ⅱ 受体阻滞药（ARB）和（或）口服的免疫抑制药物；②肾脏病
理损伤未达到新月体肾炎的标准，但有较多小新月体的患者，可使用糖皮质激素和免疫抑制
药；③临床表现为肾病综合征的患者，按肾病综合征治疗；④如患者存在感染征象，应进行抗
感染治疗；⑤如果患者存在慢性扁桃体炎症改变，并确认与尿检异常加重有必然联系，建议摘
除腭扁桃体，有时可收到较好疗效。

（四）常用的药物

1. 控制高血压的药物

IgA 肾病控制高血压的常用药物包括：ACEI/ARB、钙通道阻滞药（CCB）、利尿药、β
受体阻滞药、α 受体阻滞药等。IgA 肾病的肾损伤可以导致高血压，而高血压本身又是加重
肾损害的重要因素。ACEI/ARB 通过抑制血管紧张素系统（RAS），在减少 IgA 肾病患者的
蛋白尿、保护残存肾功能、延缓其进展为终末期肾病等方面优于其他降压药。若患者血压不
能达标，可联合使用其他降压药物。应结合患者的血压、肾功能、蛋白尿等临床表现使用该
类药物。尽量做到既能控制高血压，又能控制蛋白尿；既能保护肾功能，又不出现低血压状
态。对于不同状态的患者应采用不同的治疗方法。

（1）高血压，肾功能正常：对于 IgA 肾病合并高血压，但肾功能和血浆蛋白正常者，
首选 ACEI 和（或）ARB，可加用 CCB。按正常剂量使用，缓慢将血压降到患者能耐受的最
低水平，力争尿蛋白转阴。

（2）血压及肾功能均正常：对于此类患者如血浆蛋白正常者，首选 ACEI 和（或）ARB。
宜从最小剂量开始，逐渐加量至患者能耐受（无头晕、乏力等症状），力争尿蛋白转阴。

（3）同时存在高血压及肾功能不全：对于血清肌酐 <265 μmol/L 肾功能不全合并高血
压但血浆蛋白正常的 IgA 肾病患者，可先予以 CCB + 小剂量 ACEI 和（或）ARB，逐步将
ACEI 和（或）ARB 加量，并逐步取代 CCB。该方法的前提是患者的血清肌酐水平不增高并
能耐受，力争尿蛋白转阴。

（4）血压正常，肾功能不全：对于血清肌酐 <265 μmol/L 肾功能不全而血压及血浆蛋
白正常的 IgA 肾病患者，可先从患者能耐受 ACEI 和（或）ARB 的最小剂量开始，逐步谨慎
加量。该方法的前提是血肌酐水平不增高并能耐受，力争尿蛋白转阴。

（5）肾病综合征，低蛋白血症：对于大量蛋白尿，低蛋白血症的肾病综合征 IgA 肾病患者，谨慎或不使用 ACEI 和（或）ARB，以防止急性肾损伤的发生。

2. 糖皮质激素

IgA 肾病的临床和病理表现呈多样化，治疗需要遵循个体化的治疗原则。有学者认为，24 小时蛋白尿持续 1 g 以上，在使用 RAS 系统阻滞药，血压得到良好控制的情况下，仍具备使用糖皮质激素的指征。对于中—重度蛋白尿患者，糖皮质激素的使用可以改善预后。但是糖皮质激素的使用剂量、方法、是否合用免疫抑制药，仍然需要根据患者的具体情况，制订合理的糖皮质激素使用方案。

3. 免疫抑制药

IgA 肾病如肾脏病理改变严重，有广泛肾小球新月体形成时，肾功能进展往往很快，大量血尿、蛋白尿如单用糖皮质激素很难得到有效控制，为了尽可能地保护肾功能，防治疾病进展，需要与免疫抑制药联合使用。

（1）环磷酰胺：不仅能杀伤增殖期淋巴细胞，也能影响某些静止期细胞，故使循环中淋巴细胞数目减少。B 细胞较 T 细胞对该药更为敏感。临床研究显示，环磷酰胺对于组织增生严重的 IgA 肾病（系膜增生，新月体形成）效果明显。但部分患者因为不良反应太大而无法耐受治疗。使用环磷酰胺治疗前应检查血常规、尿常规、肝肾功能，然后每 2 周复查 1 次。在用药过程中，将白细胞控制在不低于 $3.5 \times 10^9/L$、中性粒细胞不低于 $2.0 \times 10^9/L$ 的水平。环磷酰胺最常见的不良反应为消化道反应、脱发、骨髓抑制、继发性感染、出血性膀胱炎、性腺毒性等。应特别注意不良反应的发生，必要时停药。

（2）硫唑嘌呤：为嘌呤类抗代谢药，是 6-巯嘌呤的衍生物，通过干扰嘌呤代谢的所有环节，抑制嘌呤核苷酸的合成，进而抑制细胞 DNA、RNA 和蛋白质的合成。能同时抑制细胞免疫和体液免疫反应。IgA 肾病伴大量蛋白尿患者使用激素加硫唑嘌呤能减少蛋白尿及改善预后。但对于肾组织严重慢性化改变的患者，不主张使用激素加硫唑嘌呤的方案。在使用硫唑嘌呤的同时使用别嘌醇，剂量需减少 25%，因为别嘌醇可抑制黄嘌呤氧化酶，从而影响硫唑嘌呤代谢。

（3）霉酚酸酯：是霉酚酸的酯类衍生物。霉酚酸酯口服后在体内迅速水解为活性代谢产物霉酚酸。霉酚酸是次黄嘌呤单核苷磷酸脱氢酶的抑制药，能抑制淋巴细胞的增殖和功能，包括抗体形成、细胞黏附和迁移。该药最大的优点是无明显的肝、肾毒性。对于 IgA 肾病治疗效果的评定，还需更多的循证医学证据支持。

4. 雷公藤多苷

雷公藤多苷的主要成分包括雷公藤内酯甲、雷公藤三萜酸 B 和雷公藤三萜酸 A 等。雷公藤多苷具有抗炎、免疫抑制、抗生育、抗肿瘤等活性。研究证实，雷公藤多苷治疗微小病变、膜性肾病、IgM 肾病、IgA 肾病、紫癜肾炎、狼疮肾炎等均有疗效。雷公藤多苷对 IgA 肾病患者血尿和蛋白尿均有较好治疗效果。雷公藤多苷治疗肾小球肾炎的确切机制尚不明确，目前已对雷公藤多苷的药理作用进行了大量体内和体外的研究。雷公藤多苷能抑制 T 细胞的增殖、诱导活化的 T 细胞凋亡。长期服用有可能引起肝功能损害、白细胞减少和性腺抑制等。服药期间要定期复查肝功能和血常规等。对于儿童和未生育的患者，不宜长期和大剂量的使用。

（五）腭扁桃体摘除术

IgA 肾病与黏膜免疫关系密切。IgA 肾病患者扁桃体感染后常出现肉眼血尿或尿检异常加重。因此，对 IgA 肾病患者合并上呼吸道感染、胃肠道感染或其他部位感染时，应给予抗生素治疗；如尿检异常加重反复发作且与慢性扁桃体炎症关系密切，可考虑使用抗生素控制感染后，择期行腭扁桃体摘除术。有研究证实，IgA 肾病患者摘除腭扁桃体后随访其尿检正常率、肾功能稳定率和肾脏生存率均高于对照组；循环中 IgA1 及 IgA 水平降低，重复肾活检示沉积于肾小球系膜区的 IgA 强度减弱，提示腭扁桃体摘除可能是 IgA 肾病治疗的有效手段。由于缺乏严格的随机对照试验结果，目前国际上对于腭扁桃体摘除治疗 IgA 肾病的意义仍存在争议。

九、预后

大量临床研究显示，在确诊 IgA 肾病后，每年有 1% ~ 2% 的患者进展至终末期肾病。国外已有研究认为，IgA 肾病患者发病 10 年内正常肾功能维持率为 78% ~ 87%。近年已有资料表明，我国维持性血液透析患者中的 60% 以上为慢性肾小球肾炎，而 IgA 肾病几乎占到其中的一半，大多数为青年和壮年患者。以上数据说明 IgA 肾病预后的严重性，已引起我国肾脏病学者的高度重视。IgA 肾病作为一种全球发病率最高的原发性肾小球疾病，是导致终末期肾病的主要病因。控制 IgA 肾病的进展，改善该病的预后具有非常现实的临床意义。

影响 IgA 肾病预后的主要临床因素包括：①尿检异常的程度和复发频率；②发病时的年龄；③是否合并高血压及血压控制情况；④发病时肾功能情况等。

提示预后不良的肾脏病理类型和表现包括：①中、重度的系膜增生；②肾小球硬化及节段性肾小球硬化的比例较高；③新月体形成的数目较多；④小管间质炎症及纤维化范围较大；⑤血管炎症损伤较重；⑥增生硬化等。

改善 IgA 肾病预后主要措施包括：①积极寻找并控制导致疾病加重的各种诱因；②控制尿检异常并降低其发生的频率；③严格控制高血压，保护肾功能；④定期进行尿沉渣及肾功能检查，加强患者随访。

（孟　晨）

第四章　继发性肾小球疾病

第一节　糖尿病肾病

糖尿病是一组以慢性血葡萄糖水平增高为特征的代谢性疾病。久病可引起多系统损害，导致眼、肾、神经、心脏、血管等组织的慢性进行性病变，引起功能缺陷及衰竭。

糖尿病肾病（DN）是由于糖尿病所致的肾损害，是糖尿病（DM）常见和严重的并发症之一，在1型糖尿病和2型糖尿病发病中分别为30%～40%和15%～20%。随着生活习惯改变，如营养过剩、高脂饮食、运动减少和生活节奏加快等因素，糖尿病发病率迅速上升。不积极治疗的DN最终进展为终末期肾病（ESRD）。及早发现并有效治疗糖尿病肾病，对于提高糖尿病患者的生活质量以及保证患者的健康和生命来说极为重要。

DN发病机制不完全清楚。参与DN发病主要机制包括遗传因素、血流动力学异常、高血糖相关生化代谢异常、生长激素/胰岛素样生长因子轴异常和细胞因子表达异常等，其中以糖尿病和高血压所致的肾小球高灌注与过度滤过以及高血糖所致的蛋白质非酶糖化和晚期糖基化终末产物（AGE）生成尤其受到重视。这些方面的研究为DN现代治疗提出了新方向。本节将着重介绍糖尿病肾病的诊治方案。

一、诊断

（一）病史采集要点

1. 起病情况

DN起病隐袭，进展缓慢，早期多无肾脏病有关症状。肾病初期肾脏增大，肾小球滤过功能亢进和微量白蛋白尿可持续多年，也容易被忽视。多数DN患者在有明显蛋白尿或显著水肿时方被觉察。从发病到终末期肾衰竭，可能经历25～30年。

2. 临床表现

糖尿病是涉及多个系统的全身性病变，当出现DN时，其他器官也同样受到严重的损害，如动脉硬化、心力衰竭、视网膜病变和神经病变等，或有高分解代谢的征象和营养不良。患者血糖控制不佳时可出现代谢紊乱症状，口干、多饮、多尿。可伴有皮肤瘙痒，尤其外阴瘙痒。高血糖可使眼房水、晶体渗透压改变而引起屈光改变致视物模糊。

糖尿病肾病在不同阶段临床表现不尽相同。Mogenson建议将DN的自然史分为以下5期。

Ⅰ期：肾小球滤过率（GFR）增高和肾体积增大，肾血浆流量（RPF）增加，内生肌酐清除率增加约40%。RPF和肾小球毛细血管灌注及内压增高。此期无蛋白尿，肾脏无明显组织病理学损害。

Ⅱ期：一般发生在 DM 起病后 2～3 年，病理学表现为肾小球系膜细胞增生，肾小球硬化和基底膜增厚，但无明显临床表现。此期超滤过状态依然存在，运动后可出现微量白蛋白尿是本期唯一的临床证据。

Ⅲ期：一般发生在 DM 起病后 5～7 年，尿中白蛋白排泄增多，即尿白蛋白排泄率（UAER）持续高于正常人水平（≥20 μg/min 或 30 mg/24 h），但又低于常规尿蛋白检测法所能检出水平（≤200 μg/min 或 300 mg/24 h）。此期患者血压可轻度升高，GFR 大致正常，约 130 mL/min，基底膜增厚和系膜基质增加更加明显。可出现肾小球结节性（K-W 结节）或弥漫性病变以及小动脉玻璃样变性，开始出现肾小球荒废。若在此阶段前进行有利的干预治疗，可望能逆转白蛋白尿和阻止或延缓 DN 的进展。

Ⅳ期：为显性 DN，患病高峰在病程 15～20 年，有 20%～40% 1 型 DM 进入此期，以蛋白尿为特征 UAER >200 μg/min 或持续尿蛋白 >0.5 g/24 h，为非选择性蛋白尿。GFR 开始进行性下降，GBM 明显增厚，系膜基质明显增多，荒废小球约占 1/3，但大多数患者肌酐尚正常，可伴高血压、水肿，甚至肾病综合征样表现。DN 水肿多较严重，对利尿剂反应差，其原因除低血浆白蛋白，血浆胶体渗透压下降外，其水钠潴留较其他原因的肾病综合征严重。这是由于 DN 肾小管功能障碍出现较早，且其程度与血糖水平直接相关，表现为近端小管对水钠以及糖重吸收增加。此外，2 型 DM 常存在胰岛素抵抗，机体本身的高胰岛素血症可直接增加远端小管对钠的重吸收，加重水肿，部分患者当 GFR 在 20～40 mL/min 水平时就会发生明显的高钾血症，高钾高氯性酸中毒（即Ⅳ型肾小管性酸中毒），大多伴低肾素和低醛固酮血症。该期患者常并发其他微血管并发症如视网膜病变和外周神经病变，如膀胱自主神经病变、尿潴留引起梗阻性肾病等。晚期 DN 常并发冠心病、脑血管病、外周血管病变及高脂血症等。这些肾外并发症的存在不仅导致此期患者死亡率高，而且给尿毒症期患者替代治疗带来困难。

Ⅴ期：ESRD 期（尿毒症期）。1 型 DM 患者于患病后 20～30 年，30%～40% 发展至 ESRD。当 DN 患者出现氮质血症时，如不能很好控制血压及血糖水平，则肾功能呈快速进行性下降至终末期。虽 GFR 持续下降，但蛋白尿往往持续存在，不断加重。部分患者亦可能因肾小球荒废而蛋白尿反而减少，GFR 进行性下降，出现高血压、低白蛋白血症和水肿。

上述 DN 分期中Ⅲ期以前，患者在临床上尚无明显肾损害的表现，肾脏病理改变尚可逆转，如若及时进行有效的治疗，可以延缓或阻止 DN 的进展，所以Ⅰ～Ⅲ期称为 DN 早期或非临床期。而一经进入Ⅳ期以后，患者不仅出现肾损害的临床表现，肾脏病理改变已难以逆转，病情将进行性发展，终将进入 ESRD。肾病综合征是Ⅳ期以后 DN 患者常见的临床表现之一，患者平均每日丢失 4～8 g 的尿蛋白，最高可达 20～30 g，从而导致严重的蛋白质营养不良和免疫功能障碍（由于免疫球蛋白的丢失）。糖尿病肾病患者液体的潴留可多达 10～30 kg，引起全身水肿（顽固而严重的下肢水肿，甚至出现腹腔和胸腔积液）。当患者血容量过多时，可出现高血压或左心功能不全的表现。ESRD 患者可有恶心、呕吐、精神症状等尿毒症的表现。

2 型 DM 发生 DN 的自然史不如 1 型 DM 那样清楚，因起病隐匿，还有夹杂其他因素如高血压和动脉硬化等。肾小球高滤过期常不能确定，诊断为糖尿病的患者 1 型或 2 型中 20%～37% 已有尿微量白蛋白排泄率增加，若不予以干预，20%～40% 患者将进展至临床显性 DN。但出现显性 DN 20 年后只有 20% 进展为 ESRD。年老的患者较年轻人进展迅速。由于 2 型 DM 伴微量白蛋白尿的早期 DN 患者，心血管疾病发病及死亡的危险性显著增加，患者往往尚未进展至 ESRD 已因心血管疾病而死亡。随着心血管疾病诊治水平的提高，将有更多的早期 DN 患者进展至 ESRD。

3. 既往病史

研究显示，在糖尿病患者中，单纯只有微量蛋白尿而无其他改变者，经肾活检证明由非 DM 引起的占 41%，以肾病综合征表现活检证实非 DN 占 49%（注意：由于 DN 通常怀疑有并发其他肾脏病才进行肾活检，可能导致真实比例高估），因此详细询问患者既往有无其他肾病史（如原发性肾病综合征）以及一些可引起肾损害的系统疾病（如高血压、系统性红斑狼疮），对诊断有重要意义。另外，还需注意近期有无感染、中毒（有机金、汞）以及是否使用过有潜在肾毒性的药物，如非甾体抗炎药、抗生素、止痛剂、血管紧张素转换酶抑制剂。

4. 危险因素

了解和治疗 DN 危险因素对减少肾损害、保护肾功能十分重要。主要危险因素包括遗传因素、肾小球过度滤过、高血糖、高血压、吸烟、老年、高血脂、微血管病变（微量蛋白尿和视网膜病变）和大血管病变（冠心病）等。高血压是 DN 进展最重要因素，也是心血管疾病危险因素。

（二）体格检查要点

1. 一般情况

糖尿病肾病患者早期可一般情况良好，当病情逐渐进展、蛋白尿加重时，可出现精神萎靡、乏力。伴随感染时可出现发热。注意记录患者体重和血压，观察患者的体型。

2. 皮肤、黏膜

患者可呈不同程度的贫血貌。注意观察皮肤色泽、有无水肿、色素沉着、瘙痒、出血点、发绀。

3. 头颈部

检查有无颜面水肿、眼睑水肿，视力、听力情况，呼出气味。

4. 腹部

注意有无腹腔积液及血管性杂音的部位、性质和传导性。

5. 其他

有无尿酸结节及关节畸形、肿胀、压痛、积液，有无指甲畸形、骨骼压痛等。注意有无下肢溃疡等糖尿病足的表现。

（三）门诊资料分析

1. 血葡萄糖（血糖）测定

血糖升高是诊断糖尿病的主要依据。用于具体患者作诊断主张用静脉血浆测定，正常范围为 $3.9 \sim 6.0$ mmol/L（$70 \sim 108$ mg/dL）。血糖测定又是判断糖尿病病情和控制情况的主要指标，用于监测病情血糖多用便携式血糖计采毛细血管全血测定。

2. 葡萄糖耐量试验

血糖高于正常而又未达到诊断糖尿病标准者，须进行口服葡萄糖耐量试验（OGTT）。

OGTT 应在清晨进行。WHO 推荐成人口服 75 g 无水葡萄糖或 82.5 g 含 1 分子水的葡萄糖，溶于 250 ~ 300 mL 水中，5 分钟内饮完，2 小时后测静脉血浆糖量。

3. 微量尿白蛋白测定

尿蛋白增加是 DN 的临床特征之一，也是 DN 的主要诊断依据。根据 Moganson 分类，DN 分为 5 期，其中第 1、第 2 期为临床前期，不属于临床诊断。传统概念认为，出现微量蛋白尿（MA）是诊断 DN 的标志。根据蛋白排出量可将 DN 分为早期肾病期和临床肾病期，早期肾病期又称微量白蛋白尿期，UAER 20 ~ 200 $\mu g/min$（30 ~ 300 mg/24 h）。如果 6 个月内连续查 3 次尿，其中 2 次 UAER 20 ~ 200 $\mu g/min$（30 ~ 300 mg/24 h），并排除其他可能引起 UAER 增加的原因，如严重高血糖、酮症酸中毒、泌尿系感染、血尿、运动、严重高血压、心力衰竭及其他肾脏病等，即可诊断为早期 DN。UAER 在使用抗高血压药物特别是血管紧张素转换酶抑制剂（ACEI）或血管紧张素II受体拮抗剂（ARB）时也可发生变化，因此必须多次测定。如常规方法测定尿蛋白持续阳性，尿蛋白定量 > 0.5 g/24 h，UAER > 200 $\mu g/min$（> 300 mg/24 h），排除其他可能的肾脏疾病，可确定为临床显性 DN。

临床常用测 UAER 方法有 3 种：①收集 24 小时尿，测定白蛋白总量；②测定过夜或早上 4 小时尿白蛋白，计算 UAER；③随机任意时间尿，测定尿白蛋白和肌酐比值。检测方法以放射免疫法较为敏感，标本 4 ℃条件下保存。24 小时尿液检查较准确，但应注意准确收集尿液。

4. 其他用于早期诊断 DN 的生化指标

（1）转铁蛋白（Tr）：Tr 比白蛋白少一个阴离子，等电点较白蛋白高，肾小球滤过膜表面负电荷对其排斥降低，因而理论上讲，当肾小球损害时，Tr 要比白蛋白更早从尿中排出。用 L-精氨酸抑制肾小管重吸收 Tr，发现尿白蛋白排泄量不变而 Tr 排泄量增加，提示肾小管重吸收障碍是尿 Tr 升高的原因，Tr 既反映肾小球滤过功能，又反映肾小管吸收功能的损害，可能是较尿白蛋白排泄更早地反映肾损害的指标。

（2）免疫球蛋白：IgG 为基本不带电荷的大分子蛋白，若尿中排泄增多，提示肾小球滤过屏障已受损。IgG 有 IgG_1、IgG_2、IgG_3、IgG_4 4 个亚型，IgG_4 带负电荷，在肾小球电荷屏障损伤时，可见 IgG_4 与白蛋白排泄率呈正相关的排泄增多，特别是 IgG_4/IgG 比值意义更大。到临床蛋白尿期，滤过屏障受损，IgG 排泄增多，IgG_4/IgG 比值下降。IgG_4、IgG_4/IgG 比值增加，可反映 DN 早期电荷屏障损伤阶段。Yashima 比较分析了 197 例 1 型 DM 患者尿 IgG 排泄与临床分期和肾活检的关系，发现已出现肾小球弥漫性损害的 DN 患者，尿白蛋白仍正常，但尿中 IgG 已增多，IgG 排泄与肾小球病变程度呈正相关，提示尿 IgG 测定可能比尿白蛋白测定更具早期诊断意义。

（3）尿其他小分子量蛋白测定：有学者报道，尿中一些小分子蛋白，如 β-微球蛋白、维生素结合蛋白、L_1 微球蛋白、尿蛋白-1、内皮素、N-乙酰-D-氨基葡萄糖苷酶（NAG）、Tamm-Horsfall 蛋白等，有助于 DN 的早期诊断和预测预后，但这些均有待更大系列研究证实。

由于对尿白蛋白排泄的基础与临床研究进行最早、最多，从目前众多的 DN 早期诊断指标中，仍以尿白蛋白排泄预测 DN 最可信。其他的指标中以尿转铁蛋白、维生素结合蛋白、NAG 的测定较为敏感可靠。多种指标的联合测定可能更准确、更敏感地早期诊断 DN。

5. 其他常规检查

血、尿常规和其他常规化验，特别是肾功能检查。

6. 眼科检查

眼底镜检查、眼底荧光血管造影、视网膜电生理检查等。

7. 足部检查

足部感觉，溃疡和坏疽情况，皮肤温度，压力测定，触诊足背动脉的搏动。

8. 其他器官功能的评估

如心电图、超声心动图、肢体血管彩色多普勒超声显像、神经电生理检查等。

（四）继续检查项目

1. 肾功能和形态检查

DN 早期肾体积增大和功能亢进，早期可测定 GFR、RPF、肾小球滤过分数（FF）。根据静脉肾盂造影、泌尿系 X 线平片、B 超等检查，按肾脏轮廓计算其面积，推算肾重量和肾指数。肾的长为肾上极至下极的最大距离，宽为肾正中由内侧至外侧正切的最大距离，用 Moell's 公式计算肾重量：肾重量（g）= 1.206x − 0.18。x = Log 肾总面积（cm^2）。

$$肾指数 = \frac{长（cm）\times 宽（cm）}{肾表面积（cm^2）}$$

DN 早期肾的大小、重量和肾指数均增加。但应注意，DN 患者做造影检查易致急性肾衰竭。Harkonen 等发现 29 例 DN 患者血肌酐 > 177 μmol/L 做造影检查，有 22 例发生急性肾衰竭。因此，除非疑为尿路畸形或梗阻，临床上通常仅进行肾 B 超检查已经足够。

2. 肾活检

有报道显示，单纯只有 MA 而无其他改变者，经肾活检证明由非 DM 引起的占 41%，以肾病综合征表现活检证实非 DN 占 49%，临床上常有怀疑并发其他肾脏病的患者才进行肾活检，因而可能高估了非 DN 所占的比例。如遇下列情况常提示可能有并发其他非 DN 病变，可能要进行肾活检以确诊：①肾炎性尿沉渣（畸形红细胞、多型性红细胞管型）；②既往曾有非 DM 的肾脏病史；③短期内蛋白尿明显增加；④24 小时蛋白尿 > 5 g；⑤有明显蛋白尿但无视网膜病变。

肾脏病理中对糖尿病肾病有诊断意义的改变是：①结节性肾小球硬化（K-W 结节）；②出球和入球小动脉透明样变性，尤其出球小动脉；③肾小球囊滴状改变。有 50% 左右 DN 患者可发现上述改变。多数表现为肾小球系膜区增宽伴基膜样物质明显增加常见，但缺乏特异性。肾小球基膜尚可见白蛋白及 IgG 沉积。肾活检乃创伤性检查，难以广泛开展，出现以上典型病理改变时固然可确诊 DN，但此时临床表现常足以诊断 DN。

（五）诊断

（1）有确切的糖尿病病史，病程常在 6 年以上。糖尿病诊断是基于空腹血糖（FG）、任意时间或 OGTT 中 2 小时血糖值（2hPG）。空腹指 8 小时内无任何热量摄入。任意时间指一日内任何时间，无论上一次进餐时间及食物摄入量。OGTT 采用 75 g 无水葡萄糖负荷。糖尿病症状指多尿、烦渴多饮和难于解释的体重减轻。

临床医生在作出糖尿病诊断时，应充分确定其依据的准确性和可重复性。

（2）早期糖尿病肾病的诊断主要依据微量尿白蛋白测定。早期肾病期又称微量白蛋白尿期，尿白蛋白排泄率为 20 ~ 200 μg/min（30 ~ 300 mg/24 h）。如果 6 个月内连续查 3 次尿，其中 2 次 UAER 为 20 ~ 200 μg/min（30 ~ 300 mg/24 h），并排除其他可能引起 UAER 增加的原因，如严重高血糖、酮症酸中毒、泌尿系统感染、血尿、运动、严重高血压、心力衰竭及其他肾脏病等，即可诊断为早期糖尿病肾病。若没有条件测定尿白蛋白排泄率，可用晨尿测定蛋白/肌酐比值代替，若 > 30 $\mu g/mg$ 肌酐，可考虑诊断为早期糖尿病肾病。

（3）常规方法测定尿蛋白持续阳性，尿 UAER 超过 200 $\mu g/min$（300 mg/24 h），排除其他可能的肾脏疾病，可确定为临床显性糖尿病肾病。

（4）伴发视网膜病变，此为一有力佐证。

（5）肾活检证实，一般只有当诊断确有疑问时进行。

（六）鉴别诊断

糖尿病肾病的鉴别诊断，主要是蛋白尿的鉴别诊断。首先应考虑排除引起尿蛋白排出增加的原因，如功能性蛋白尿（发热、运动），气候变化引起的寒冷和高温蛋白尿，心功能不全等。这些功能性蛋白尿多为一过性，且多为轻度蛋白尿，原因去除后，蛋白尿可以自行消失。

由其他非糖尿病性肾病引起的病理性蛋白尿逐渐受到重视。糖尿病并发其他肾病往往有如下特点：①病史比较短，但蛋白量比较多；②蛋白量比较多，但血压正常或仅轻度升高；③血尿比较明显；④肾脏病变与肾外病变不相平行（DN 时常有明显的肾外病变，如视网膜病变）；⑤肾病综合征使用激素治疗部分有效。以下列举了几种病理上相似而需鉴别的非糖尿病性肾脏疾病。

1. 肾淀粉样变性

无细胞性结节，大小不一，类似 DN 的 K-W 结节，但肾淀粉样变性的结节 PAS 染色后呈淡粉红色，偏振光显微镜下刚果红染色呈红绿色，电镜下见短的、随机排列、无分支的、直径 8～10 nm 的淀粉丝，从系膜区向基底膜延伸。

2. 膜增生性肾炎

晚期病变可见大小相似的结节，分布于肾小球中，与 K-W 结节相反，结节首先出现在肾小球丛的周边部，常见较明显系膜细胞增生；由于系膜基质插入，肾小球周边祥呈双轨样改变，内皮下及系膜区可见免疫复合物沉着。

3. 轻链沉积病

结节性肾小球硬化及肾小管基膜增厚较常见，但临床上无糖尿病的体征，血清中存在异常单克隆免疫球蛋白，有时可见免疫球蛋白轻链在肾小球中沉积。

4. 肥胖相关性肾病

肾小球肥大，肾小管肥大，部分表现为局灶节段性肾小球硬化（FSGS）样病变，间质血管透明变性，但无 DN 结节性病变，基底膜增厚不显著。

（七）临床类型

1. 1型糖尿病患者并发糖尿病肾病

1 型 DM 患者通常在诊断时尿白蛋白排泄率即有升高。经胰岛素治疗代谢控制良好时，大多数患者 UAER 可在 6 个月内减少。在常规治疗下，UAER 每年约增加 20%，约 80% 的持续微量白蛋白尿患者在随后的 10 年内将发展至明显肾病。大量白蛋白尿或持续白蛋白尿通常在诊断 DM 后的 15～25 年出现。

1 型 DM 在尿白蛋白排出正常时，高血压的发生率常高于普通人群；伴微量白蛋白尿者，血压通常开始升高但早期仍保持在正常血压范围；大量白蛋白尿时，高血压发生率达

60%～70%；而在肾衰竭时，所有患者均有高血压。

在 1 型 DM，三酰甘油（TG）和极低密度脂蛋白（VLDL）升高，HDL-C 降低，总胆固醇（TC）和 LDL-C 水平也有可能上升。在良好的代谢控制下，血脂和脂蛋白水平可接近同年龄的非糖尿病患者群。

2. 2 型糖尿病患者并发糖尿病肾病

2 型 DM 患者的 UAER 与 1 型 DM 基本相同，但也有一些不同的特点。在 DM 诊断时 30% 的患者已出现微量白蛋白尿，而 2%～8% 已出现大量白蛋白尿。这可能是长期未发现的高血糖对肾脏的长期损害引起的。大量白蛋白尿一般在诊断 DM 后的 16 年左右出现，与 1 型 DM 相比时间较短，这可能与 2 型 DM 患者诊断日期不能很准确界定有关。

2 型 DM 患者在诊断 DM 时有较高的高血压发生比例。在微量或大量白蛋白尿时，高血压发生率明显升高；在肾衰竭阶段几乎所有患者均有高血压。

2 型 DM 的血脂异常更为常见。血脂异常表现为 TG 升高，HDL-C 降低，TC 和 LDL-C 通常与非糖尿病患者群无明显不同，VLDL 残体即中间密度脂蛋白（IDL）常是增加的。血脂异常除浓度变化外，脂蛋白颗粒中的成分也可发生变化，表现为 IDL 和 VLDL 中的胆固醇与 TG 比例增加，小而密的 LDL 增加，这些成分变化对动脉粥样硬化的形成更为重要。

二、治疗

（一）治疗原则

（1）早期、长期、综合治疗，治疗措施个体化。

（2）积极控制血糖，若有可能将血糖控制至正常范围（空腹血糖 <5.6 mmol/L，餐后 2 小时血糖 <7.8 mmol/L），同时注意避免低血糖的发生，若经常发生低血糖，适当放松血糖控制目标。

（3）积极有效地控制血压。

（4）纠正脂代谢紊乱。

（5）预防和防止感染的发生。

（6）延缓肾损害的进展，如对氮质血症的 DN 患者给予优质低蛋白饮食，避免肾毒性药物等。

（7）糖尿病肾病肾衰竭，应尽早进行透析治疗。

（二）治疗措施

1. 实施糖尿病肾病教育

在慢性病的治疗中，患者自身起着重要作用，患者积极主动地和医师配合，有利于改善疾病的预后、提高生活质量。对于糖尿病肾病患者，应尽可能对患者进行与治疗相关的生活教育，如血糖和血压的自我监测，结合个人的生活方式制订节食计划和特殊的营养治疗方案（能量、蛋白、水电解质的摄取），肾替代治疗的操作方法及注意事项。

2. 严格控制血糖

DN 的发生乃多种因素所致，其中高血糖是极其重要的因素。DCCT 及 UKPDS 的研究已证实，良好的血糖控制可显著降低 DN 发生发展的危险。应采取糖尿病教育、饮食疗法、适当运动、药物治疗和血糖监测等多种手段，尽可能地使血糖控制接近正常。争取使糖化血红蛋白 A1c（GHbA1c）<6.5%，空腹血糖<6.0 mmol/L，餐后 2 小时血糖<7.8 mmol/L。同时尽量避免低血糖的发生。这是治疗 DN 的基础。

（1）口服降糖药的应用。

1）磺脲类或非磺脲类降糖药：DN 可给予磺脲类降糖药，但宜选用半衰期短的格列喹酮、格列吡嗪等，长效磺脲类降糖药如格列本脲及格列齐特，虽其代谢产物部分经肾排泄，但因仍具较强降糖活性，肾功能不全时排出延迟，可引起严重持久的低血糖，DN 患者伴肾功能不全时禁用。当 GFR 低于 30 mL/min 时，所有磺脲类降糖药中首选格列苯脲，其口服吸收快，主要在肝代谢形成羟基化和甲基化代谢产物，95% 通过胆汁由粪便排出，5% 由肾排泄。次选格列吡嗪，虽其代谢产物部分由肾排泄，但活性弱，不易引起低血糖。第三代磺脲类降糖药格列美脲 60% 经肝、40% 经肾排泄，轻、中度肾功能不全时可小心应用。非磺脲类降糖药如瑞格列奈或那格列奈主要经肝代谢成无降糖作用的代谢产物由胆汁排泄，仅有 <6% 经肾排泄，因而轻、中度肾功能不全 DN 患者亦可小心应用，但宜从小剂量开始。

2）双胍类降糖药：常用药物为二甲双胍。DN 患者若仅有蛋白尿而肾功能正常，并非应用二甲双胍的禁忌，但一旦出现轻度肾功能不全，即应严格禁止使用，因其原形由尿排出，可引起乳酸性酸中毒。

3）α-葡萄糖苷酶抑制剂：主要作用于小肠刷状缘膜的 α-葡萄糖苷酶，延缓糖类的吸收，降低餐后高血糖。常用药物有阿卡波糖及伏格列波，其胃肠吸收约 2%，主要由胃肠道降解和排出，在 DN 肾功能正常和轻、中度肾功能不全时可应用。明显肾功能不全时常伴有胃肠道症状，可加重腹胀、胃肠胀气、腹鸣、腹痛、腹泻等不良反应。

4）噻唑烷二酮类衍生物（胰岛素增敏剂）：主要有罗格列酮及吡格列酮等，通过与核过氧化物增殖活化受体直接结合并激活其活性，增加多种基因编码蛋白的表达，增加胰岛素在外周组织的作用，从而控制糖和脂肪代谢。两药主要经肝代谢及排泄，肝功能损害患者慎用，但对肾功能受损的 DN 患者无须调整剂量（罗格列酮 4~8 mg/d，吡格列酮 15~45 mg/d）。此类药物可单独或联合其他口服降糖药物治疗 2 型 DM 患者，尤其胰岛素抵抗明显者。

（2）胰岛素的应用：1 型 DM 患者均应使用胰岛素治疗。2 型 DM、对单纯饮食和口服降糖药血糖控制不好并有肾功能不全的 DN 患者，应尽早使用胰岛素。由于肾功能受损，胰岛素的降解和排泄均减少，易产生蓄积作用，加上肾功能不全时患者进食往往减少，易发生低血糖，因此胰岛素应从小剂量开始，最好选用半衰期短的制剂。

按起效作用快慢和维持作用时间，胰岛素制剂可分为速（短）效、中效和慢（长）效三类。随着科技的发展，又研制出一些胰岛素类似物。速效胰岛素类似物有门冬胰岛素和赖脯胰岛素等。

1 型糖尿病患者并发糖尿病肾病的治疗采用胰岛素强化疗法。该法模拟替代正常人生理性胰岛素分泌，通过多次皮下注射不同剂型的胰岛素（如三餐前注射短效胰岛素，睡前注射中效胰岛素）；或使用胰岛素泵。需定期监测患者血糖，随时调整胰岛素用量，使血糖控制在正常范围。胰岛素强化治疗的不良反应有低血糖、高胰岛素血症、体重增加。应用胰岛素泵，可使胰岛素治疗更符合人体自身胰岛素分泌规律，既能使血糖控制理想，又能减少上述不良反应的发生，且大大延缓了糖尿病并发症的发生发展。胰岛素泵有闭环式和开环式两种，前者可准确模拟正常人的胰岛素分泌规律，但价格昂贵，携带不便，不易推广普及。常用的开环式泵，有皮下连续输入型和腹腔内植入型两种。

2 型糖尿病与 1 型糖尿病病理生理不尽相同，且胰岛素强化治疗后又常常带来高胰岛素血症、胰岛素抵抗及低血糖反应、体重增加，由此可引起较多的心脑血管并发症。因此，有学者主张 2 型糖尿病患者在饮食控制及运动治疗的基础上，联合口服降糖药物加胰岛素补充治疗。

对于腹膜透析的患者，可先将胰岛素加入腹膜透析液袋中，然后用加入胰岛素的透析液进行换液。腹腔内胰岛素的给药方式对于血糖控制的效果至少不比皮下注射的方式差；另外，低血糖的发生率也较低。在腹膜透析液中直接加入胰岛素可使胰岛素呈基础水平的持续性释放。随腹膜透析液进入腹腔的胰岛素由脏腹膜吸收后进入门脉循环，然后进入体循环，更有利于血糖控制，提示胰岛素腹腔内给药更加接近胰岛素的生理性释放（胰腺分泌的胰岛素首先进入门脉循环）。腹腔内胰岛素的给药方式对腹膜透析效率没有影响，也并非腹膜炎的危险因素，还可能防止高胰岛素血症和抗胰岛素抗体的形成，并且有利于防止血糖的大幅度波动。原先肥胖的 2 型糖尿病患者在肾衰竭时常伴随明显的体重下降，此时空腹甚至餐后血糖可以正常。对于这些不需要胰岛素治疗的糖尿病患者，胰岛素的腹腔内给药可抑制肝脏葡萄糖输出过多，并且减轻高胰岛素血症，减少动脉粥样硬化的危险性。患者腹腔内胰岛素给药剂量的简便计算方法：①既往每日皮下注射普通胰岛素的总剂量×3，作为总的腹腔内普通胰岛素的给药起始剂量；②每日总剂量分为 4～5 次给药，隔夜留腹时胰岛素的剂量占每次日间换液时所用胰岛素剂量的 1/2～2/3。

例如，每日总剂量为 120 U 的普通胰岛素。8：00，第一次换液时加入胰岛素 40 U。13：00，第二次换液时加入胰岛素 35 U。18：00，第三次换液时加入胰岛素 30 U。23：00，第四次换液时加入胰岛素 15 U。

（3）换液在餐前半小时进行，并根据食物摄入量和活动水平调整胰岛素剂量。

（4）确定起始剂量后，还应根据血糖情况调整胰岛素剂量。例如，血糖上升 0.2 mmol/L，增加胰岛素 2 U。血糖上升 0.4 mmol/L，增加胰岛素 4 U。血糖上升 0.6 mmol/L，增加胰岛素 6 U。血糖下降 0.1 mmol/L，减少胰岛素 2 U。

（5）如以 2.5% 的腹透液换液，增加胰岛素 2 U；如以 4.25% 的腹透液换液，增加胰岛素 4 U。

（6）如需禁食（如外科手术或诊断性试验等），则在禁食操作的前一次换液时，将所加胰岛素剂量减至平时剂量的一半，并在操作结束后立即检测血糖，以决定下一次换液时所需胰岛素的剂量。

3. 降压治疗

DM 伴高血压患者，其心血管疾病的危险性是非 DM 高血压患者 2 倍，高血压可加重 DN 及视网膜病变的发生与发展。UKPDS 的流行病学研究显示，平均动脉压每下降 10 mmHg，糖尿病相关的任何并发症危险下降 12%，糖尿病相关死亡下降 15%，心肌梗死下降 11%，微血管并发病下降 13%。而 UKPDS 及 HOT 研究显示，把 DM 患者血压控制在 130/80 mmHg 以下，可以显著地降低高血压带来的不良后果，特别是能延缓 DN 的发生与发展。若蛋白尿 >1 g/24 h，在患者能耐受的前提下，血压应更低（125/75 mmHg）。

血管紧张素转换酶抑制剂（ACEI）治疗 DN 高血压有其特殊地位。研究表明，ACEI 不仅可控制血压，还可延缓 DN 的进展。ACEI 用于 DN 有以下优势：①阻止肾内血管紧张素 Ⅱ（Ang Ⅱ）生成，使出球小动脉扩张；降低肾小球跨毛细血管压，从而纠正高滤过状态，减少蛋白尿；还可直接改善肾小球毛细血管的选择性滤过作用；②降低系膜细胞对大分子物质的吞噬作用，减少因蛋白尿所致的系膜细胞增生及肾小管间质的纤维化；③通过抑制 Ang Ⅱ 的生成，抑制肾组织局部多种细胞因子如 TGF-β、PDGF 等的生成，这些细胞因子均能刺激肾脏细胞增殖肥大和细胞外基质的产生；④促进基质金属蛋白酶降解，使已形成的细胞基质部分得以降解。ACEI 的上述作用大多认为不依赖其降压作用，因此即使血压正常的 DN 患者也宜应用。常用药物有卡托普利、雷米普利、赖诺普利、依那普利、贝那普利、福辛普利或培哚普利等。对老年患者疑有单侧肾动脉狭窄，或存在低肾素、低醛固酮血症的患者，用药后 1～2 周内应复查肾功能，如出现肌酐明显升高和高钾血症，应减量或及时停药。另外，ACEI 勿和大剂量利尿剂合用。如患者出现脱水、血容量不足、肾血流降低、呕吐、腹泻、大汗、虚脱等，ACEI 应减量或暂停应用。

血管紧张素 Ⅱ 受体拮抗剂（ARB）对 DN 也有很好的疗效，目前常用的血管紧张素 Ⅱ（1 型）受体（AT$_1$）拮抗剂，因不影响激肽的降解，所以很少有咳嗽的不良反应。同时，AT$_1$ 受体阻断后，较高的 Ang Ⅱ 可以刺激 Ang Ⅱ$_2$ 型受体（AT$_2$），其结果是受 AT$_2$ 调节的组织出现继发性血管扩张和抗增生作用，因而理论上 ARB 较 ACEI 为好，但也有一些研究证明，ACEI 的肾保护作用是通过缓激肽作用而致，因此尚不应下定论。RENNAL 及 PRIME 两项大型多中心临床研究显示，氯沙坦及依贝沙坦能延缓 2 型糖尿病肾病的进展，而且安全性及耐受性很好。还有研究显示，ACEI 与 ARB 联用，在减少蛋白尿方面的疗效优于两者单用。

β 受体阻滞剂能降低心肌梗死后患者的死亡率。UKPDS 对 ACEI（卡托普利）与 β 受体阻滞剂在治疗糖尿病高血压方面的疗效进行了比较，结果显示两类药物降压作用相似，在降低微量白蛋白尿或蛋白尿方面疗效也相当。然而需要指出的是，由于该研究人群 DN 患病率较低，该研究是否有足够样本量来说明两类药肾保护作用的差异，尚难以定论。

钙通道阻滞剂可降低平均动脉压，缓解心绞痛，降低细胞内钙，有利于改善胰岛素抵抗，是另一类可用于治疗糖尿病高血压的药物。但有研究显示，二氢吡啶类钙通道阻滞剂（DCCB）与 ACEI 比较，会增加心血管事件的危险，目前仍在进行的比较各类降压药及降脂治疗对心脏病发作疗效的大型临床研究（ALLHAT 研究）可望最终能对此作出评价。然而在 HOT 及 Sys-Eur 研究中，DCCB 与 ACEI，β 受体阻滞剂及利尿剂联用，并无证据提示心血管事件危险性增加，因此认为，在 DM 伴高血压患者，DCCB 是继 ACEI、ARB、β 受体阻滞剂及利尿剂之后另一种可选择应用的降压药。非 DCCB 如维拉帕米和硫氮䓬酮可降低冠心病事件，短期临床研究还提示非 DCCB 可降低尿白蛋白的排泄，但是否能延缓 GFR 的下降，临床尚无可靠的证据。

因此，对于 DN 患者降压药的选用，美国糖尿病协会（ADA）提出如下建议：①1 型 DM 伴微量白蛋白尿或临床显性蛋白尿者，无论是否伴高血压，均应首选 ACEI；②2 型 DM 伴微量白蛋白尿或临床显性蛋白尿者，应首选 ARB；③ACEI 与 ARB 联用，可增强其单用时减少蛋白尿的疗效；④若患者不能耐受 ACEI 或 ARB，则可选用非 DCCB。

4. 限制蛋白质的摄入

动物实验显示，限制饮食中蛋白质的摄入，可降低肾小球的高滤过及肾小球内压，延缓肾脏疾病的进展。在人 DN 几项小规模研究也提示，每日蛋白质摄入量为 0.6 g/kg，可在一定程度上延缓 GFR 的下降。然而，这在大型的 MRDS 研究中却未能得到证实。应指出，

MRDS 研究中只有 3% 的 2 型 DM 患者，且无 1 型 DM 患者。因此，目前建议，DN 患者每日蛋白质摄入量限制在 0.8 g/kg，一旦出现 GFR 开始下降，则应进一步限制至 0.6 g/（kg·d）。但应注意避免其他营养素的缺乏，限制蛋白的饮食方案最好能由注册糖尿病营养师制订。

5. 慢性肾功能不全的治疗

DN 发展为肾功能不全，最后导致终末期肾衰竭（ESRD）。尿毒症时，由于存在相对的高胰岛素血症和高胰高血糖素血症，或存有胰岛素对抗物质和胰岛素受体或受体后缺陷等，糖代谢紊乱往往会加重；另外，ESRD 时肾清除胰岛素的能力减弱，使循环中胰岛素半衰期明显延长，作用增强，加上尿毒症时进食减少，患者注射胰岛素治疗时易出现低血糖。如透析治疗病情缓解后，组织对胰岛素敏感性逐渐恢复，糖代谢又会改善。因此，对 ESRD 患者，血糖控制必须个体化。糖尿病肾病 ESRD 提倡早期透析，内生肌酐清除率 < 15 mL/min 或肾 KT/V 值 < 2.0 时是替代治疗的适应证。若患者因血容量过多血压难以控制，或胃食欲缺乏致恶病质或因尿毒症及胃瘫而出现严重呕吐，替代治疗的时机应提早。早期透析有利于改善患者的营养状况、减少并发症和减少死亡率。ESRD 替代治疗主要包括：血液透析，包括血液透析、血液滤过及血液滤过透析；腹膜透析，包括不卧床持续腹膜透析（CAPD）、夜间间歇性腹膜透析（NIPD）及循环式持续腹膜透析（CCPD）；肾移植，包括同时进行胰腺或胰岛移植。

（1）腹膜透析：以不卧床持续腹膜透析（CAPD）为主，其优越性在于减慢残存肾功能衰退速度，且不增加心脏负荷，血流动力学稳定，低血压和心律失常发生率低，能有效地清除中分子量毒素，控制尿毒症症状，对贫血、神经病变、高血压和骨病改善优于血液透析；胰岛素的腹腔内注射控制血糖既符合生理要求，又避免皮下注射的痛苦；腹膜透析通道易建立，操作方便，不像血液透析那样需要复杂的机器，且较血液透析价格便宜，无透后乏力感，无须全身肝素化，无须太多顾虑会引起视网膜出血而影响视力。腹膜透析的主要缺点是腹膜炎，加上糖尿病患者免疫力低下易发生出口感染或隧道口感染；长期腹膜透析大量葡萄糖吸收容易导致高脂血症和肥胖；如腹膜透析液丢失蛋白质和氨基酸过多，又可导致营养不良和加重低蛋白血症；有糖尿病视网膜病变或白内障视力受影响时患者因操作不当容易发生腹膜炎或无法自行腹膜透析操作。

夜间间歇性腹膜透析（NIPD）或循环式持续腹膜透析（CCPD）主要推荐用于白天需工作而不能进行透析的患者。近年腹膜透析技术有了较大的改进，使用 "O" 形管道或双联系统，腹膜炎的发生率大大降低。目前正试用以氨基酸或多糖类代替葡萄糖加入透析液作为渗透溶质，以避免加重高血糖或高脂血症，及改善水分的清除。

（2）血液透析：血液透析较腹膜透析效能高，充分性好；患者接受医疗监测的机会多；蛋白质丢失少；无须自己操作，适合有眼病变失明的患者。有报道，DM 患者由于严重供血不足，导致肢体坏疽而需要截肢者，HD 较 CAPD 少。血液透析有以下缺点：①由于全身血管病变，建立内瘘常有困难，动静脉瘘寿命短，并发症多；②DM 常并发冠心病以及心肌代谢紊乱病变，加上自主神经病变，患者心血管系统稳定性差，心律失常发生率高，血液透析中易发生低血压；③DN 致 ESRD 患者由于摄入少，肾衰竭时胰岛素半衰期长而作用增强，而透析液常不含葡萄糖，故血液透析后可发生低血糖；④DN 无尿或少尿者行血液透析高钾血症发生率较其他肾病患者为高，尤其是在正在使用 ACEI 的患者。有报道对于 DN 所致 ESRD，血液透析和腹膜透析的存活率存在不同，但是不同地区的报道结果不一致，可能反映了人为的选择和并发症的干扰，因此，DN 所致的 ESRD 需采用哪一种透析方式尚无定论。多数医生倾向于采用腹膜透析，这对保护残存肾功能可能有好处，但是临床医生必需根据患者疾病情况、生活方式和当地医疗条件等的具体情况进行分析，选择适合患者的透析方式。

（3）肾移植：肾移植用于治疗 DN 致 ESRD 日渐增多。肾移植后可使视网膜病变稳定、神经传导速度增加、自主神经病变减轻和胃肠功能紊乱改善，生活质量显著优于 HD 及 CAPD。肾移植可能是 DN 致 ESRD 患者治疗的未来趋势。虽然 DM 肾移植技术已成熟，但肾移植并发症和死亡率仍高于非 DM 患者，如血管病变导致吻合困难、伤口愈合困难、糖皮质激素耐受性差、易感染、易发生心肌梗死、下肢溃疡、坏疽和血管钙化、手术后急性肾小管坏死发生率较高、容易形成膀胱瘘等。为减少上述并发症，提高移植肾成活率，选择肾移植时机十分重要。移植时间宜早，血肌酐低于 442 μmol/L（5 mg/dL）和内生肌酐清除率高于 20 mL/min 时疗效好。如患者一般情况很差，已并发心肌梗死、下肢坏死和神经源性膀胱等，或年龄超过 65 岁则疗效不佳。单纯肾移植并不能防止 DN 再发生，也不能使已发生的 DM 并发症改善，抗排斥治疗如糖皮质激素、环孢素或他克莫司等可诱发或加重 DM。肾、胰腺联合移植较单纯肾移植效果好，可防止 DN 的再发生和改善其他 DM 并发症，但技术要求更高。文献报道，1 型 DM 并 ESRD 患者行肾、胰联合移植，患者 1 年存活率高达 94%，肾存活率为 71%，胰腺存活率为 67%，而 3 年的患者存活率、肾及胰腺存活率则分别为 89%、69% 和 64%。

胰岛移植应用于临床已有成功的报道，目前主要用于肾移植术后的 1 型 DM 患者。

综上所述，DN 的治疗应是综合性的，但最根本的措施应是尽可能控制 DM，以防止 DN 的发生和发展。

（三）治疗方案的选择

对于糖尿病肾病患者，虽然积极控制血糖、血压、血脂等原则已达成共识，糖尿病和 DN 的治疗取得进展，但很多糖尿病患者最终将进展至 ESRD，这也给糖尿病引起的 ESRD 的替代治疗带来了新挑战。如何治疗伴有 ESRD 的糖尿病患者，进行肾替代治疗选择不仅是肾脏病领域所关注的问题，也是流行病学所关注的公众健康危机。

糖尿病肾病 ESRD 患者的肾替代治疗的选择包括：①移植（肾移植、胰肾联合移植和肾移植之后的胰腺移植）；②不卧床持续性腹膜透析（CAPD）；③血液透析（HD）。目前已有共识，就医学康复和存活率而言，移植效果最佳，尤其是胰肾联合移植，后者可以同时治疗糖尿病和 DN。CAPD 和 HD 的效果要次于移植，CAPD 与 HD 之间各有长短。对于糖尿病尿毒症患者的治疗方式选择，常受多因素影响，如医生的偏好、伴发的肾外疾病、可用的治疗手段以及患者的选择等。在许多国家，CAPD 是 DN 肾衰竭患者透析治疗的首选方式，也有的国家则以 HD 为主。帮助由糖尿病引起的 ESRD 患者决定肾替代治疗方式，必须考虑到对患者生活方式的影响和现有的医疗条件。肾移植在现有的治疗方式中具有最佳的生活质量和生存率，但要求有严谨而良好的术前准备；与手术有关的麻醉、手术本身以及术后免疫抑制剂使用所带来的风险也必须考虑在内。进行 PD 治疗应该考虑的因素包括：患者的喜好和生活方式、腹膜溶质转运特性和残余肾功能。以 PD 为初始肾替代治疗方式的益处较多，伴有 ESRD 的糖尿病患者，CAPD 是理想的首选治疗模式，因这些患者往往已出现前臂血管的硬化，难以实施造瘘手术，即便造瘘成功，动静脉瘘也容易堵塞。虽然可以选择以中心静脉内导管来替代动静脉瘘或人造血管进行血液透析，但容易出现血流量不足和感染，不能长期维持，而且通过导管进行长期血液透析被认为是血透患者存活率不佳的主要预测指标。CAPD 是一个连续性过程，可避免 HD 过程中所发生的水和电解质的明显波动，透析过程中发生血容量相关的低血压较少；由于持续而缓慢的超滤作用，CAPD 治疗有利于控制与容量有关的高血压和预防心力衰竭，所以，伴发心力衰竭和严重高血压的 ESRD 患者通常首选 CAPD 进行治疗。血液透析（HD）较腹膜透析效能高，患者接受医疗监测的机会多；蛋白质丢失少；无须自己操作，适合有眼病变失明的患者。而肾移植时间宜早，血肌酐低于 442 μmol/L（5 mg/dL）和内生肌酐清除率高于 20 mL/min 时疗效好。如患者一般情况很差，已并发心肌梗死、下肢坏死和神经源性膀胱等，或年龄超过 65 岁则疗效不佳。

三、病情观察及处理

（一）病情观察

糖尿病肾病患者从出现显性蛋白尿到 ESRD 平均（5.9±3.9）年（1 型）和（6.5±5.1）年（2 型），GFR 平均下降速度每年为 10~15 mL/min，与尿蛋白量、吸烟、血压、血糖、视网膜病变和初始肾功能等有关，因此病情观察对调整治疗方案及延缓病变发展有积极意义。

1. 实验室指标的观察

（1）尿蛋白：从观察蛋白尿的情况可了解疾病的病程，在微量蛋白尿期给予有效的治疗和护理，有利于阻止病变发展。蛋白尿的减少常意味着病情好转，ACEI 或 ARB 治疗能减少 DN 的蛋白尿，因而需定期监测尿蛋白排泄量，以便调整治疗方案。

（2）血糖和糖化血红蛋白：糖尿病肾病患者的糖代谢不稳定，易发生高血糖或低血糖，因此血糖的监测尤其重要。要教会患者自己利用便携式血糖计规律地进行血糖监测并进行详细的记录，以便医生能及时并准确地调整治疗方案。教育患者要提高低血糖识别能力，防止低血糖发生。糖化血红蛋白可反映近 2~3 个月血糖控制的水平，因而，每 3 个月需检测 1 次糖化血红蛋白。

（3）血生化指标：糖尿病肾病晚期可出现明显蛋白尿及氮质血症，血尿素氮、肌酐等水平明显升高。应定期监测血尿素氮和血肌酐，以了解肾功能情况。DN 伴肾功能不全者易出现高钾血症，特别是服用 ACEI 或 ARB 治疗者，应特别注意监测血钾。部分患者还可以出现酸中毒、低钙血症和高磷血症，需定期监测并给予相应的治疗。

（4）血脂：脂代谢紊乱在 DN 患者中发生率更高。尤其在 2 型糖尿病患者中，特点是三酰甘油（TG）和低密度脂蛋白（LDL）升高。高 TG 水平也是肾功能下降的独立危险因素。因而需定期监测血脂并调整降脂药的用量。

2. 症状观察

糖尿病肾病进展缓慢，早期症状难以察觉，但是对于糖尿病病程在 15 年以上患者，尤其老年患者，要密切观察患者的意识、胃肠道反应等，如果出现肾功能不全，可有持续性恶心、呕吐、上腹部不适、皮肤瘙痒、精神萎靡等症状。同时还应注意有无低血糖发生。DN 患者接受胰岛素治疗需根据血糖和肾功能情况调整胰岛素剂量，反复的低血糖发作提示胰岛素剂量过大或肾功能下降。

3. 体征观察

重点观察血压、水肿情况、尿量。密切观察血压变化，防止高血压脑病发生。鼓励患者利用电子血压计对血压进行监测并行记录，以便医生根据血压变化及时调整降压治疗方案，使血压尽可能达标。

对于水肿比较明显的患者，注意观察水肿程度、分布部位及消肿情况，记录每日出入量情况，尿量以昼夜分别计量、计次。同时观察体重增减情况。除针对 DN 外，还应针对 DM 进行必要的体检，如神经系统体征、视力的检查。

（二）疗效判断与处理

DN 的疗效主要包括两个方面：DM 和 DN 的控制情况。DM 的控制主要包括血糖（空腹血糖、餐后 2 小时血糖和糖化血红蛋白）、血压和血脂控制是否达标；而 DN 的疗效指标主要有尿蛋白排泄量、水肿的情况和肾功能的变化。尿蛋白减少、水肿减轻和肾功能改善（血尿素氮或肌酐下降）为治疗有效的指标。

无论是 1 型还是 2 型糖尿病患者并发的糖尿病肾病均预后不良，其高死亡率和高致残率主要由冠状动脉、脑血管及外周血管病变引起。良好的血糖和血压控制能延缓病情的发展。各种肾替代疗法均能改善晚期肾病患者的预后。糖尿病所致 ESRD 的 5 年生存率仅为 20％，10 年生存率不足 5％。有蛋白尿的糖尿病患者的心血管死亡率是无蛋白尿者的 4 倍，是普通人群的 37 倍。

四、随访

注意检查患者对治疗的依从性、患者对治疗的反应及存在的问题（如发生了什么不良反应），是否对血糖和血压进行了自我监测，是否采取积极的生活方式（如适量运动）。

定期检查空腹血糖、餐后 2 小时血糖和糖化血红蛋白、血脂、血生化（血尿素氮、肌酐、血钾、血钙和血磷），定期检测尿蛋白排泄情况。

如果患者肾小球滤过率（GFR）接近 15 mL/min，应为肾替代治疗做相应的准备工作，如进行腹膜透析置管或行前臂动静脉造瘘术。

（李　丽）

第二节　狼疮性肾炎

系统性红斑狼疮（SLE）是一种累及多脏器、多系统的自身免疫性疾病，我国发病率约为 70/10 万人。该病可发生于任何年龄，儿童期以 10～14 岁多见，婴幼儿少见，有报道 3 岁发病者。女性患者占绝大多数，女：男为（5～9）：1。SLE 并发肾损害时，称为系统性红斑狼疮性肾炎，简称狼疮性肾炎（LN）。狼疮性肾炎是常见的继发性肾小球疾病，儿童常比成人表现严重，其肾受累的比率与诊断标准有关。临床观察，肾受累占 50％～70％，通过肾活检诊断的肾受累病例达 90％以上，多数病例有轻重不同的肾损害，未成年女性以肾损害起病者尤甚。狼疮性肾炎是影响 SLE 预后的重要因素，也是死亡的重要原因。

一、病因

（一）体液免疫因素

病毒促发因素、细菌内毒素、脂多糖促发因素以及自体组织破坏、释放 DNA 等原因，导致中等相对分子质量的可溶性 DNA 免疫复合物经过血液循环至肾（或其他脏器）而沉积于肾小球。

（二）细胞免疫因素

本病发生时，抑制性 T 细胞功能及数量下降。

（三）遗传因素

SLE 发病且有明显的遗传倾向，如家族中发病率高，单卵双胎比双卵双胎发病率高等。

二、发病机制

其发病机制是多元性的，已公认本病是机体对内源性（自体）抗原所发生的免疫复合物性疾病，并伴有 T 细胞功能紊乱。

（一）自身抗体的产生

SLE 时自身抗原或与自身抗原结构相似的异体抗原刺激机体，使骨髓及外周血中的 B 细胞功能亢进，产生多种自身抗体，包括抗核抗体、抗细胞质抗体、抗细胞膜抗体、抗球蛋白抗体等。抗 DNA 抗体滴度升高与 SLE 尤其是与 LN 的严重程度呈正相关。

（二）免疫复合物的形成与沉积

自身抗体与相应的抗原结合形成免疫复合物主要沉积于肾小球基膜或系膜区，也可沉积于肾小管及其周围的毛细血管壁，引起组织损害。这是 LN 的主要发病机制。引起肾炎的主要是 DNA-抗 DNA 免疫复合物，包括循环免疫复合物、原位免疫复合物。

（三）细胞免疫改变

T、B 淋巴细胞调控功能障碍是自身免疫性疾病的关键。本病血清中 TS 功能及数量下降，这可能是自身抗体产生增多的原因，而 TH 功能及数量增加，也促进了体液免疫反应。

三、临床表现

（一）肾外表现

（1）一般症状：常见乏力、体重减轻及发热。

（2）多系统损害表现：常见皮疹、毛细血管扩张、脱发、浅表淋巴结及肝脾大。约 90% 病例有关节痛，约 30% 病例有肌痛。心脏受累也常见，多表现为心包炎，少数为心肌炎。神经系统受累时常表现为精神异常、癫痫、头痛、舞蹈症、周围神经病及视网膜病变等。其他可见贫血、紫癜、腮腺肿大、间质性肺炎及胸膜炎等。也可发生多浆膜腔积液。

（二）肾损害表现

LN 病变可累及肾小球、肾小管和肾间质，临床表现可有以下几种。

（1）血尿和（或）蛋白尿：患者不伴水肿和高血压，仅有轻至中度蛋白尿和（或）血尿。

（2）肾炎综合征：常伴水肿或高血压，蛋白尿和血尿。急性起病者的临床表现类似性肾炎，可伴肾功能损害。部分病例起病急剧，肾功能急剧恶化，短期内进展为肾衰竭。也有部分病例起病时可无肾功能损害，尿液改变也不显著，但经过几年逐渐发展为慢性肾衰竭。

（3）肾病综合征：此型占 LN 的 50% ~60%，有水肿、大量蛋白尿、血尿、低蛋白血症和肾功能损害。

（4）间质性肾炎：约半数患者病理证实有间质和小管病变。

四、辅助检查

（一）常规及相关检查

（1）血常规检查：约80%患者中度贫血（正细胞正色素性贫血）、血小板减少，约25%患者全血细胞减少、血小板减少。红细胞沉降率明显加快。

（2）尿常规检查：大量蛋白尿、血尿、管型尿，尿比重低。

（3）血浆蛋白、免疫球蛋白抗体检查：血浆总蛋白降低，白蛋白低，球蛋白高，蛋白电泳示球蛋白明显增高，白/球比值倒置，类风湿因子部分患者呈阴性。抗核抗体阳性，抗双链DNA抗体阳性，抗SM抗体阳性，循环免疫复合物增高，血清总补体下降。皮肤狼疮带阳性。

（二）其他检查

（1）双肾B超、CT检查：了解肾的大小、位置、厚薄及有无肾盂积液、结石、肿块、结核。

（2）肾发射性电子计算机扫描（ECT）：以了解肾的大小、血流量等。

（3）放射性核素肾图：了解双肾分泌排泄功能。

（4）腹部X线检查和分泌型肾盂造影：以了解肾的大小、形态，泌尿系有无结石；肾功能不全时慎做此项检查。

五、诊断与鉴别诊断

（一）诊断

（1）系统性红斑狼疮的多系统损害特点。

（2）肾受累的表现，如水肿、高血压及尿液异常。

（3）系统性红斑狼疮的实验室证据，如低补体血症、白细胞及血小板减少、高球蛋白血症、抗核抗体及狼疮细胞阳性。

（二）鉴别诊断

（1）原发性肾小球疾病：狼疮性肾炎以肾损害为明显表现时需与原发性肾小球疾病鉴别。根据血抗核抗体、抗dsDNA抗体阳性，血清补体C3下降，以及其他系统表现可资鉴别。必要时通过肾活检明确诊断。

（2）紫癜性肾炎：两者均好发于青年，紫癜性肾炎伴有皮肤紫癜，以下肢内侧多见，部分患者伴腹痛、消化道出血，少数伴癫痫，血小板正常，免疫指标检查可助鉴别。

六、治疗

（一）肾上腺皮质激素

常用泼尼松每日2 mg/kg口服，病情缓解后逐步减量，以最适宜小剂量长期维持，一般疗程在1年以上。对有严重的肾损害者，可用大剂量甲基泼尼松龙冲击疗法，每次15～30 mg/kg，每日或隔日静脉滴注，3次为1个疗程。如病情不见好转，酌情重复应用2个疗程。

（二）免疫抑制剂

（1）环磷酰胺（CTX）：用于 LN 不能耐受激素，或对激素疗效不好，或用小剂量激素不能充分控制病情活动，或有明显的激素不良反应者。剂量：每次 CTX 0.5~1.0 g/m²，加入生理盐水 100 mL 静脉滴注 1 小时以上，每半个月到 1 个月 1 次，连用 6~8 次，总量 6~8 g。

（2）环孢霉素 A：如经 4~8 周无效，可间隔 1~2 个月增加 0.5~1 g/kg，最大剂量为一日 5 mg/kg，如有效则稳定 3 个月后可间隔 1~2 个月减少 0.5~1 mg/kg。

（3）麦考酚酸酯：每日儿童剂量为 20~25 mg/kg，疗程为 2 年，其不良反应有骨髓抑制、感染、肝功能受损、胃肠道反应，或有多毛、贫血。

（三）抗凝及血小板抑制剂

（1）肝素：每日 50~100 U/kg，稀释后静脉滴注，每日 1 次，2 周为 1 个疗程，最长 4 周。

（2）潘生丁片：每日 5~10 mg/kg，分 3 次口服，6 个月为 1 个疗程。

（四）血浆置换

用于狼疮肾急进性肾炎型，以及弥漫性增生型或激素、免疫抑制剂不能控制疾病活动。用法：每次每千克体重去除 40 mL 血浆，每周 3 次，共 2~6 周。但血浆置换价格昂贵，效果尚有争议，国内少用。

（五）ACEI

ACEI 除降压作用外，还能降低肾小球内高压，并能直接影响肾小球基膜对蛋白质的通透性，消除蛋白尿，常用制剂有卡托普利、依那普利等。

（六）免疫球蛋白 IgG 静脉注射

可改变抗原与 IgG 的比例，从而溶解免疫复合物或起免疫调节作用。用法：每日 0.4 g/kg，静脉滴注，5 日为 1 个疗程，1 个月后可重复。

（七）透析治疗

对狼疮肾肾衰竭应积极采用透析，但同时仍应坚持药物治疗，只要双肾尚未完全萎缩，肾衰竭尚存在可逆性。

七、预后

狼疮性肾炎的预后与下列因素有关。

（1）年轻男性发生肾衰竭的危险性高。

（2）氮质血症缓慢进展预示慢性不可逆肾衰竭的来临，而肾功能迅速变坏表示存在活动性、可治性或潜在可逆性。

（3）持续低补体血症对预后狼疮性肾炎发生肾衰竭有一定参考价值。

（4）及时、正确地控制狼疮性肾炎活动可明显改善狼疮性肾炎的预后。

（5）肾活检慢性指数与慢性肾衰竭发生呈正相关。狼疮性肾炎患者的病程和预后完全视疾病的恶化、缓解、组织学上的转化及治疗效果而不同。

（李　丽）

第三节　过敏性紫癜性肾炎

过敏性紫癜性肾炎是指过敏性紫癜引起的肾损害。临床上以皮肤紫癜、出血性胃肠炎、关节炎及肾损害为特点。病因未明。病理学研究认为，紫癜性肾炎是免疫复合物病。

一、诊断

（一）典型症状与重要体征

皮疹，游走性多发性关节疼，腹痛伴恶心、呕吐，淋巴结肿大，肝脾大，水肿，血尿及蛋白尿。

（二）辅助检查

尿液检查：尿中有多数红细胞或为肉眼血尿，蛋白尿及管型尿较轻，通常尿蛋白不超过 2 g/24 h。

二、鉴别诊断

本病应与急性肾炎相鉴别：过敏性紫癜性肾炎发生于皮疹已消退时需与急性肾炎鉴别，此时详细询问病史，包括回顾皮疹的形态、分布，关节和胃肠道症状有助于诊断。

三、治疗

（1）立即避免接触过敏原，卧床休息。

（2）氯苯那敏：4 mg，每日 3 次，口服；10% 葡萄糖酸钙 10 mL 静脉注射，每日 2 次，连用 7～10 日；维生素 C 0.2 g，每日 3 次，口服。不主张用皮质激素。

（3）对终末期肾衰竭患者应予透析或肾移植。

四、护理与预防

避免接触过敏原（药物、食物和其他物质），尤其是过敏体质者。

（刘鸿飞）

第四节　肾淀粉样变性

肾淀粉样变性是由淀粉样物质沉积于肾脏引起的。早期主要为蛋白尿或肾病综合征，晚期可导致肾衰竭。我国该病的发病率不高，与地区性、饮食习惯（食物中酪蛋白成分高）、慢性感染、年龄（发病年龄一般在 40 岁以上，男性多于女性）及长程血液透析有关。

一、病史特点

（1）肾淀粉样变性的临床进程：临床前期，一般无症状，仅在病理检查时发现；单纯蛋白尿期；肾病综合征期；肾衰竭期。

（2）高血压、血尿少见。

二、体格检查

常表现为肾病综合征体征。淀粉样物质沉积在不同部位可出现心脏肥大，心力衰竭，巨舌，肝脾大；周围神经受累，肢端感觉异常，肌张力低下等。

三、辅助检查

（1）血常规检查：红细胞计数下降。

（2）患者的血和尿中常可检测到单克隆免疫球蛋白成分。

（3）B超常提示双侧肾增大。

四、肾活检指征

（1）患者出现不明原因的蛋白尿，无明显的镜下血尿。

（2）肾病综合征并发肾衰竭，血压不高甚至低血压者。

（3）肾病综合征并发肝脾大者。

（4）多发性骨髓瘤患者出现大量蛋白尿。

（5）肾病综合征单用激素治疗肾功能急剧恶化者。

五、肾脏病理

（1）肾小球体积常呈弥漫性或局灶性增大，增大的肾小球系膜区呈无细胞性或细胞过少性增宽。

（2）光学显微镜下主要表现为均质淡染的嗜伊红淀粉样物质在系膜区和肾小球毛细血管袢沉积，间质小动脉和少部分肾小管壁也可沉积，刚果红染色时淀粉样物质呈橘红色，偏振光显微镜观察则呈苹果绿色。绝大多数患者系膜区的沉积可以是节段、不规则分布的，最早出现在肾小球邻近血管极处，随着沉积物逐渐积聚在系膜区，则呈结节样。上皮下和内皮下沉积物用六胺银染色时可见向肾小球基膜延伸的较长的嗜银"毛刺"样结构，或从系膜旁区向外延伸。

（3）免疫荧光染色可见系膜区不均质的非特异的免疫球蛋白沉积，补体成分较少。

（4）透射电镜观察对淀粉样变性的诊断极具价值。系膜区、系膜旁区及内皮下可见无分支的、排列不规则的、直径 $8 \sim 10$ nm 的纤维丝状结构。电镜观察六胺银染色的"毛刺"样结构则为系膜旁区或内皮下丝状结构向上皮侧延伸，形成外有界限，内为丝状结构的不连续分布的犬齿样改变，其间无电子致密物。

六、诊断

（1）肾病综合征患者如有以下特点，临床考虑肾淀粉样变性可能：①中老年患者；②大量非选择性蛋白尿；③多无镜下血尿；④多无高血压，且易出现低血压尤其是直立性低血压；⑤严重肾衰竭时仍存在肾病综合征；⑥肾体积增大，即使慢性肾衰竭终末期肾体积也无缩小；⑦伴肾静脉血栓形成。

（2）肾淀粉样变性的确诊主要依据肾脏病理：光学显微镜下淀粉样物质可沉积于肾各部分，以肾小球为主。初期系膜区无细胞性增宽，晚期毛细血管基膜增厚，大量无结构的淀粉样物质沉积，呈嗜伊红均质状。肾小管基膜、肾间质、肾小血管均可受累。刚果红染色阳性，偏光显微镜下呈苹果绿双折光现象。

七、治疗

（一）治疗原则

（1）控制原发病，减少淀粉样物质前体蛋白的合成。

（2）抑制淀粉样纤维的合成。

（3）抑制淀粉样物质在细胞外沉积。

（4）对已形成的沉积物促进其溶解或使其松动。

（5）肾替代疗法，包括透析疗法和肾移植。

（二）药物疗法

1. MP 疗法

MP 疗法，即美法仑和泼尼松龙联合疗法。美法仑 0.15 mg/（kg·d），泼尼松龙 0.8 mg/（kg·d），连用 7 日为 1 个疗程，间隔 6 周再进行。

2. VAD 疗法

VAD 疗法，即长春新碱、多柔比星（即阿霉素）、地塞米松联合疗法。长春新碱 0.4 mg/d，多柔比星 9 mg/（kg·d），连用 4 日，间隔 3 周再使用，地塞米松 40 mg/d，连用 4 日，间隔 4 日反复使用。

3. 4′-碘-4′-脱氧多柔比星（I-DOX）

I-DOX 与多柔比星同属蒽环类新药，该药对浆细胞无细胞毒性作用，直接作用于淀粉样细纤维而抑制其沉积。目前尚处于试用阶段。

4. 其他

大剂量地塞米松疗法、地塞米松联用干扰素，对 MP 疗法具有辅助作用。

（三）大剂量化疗与外周血干细胞移植

（1）大剂量化疗后行自身外周血干细胞移植可根除异常浆细胞，该疗法正在临床上试用。

（2）该疗法最重要的问题是已被淀粉样变性损害的脏器再次受到大剂量药物疗法的刺激有可能加重其损害。

（四）秋水仙碱

秋水仙碱是一种微管解聚剂，能通过抑制微管蛋白组装而达到抑制细胞增殖、分化、运动、物质运输等作用。秋水仙碱能抑制淀粉蛋白 A 的合成和分泌，对各种原因引起的继发性肾淀粉样变性有较好效果，但对原发性淀粉样变性是否有效尚有争议。推荐剂量为每日 1.5～2 mg。

八、诊疗中注意的问题

（1）治疗前先查清有无慢性感染病原，若有，可行抗感染或手术治疗以阻遏抗原性刺激，有结核源，应积极行抗结核治疗。

（2）若血清白蛋白过低，可输入人体白蛋白。

（3）VAD 方案反应率高，反应时间短，在低于 70 岁患者中作为一线治疗，但要注意其对心脏的不良反应。

（4）严重心脏及消化道疾病、透析者、超过 70 岁、2 个以上器官受累者不宜行大剂量化疗法。

（5）如并发肾病综合征，单纯肾上腺皮质激素无效，慎用利尿剂、造影剂，两者易诱发急性肾衰竭，加重高凝促使肾静脉血栓形成，可予低分子肝素治疗。

（6）出现尿毒症时治疗与其他原因所致的尿毒症相同，透析以腹膜透析为佳。

（刘鸿飞）

肾小管疾病

第一节　肾小管性酸中毒

肾小管性酸中毒（RTA）是由于肾小管碳酸氢根离子（HCO_3^-）重吸收障碍或分泌氢离子（H^+）障碍或两者同时存在引起的一组酸碱转运缺陷综合征，表现为阴离子间隙正常的高氯性代谢性酸中毒。临床上分为 4 型，分述如下。

一、远端肾小管酸中毒（Ⅰ型）

（一）病因与病理

远端肾小管酸中毒主要是远端肾小管酸化功能缺陷，在管腔液和管腔周液间无法形成 H^+ 浓度梯度，在全身酸刺激下仍然不能排泄 H^+ 使尿 pH 下降到 5.5 以下。其可能的机制包括：①远端小管氢泵衰竭；②非分泌缺血性酸化功能障碍。

（二）临床表现

（1）轻者无症状。

（2）典型病例可表现为：①常有酸中毒，可有烦渴、多饮、多尿；②低血钾表现；③骨病：儿童可有骨畸形、侏儒、佝偻病，成年人可有软骨病；④泌尿系结石。

（三）辅助检查

1. 血液化验

血氯升高，血 HCO_3^- 降低，血钾正常或降低。

2. 尿液化验

尿中无细胞成分，尿 pH > 5.5，尿钾排泄量增加。正常人尿铵排泄量每日约为 40 mmol，Ⅰ型 RTA 尿铵排泄量每日 < 40 mmol。

3. 负荷试验

（1）氯化铵负荷试验：酸血症时，正常人远端小管排 H^+ 增加，而Ⅰ型肾小管性酸中毒（RTA）不能排 H^+，使尿液 pH 不能降至 5.5 以下。对可疑和不完全性Ⅰ型 RTA 常用氯化铵负荷试验，以提高诊断敏感性。试验方法为：分 3 次口服氯化铵 0.1 g/（kg·d），连用 3 日。第 3 日每小时留尿 1 次，测尿 pH 及血 HCO_3^-，当血 HCO_3^- 降至 20 mmol/L 以下而尿 pH > 5.5 时，有诊断价值。有肝病者改用氯化钙 1 mmol/（kg·d），方法与阳性结果的判定同氯化铵负荷试验。

（2）尿 PCO_2 测定：在补充碳酸氢钠条件下，尿 HCO_3^- 可达到 30 ~ 40 mmol/L，这时如

果远端小管排 H^+ 正常，远端小管液的 H^+ 和 HCO_3^- 可形成 H_2CO_3。由于远端小管刷状缘缺乏碳酸酐酶，尿 H_2CO_3 不能很快进入循环而进入肾盂，进入肾盂后才释放生成 CO_2。因为肾盂面积小，CO_2 不能被吸收而进入尿液排出体外。因此，新鲜尿液中 CO_2 可以反映远端小管排 H^+ 能力。静脉滴注 5% 碳酸氢钠，维持 0.5 小时以上。静脉滴注过程中检测尿 pH，一旦尿液呈碱性，无论血 HCO_3^- 浓度是否恢复正常，只要尿 $PCO_2 < 9.3$ kPa，可认为分泌 H^+ 的能力正常。

（3）尿、血 PCO_2 差值 $[(U-B) PCO_2]$ 测定：其原理同尿 PCO_2 测定。正常人 $(U-B)$ $PCO_2 > 2.67$ kPa（20 mmHg），Ⅰ 型 RTA 者则 < 2.67 kPa（20 mmHg）。

4. 特殊检查

X 线平片或静脉肾盂造影（IVP）片中可见多发性肾结石。

（四）诊断与鉴别诊断

（1）凡有引起 Ⅰ 型 RTA 的病因者。

（2）典型临床表现。

（3）高氯血症代谢性酸中毒。

（4）原因未明的尿崩症，失钾或周期性瘫痪，肾结石，佝偻病，骨或关节痛，均应疑及本病。

（5）阴离子间隙正常，尿铵 < 40 mmol/d，氯化铵负荷试验尿 pH > 5.5，碳酸氢钠负荷试验，尿、血 PCO_2 差值 $(U-B) PCO_2 < 2.67$ kPa（20 mmHg），可诊断本病。

（6）本病应与肾小球疾病所致的代谢性酸中毒鉴别，后者常有肾小球滤过率下降，氮质血症的临床表现。

（五）治疗

1. 病因治疗

Ⅰ 型 RTA 患者多有病因可寻，如能针对病因治疗，其钾和酸分泌障碍可得以纠正。

2. 纠正代谢性酸中毒

Ⅰ 型 RTA 碱性药物的剂量应偏小，剂量偏大可引起抽搐。因肝脏能将枸橼酸钠转化为碳酸氢钠，故常给予复方枸橼酸合剂即 Shohl 溶液（枸橼酸 140 g，枸橼酸钠 98 g，加水至 1 000 mL），50 ~ 100 mL/d，分 3 次口服。

3. 电解质紊乱的治疗

低钾者常用枸橼酸钾合剂。补钾应从小剂量开始，逐渐增大。禁用氯化钾，以免加重高氯血症酸中毒。

4. 骨病的治疗

针对低血钙、低血磷进行补充治疗。

（1）纠正低钙血症：可口服碳酸钙 2 ~ 6 g/d，同时需补充维生素 D 类药物，常用维生素 D_2 或维生素 D_3 30 万 U。当血钙为 2.5 mmol/L 或血清碱性磷酸酶恢复正常时则停用，以避免高钙血症，应用维生素 D 时必须与碱性药物同用。

（2）纠正低磷血症：低磷者给予无机磷 1.0 ~ 3.6 g/d，分次口服，或磷酸盐合剂（磷酸二氢钠 18 g，磷酸氢二钠 145 g，加水至 1 000 mL），每次 10 ~ 20 mL，每日 4 次口服。

（六）预后

Ⅰ型 RTA 早期诊断及治疗，一般较好。有些患者可自行缓解，但也有部分患者可发展成为慢性肾衰竭。

二、近端肾小管酸中毒（Ⅱ型）

（一）病因与病理

致病本质为近曲小管重吸收 HCO_3^- 功能缺陷，机制包括上皮细胞受损、钠钾 ATP 酶活性降低或碳酸酐酶缺乏。这些机制引起代谢性酸中毒和尿 HCO_3^- 增加。

近端肾小管酸中毒的病因较为复杂。除了遗传性疾病和影响碳酸酐酶活性，一般很少单纯影响 HCO_3^- 重吸收。

（二）临床表现

1. 骨病

其骨病的发生较Ⅰ型 RTA 患者多见。在儿童中，佝偻病、骨质疏松、维生素 D 代谢异常等较常见，成年人为骨软化症。

2. 继发性甲状旁腺功能亢进症

部分患者尿磷排泄增多，出现血磷下降和继发性甲状旁腺功能亢进症。

3. 继发性醛固酮增多症

促进 K^+ 的排泄，可出现低钾血症，但程度较轻。

4. 肾结石及肾钙沉着症

较少发生。

（三）辅助检查

1. 酸负荷试验

如尿 pH≤5.5 应怀疑本病。

2. 碱负荷试验

口服碳酸氢钠法：从 1 mmol/（kg·d）开始，逐渐加量至 10 mmol/（kg·d），酸中毒被纠正后，测血、尿 HCO_3^- 浓度与肾小球滤过率，计算尿 HCO_3^- 排泄分数。

尿 HCO_3^- 排泄分数 = 尿［HCO_3^-］×血［肌酐］/血［HCO_3^-］×尿［肌酐］。

正常人尿 HCO_3^- 排泄分数为零；Ⅱ型、混合型 RTA >15%，Ⅰ型 RTA 3%~5%。

（四）诊断与鉴别诊断

（1）存在慢性高氯性代谢性酸中毒。

（2）碳酸氢钠负荷试验：尿 HCO_3^- 排泄分数 >15%。

（3）肾排钾增高，在 HCO_3^- 负荷时更为明显。

（4）可有高磷尿症、低磷血症、高尿酸、低尿酸血症、葡萄糖尿、氨基酸尿、高枸橼酸尿症、高钙尿症及少量蛋白尿。

（5）鉴别诊断：须与氮质潴留所致酸中毒的其他疾病和其他类型肾小管性酸中毒鉴别。

（五）治疗

（1）纠正酸中毒：Ⅱ型 RTA 补碱量较Ⅰ型 RTA 大，因此症多见于婴幼儿，以儿童为例，其补 HCO_3^- 的量为 10 ~ 20 mmol/（kg·d），此后以维持血中 HCO_3^- 浓度于正常范围调整剂量。

（2）噻嗪类利尿药：可适当使用。当 HCO_3^- 的剂量用至 22 mmol/（kg·d）而酸中毒不能被纠正时，氢氯噻嗪有助予纠正酸中毒。开始剂量为 1.5 ~ 2 mg/（kg·d），分 2 次口服。治疗中应注意低血钾的发生。

（3）补充维生素 D_3 及磷。

（六）预后

视病因不同各异。常染色体显性遗传和合并眼病的常染色体隐性遗传近端小管酸中毒需终身补碱。散发性或孤立性原发性近端小管酸中毒多为暂时性的，随着发育可能自行缓解，一般 3 ~ 5 年或以后可以撤药。

三、混合型肾小管酸中毒（Ⅲ型）

混合型肾小管酸中毒为Ⅰ型和Ⅱ型的混合类型。

四、高钾型肾小管酸中毒（Ⅳ型）

（一）病因与病理

此型 RTA 多为获得性。醛固酮分泌不足或远端小管对醛固酮反应减弱是主要机制。尽管远端小管泌 H^+ 功能正常，但分泌胺的能力很低，总排酸能力下降。

（二）临床表现

（1）存在高氯性酸中毒。

（2）尿钾排泄明显减少，血钾高于正常。

（3）尿中不含氨基酸、糖和磷酸。

（三）辅助检查

1. 血液生化检查

动脉血气分析为高氯性代谢性酸中毒合并高钾血症。

2. 尿液化验

尿 pH > 5.5，血浆 HCO_3^- 浓度正常时，肾脏对 HCO_3^- 重吸收下降。

（四）诊断与鉴别诊断

（1）临床确诊依据为高氯性代谢性酸中毒合并高钾血症，高钾血症和肾功能不平行。

（2）存在慢性肾脏疾病或肾上腺皮质疾病。

（3）持续的高钾血症，应疑及此病。

（4）排除肾功能不全导致的高钾血症。

（五）治疗

1. 一般治疗

（1）限制饮食中钾的含量，避免应用易致高钾的药物。

（2）限制饮食中钠的含量尽管对此类患者有益，但应避免长期限制钠的摄入。

2. 病因治疗

需针对原发性病因进行治疗。

3. 药物

（1）原发病的治疗。

（2）纠正酸中毒：给予小量的 $NaHCO_3$ 1.5～2.0 mmol/（kg·d）。

（3）氟氢可的松：剂量为 0.1～0.3 mg/d，适用于低肾素、低醛固酮或肾小管对醛固酮反应低的患者，以增加肾小管对钠的重吸收，尿钾及净酸排泄增加。常用超生理剂量，故高血压及心功能不全者应慎用。

（4）呋塞米：可抑制氯的重吸收，增加钾和氯离子的分泌，增加血浆醛固酮的含量，有纠酸和对抗高钾的作用。常用剂量为 20～40 mg，每日 3 次，口服。禁用螺内酯、氨苯蝶啶、吲哚美辛等。

（5）离子树脂：口服能结合钾离子的树脂，可减轻高钾血症和酸中毒。

（6）透析治疗：经上述处理高钾血症不能缓解者，可考虑透析治疗。

（孙　岩）

第二节　范科尼综合征

范科尼综合征是在 1931 年由范科尼（Fanconi）报道的一组以近端肾小管多种转运功能缺陷的疾病，可导致氨基酸尿、磷酸盐尿、葡萄糖尿、低分子蛋白尿，合并肾小管性酸中毒和肾性尿崩症等多种近端肾小管损害。

一、病因与病理

引起范科尼综合征的原因很多，其病理生理学机制尚未完全阐明。

二、辅助检查

（1）针对胱氨酸沉积症：儿童范科尼综合征应检查外周血白细胞中胱氨酸含量并进行裂隙灯检查，发现半胱氨酸水平升高和角膜结晶有助于诊断胱氨酸沉积症。

（2）针对半乳糖血症：尿葡萄糖氧化试验中，半乳糖不发生反应。细胞内半乳糖-1-磷酸尿苷酰转移酶检查有诊断意义。在某些国家，新生儿筛查半乳糖血症是常规项目。

（3）肝豆状核变性患者应行裂隙灯检查角膜色素沉着。检测尿、肝、血浆铜含量及血清游离铜。

三、临床表现

（1）肾性尿糖。

（2）肾性氨基酸尿。

（3）蛋白尿轻微，以低分子选择性蛋白尿为主。

（4）磷酸盐尿在血磷酸盐高时才发生。

（5）高氯性代谢性酸中毒，即Ⅱ型肾小管酸中毒。

（6）低钠低钾可继发高醛固酮血症。

（7）血容量减少。

四、诊断与鉴别诊断

儿童范科尼综合征要警惕胱氨酸沉积病，诊断依靠外周血白细胞中胱氨酸含量。患儿半胱氨酸水平通常超过 2 nmol/mg（蛋白），而正常人含量 <0.2 nmol/mg（蛋白）。裂隙灯检查发现角膜结晶有助于诊断。

半乳糖血症的诊断主要通过红细胞内半乳糖-1-磷酸尿苷酰转移酶和尿半乳糖检查。

肝豆状核变性诊断依靠尿、肝脏、血浆铜含量及血清游离铜检测。角膜 K-F 色素沉着环有助于诊断。

糖原贮积症诊断依赖 DNA 检查或肝穿刺明确。

酪氨酸血症的诊断依据为血浆或尿中升高的琥珀酰丙酮。

五、治疗

（1）调节水、电解质平衡。

（2）补充维生素 D。

（3）针对特殊氨基酸紊乱补充氨基酸，如半胱胺（巯基乙胺）降低白细胞内胱氨酸浓度。

（4）肾功能不全者按慢性肾脏病原则治疗。

（5）特殊饮食。半乳糖血症患者需进食无半乳糖饮食。遗传性果糖不耐受者需限制果糖和蔗糖饮食。酪氨酸血症应给予低苯丙氨酸和酪氨酸饮食，对肾功能保护有作用，但无法改善肝硬化。

（孙　岩）

第六章 肾小管—间质疾病

第一节 急性间质性肾炎

间质性肾炎指肾脏间质有炎症细胞浸润和水肿或纤维化，因常伴有不同程度的肾小管损伤，故又有肾小管—间质性肾炎之称。急性间质性肾炎（AIN）原指各种感染引起的肾脏的形态学特征，现指各种原因引起的一种临床病理综合征，特征是临床急性起病，肾功能急剧恶化，在肾小球滤过率（GFR）下降同时常有肾小管功能不全；以肾间质炎症细胞浸润、水肿伴有小管上皮细胞退行性变、坏死为病理特征。AIN 是急性肾衰竭（ARF）的重要原因之一，占 ARF 的 10% ~ 15%。

一、病因

（一）感染

甲组链球菌、金黄色葡萄球菌、白喉杆菌、布鲁氏菌、钩端螺旋体、军团菌、EB 病毒及肺炎支原体、大肠埃希菌、流行性出血热病毒、麻疹病毒等，都可引起急性间质性肾炎。

感染引起间质性肾炎的机制尚不完全清楚，其中有些病原体可直接侵入肾脏，参与间质炎症反应的细胞由产生抗侵入病原体抗体的细胞和参与吞噬有关的细胞组成。侵入肾脏的细菌释放内毒素或外毒素，直接损伤组织，通常为微生物直接侵袭肾脏并在肾脏内繁殖所引起的肾间质化脓性炎症，即肾盂肾炎等。

由系统感染（多为肾外感染）引起的变态反应所致的急性间质性肾炎，其病原体包括细菌、病毒、螺旋体、支原体、原虫及蠕虫等，如由 Hantaan 病毒引起的肾出血热综合征、由黄疸出血型钩端螺旋体引起的钩端螺旋体病等。

（二）药物

药物变态反应引起的急性间质性肾炎是目前临床上常见的类型。与急性间质性肾炎强相关的药物有甲氧西林、青霉素类、头孢菌素 I、非甾体抗炎药（NSAID）和西咪替丁，可能相关的有羧苄西林、头孢菌素类、苯唑西林、磺胺类、利福平、噻嗪类、呋塞米、白细胞介素、苯茚二酮，弱相关的有苯妥英钠、四环素、丙磺舒、卡托普利、别嘌醇、红霉素、氯霉素和氯贝丁酯。其中由抗生素引起的急性间质性肾炎占大多数。

药物性急性间质性肾炎一般是由变态反应引起的，与直接毒性作用关系不大，因急性间质性肾炎仅在用药的少数患者中发生，与用药剂量无关，肾脏损伤常伴有过敏的全身表现（发热、皮疹、嗜酸性粒细胞增多、关节痛），再次接触同一药物或同类药物时仍可再发生反应，循环中有某些致病药物的抗体，同时有一些体液或细胞免疫介导反应的证据。

（三）代谢性原因

严重的代谢失调，如高钙血症、高尿酸血症和低钾血症等可导致急性间质性肾炎。

（四）其他原因

有继发于肾小球肾炎、继发于系统性红斑狼疮（SLE）、继发于肾移植、代谢性原因、特发性急性间质性肾炎等。在各种免疫复合物型疾病中，SLE 最常见在原肌球蛋白（TPM）和肾小管周围毛细血管壁有免疫复合物沉积。约 60% 的患者有单核细胞引起的局灶性或弥漫性间质浸润，伴或不伴中性粒细胞和浆细胞浸润，肾小管有不同程度的损伤。弥漫增殖性较膜性或局灶增殖性狼疮肾炎常见肾小球外免疫沉积物，肾小管间质性肾炎也较为常见。人们早已注意到肾小球肾炎可伴有间质炎症反应，但只是在近些年才重视其机制的研究。继发于移植肾，肾小球外免疫球蛋白的沉积只是促发间质反应诸因素之一。沿 TPM 线状和颗粒状沉积物均有报道，多数能洗脱出抗-TPM 抗体。

另有一些患者找不到任何致病因素称为特发性 AIN，这类患者唯一共有的特征是可逆的急性肾衰竭、肾间质水肿和单核细胞浸润。

二、发病机制

感染的病毒、细菌及其毒素可直接侵袭肾脏引起间质损伤，一些药物、毒物、物理因素以及代谢紊乱也可直接导致 AIN。但是产生 AIN 的主要原因是免疫反应，包括抗原特异性和非抗原特异性所致的肾间质损伤。研究证实，由细胞介导的免疫反应途径在 AIN 的发病中起了重要作用。运用单抗免疫组化进行研究，发现肾间质中参与炎症反应的浸润细胞大多为 T 淋巴细胞，以 $CD4^+$ 细胞占多数；但在由非甾体抗炎药、西咪替丁、抗生素类药物引起的病例中，则以 $CD8^+$ 细胞略占多数。

经典抗原介导的免疫性间质性肾炎是抗肾小管基膜抗体性间质性肾炎，循环血中可测得抗原特异性 IgG。肾小管基膜上可见 IgG 呈线性沉淀，或颗粒状沉积于某些系统性红斑狼疮和干燥综合征患者的小管基膜上，这种表现在其他 AIN 病例中极为罕见。间质内浸润细胞发病初多为中性粒细胞，2~3 周后转为单核细胞。

三、临床表现

（一）全身过敏表现

常见药疹、药物热及外周血嗜酸性粒细胞增多，有时还可见关节痛及淋巴结肿大。但是由非甾体抗炎药引起者常无全身过敏表现。过敏症状可先于肾衰竭 1 周前发生，也可同时发生。大多数（60%~100%）患者有发热，30%~40% 的患者有红斑或斑丘疹样皮损、瘙痒，但关节痛无特异性，较其他症状少见。偶有腰痛，可能与肾被膜紧张有关。约 1/3 的患者有肉眼血尿。

（二）急性感染的症状

感染引起的急性间质性肾炎主要见于严重感染和有脓毒血症的患者，症状有发热、恶寒、腰痛、虚弱等，血中多形核白细胞增多。急性肾盂肾炎为其典型的表现。

（三）尿化验异常

常出现无菌性白细胞尿、血尿及蛋白尿。蛋白尿多呈轻度，但当非甾体抗炎药引起肾小球微小病变型肾病时却常见大量蛋白尿，并可由此引起肾病综合征。

感染性急性间质性肾炎尿中以多形核白细胞为主，可见白细胞管型，并有少量红细胞和尿蛋白。过敏性急性间质性肾炎80%以上有血尿、蛋白尿和脓尿，约90%有镜下血尿，发现嗜酸性粒细胞尿强烈提示药物过敏引起的急性间质性肾炎。

蛋白尿一般是肾小管性的，很少达肾病综合征的程度，多在1.2 g/d以下，但非甾体抗炎药引起的急性间质性肾炎，尿蛋白可达肾病综合征范围，嗜酸性粒细胞尿不如其他常见。

依据临床和无红细胞管型除外急性肾小球肾炎和血管炎后，尿中嗜酸性粒细胞有助于急性肾小管坏死与过敏性间质性肾炎的鉴别，但无嗜酸性粒细胞不具鉴别价值，因许多急性间质性肾炎患者无嗜酸性粒细胞尿，并且嗜酸性粒细胞尿随时间而异。特发性急性间质性肾炎尿中嗜酸性粒细胞不增多，伴有眼葡萄膜炎的有嗜酸性粒细胞尿。

（四）肾功能损害

1. 肾小管功能不全

间质损伤的基本表现即肾小管功能不全。由于肾小管各段的功能不同，肾小管功能不全的类型与损伤部位有关，而损伤的程度决定功能不全的严重性。皮质部位的肾小管间质损伤主要影响近端小管或远端小管，髓质部位的损伤影响髓袢和集合管，从而决定了各自的表现。影响近端小管的病变导致肾性糖尿、氨基酸尿、磷酸盐尿和尿酸尿。肾功能不全患者若见血磷和尿酸盐水平降低应怀疑有肾小管间质疾病。远端小管受损出现Ⅰ型RTA、高血钾和失盐。影响髓质和乳头的病变累及髓袢、集合管和产生及维持髓质高渗所必需的其他髓质结构，导致肾性尿崩症、多尿和夜尿。但临床上所见肾小管受影响并非单一的，在同一病例可见多种功能异常。

2. 急性肾衰竭

表现为急性肾衰竭伴或不伴少尿。并常因肾小管功能损害出现肾性糖尿、低比重及低渗尿。急性间质性肾炎引起的肾功能损害从单纯的肾小管功能不全到急性肾衰竭。据报道，本病引起的急性肾衰竭占急性肾衰竭总数的13%。急性肾衰竭时见少尿或无尿，如初始的症状和体征未察觉而继续用致病性药物时常见少尿。

（五）继发性急性间质性肾炎的表现

表现以原发病为主，继发性急性间质性肾炎的表现无特异性。原发病伴有间质病变时肾功能损害多加重。但系统性红斑狼疮（SLE）和肾移植患者在肾小球病变不明显时，突出的间质病变即可导致急性肾衰竭。这在SLE患者常发生在有肾外和血清学各种表现的患者，尽管肾功能恶化，尿液分析却无多少异常。急性尿酸性肾病表现为少尿、结晶尿和血尿。

（六）特发性急性间质性肾炎的表现

这是指少数经肾组织活检证实为AIN却无任何药物、感染以及全身疾病等致病因素，除急性肾衰竭外其他临床表现无特异性，无发热和皮疹，伴眼葡萄膜炎的特发性急性间质性肾炎。患者常伴有非少尿型急性肾衰竭（ARF），可见于各年龄组男女患者，以中年女性多见。皮疹、嗜酸性粒细胞增多等全身过敏症状少见，大多有高γ球蛋白血症，红细胞沉降率增快，近端小管重吸收钠的能力降低，并出现糖尿、氨基酸尿、中等量的蛋白尿。少数患者免疫荧光检查可见肾小管基膜有颗粒样沉积。多数预后较好，有的自然缓解，对皮质激素疗法有的有效，有的无效。眼葡萄膜炎易复发。

（七）肾活检

组织学表现无特异性，对病因学无提示作用，化脓性感染引起的大量中性粒细胞例外。最常见的表现是间质水肿引起的肾小管分离。间质的炎症细胞主要是淋巴细胞、浆细胞或巨噬细胞，各自的比例随类型而异。有些病例见嗜酸性粒细胞，尤其是药物变态反应引起的间质性肾炎。炎症细胞灶是局灶性的，但有时可呈弥漫性实质损害。药物引起的变态反应偶可见巨细胞。肾小管有各种变化，在一些病例因间质肿胀而移位。在另一些病例，肾小管萎缩或数目明显减少。肾小管常有扩张，内排列低级的上皮细胞，这种情况当有急性肾衰竭时特别常见。有时可见小的坏死区域，常由炎症细胞引起。肾小管管型的数目不一。动脉和小动脉常不受影响，但在老年病例和高血压病例，小动脉可见某种程度的内膜增厚。在伴有急性肾衰竭的病例，于直小血管可见有核细胞。在大多数病例肾小球无异常，但在肾衰竭的患者肾小球囊内排列的细胞具有肾小管细胞的特征。电镜和免疫荧光显微镜检查可见线型或颗粒型免疫沉积物，成分有 IgG、IgM、C3 和自身抗原等。

四、诊断与鉴别诊断

（一）诊断

根据病史和体格检查，结合临床表现和实验室检查，便可作出诊断。感染引起的急性间质性肾炎发生在严重的肾或全身性感染患者；有的在用抗生素期间出现急性间质性炎症，倾向于是药物引起的，但不能排除感染引起的病变。药物引起的急性间质性肾炎发生在开始用药后的 3~30 日内，有变态反应的全身表现及肾脏方面的表现。继发性的急性间质性肾炎表现以原发病为主，兼有肾小管受损的表现，或伴有肾小管间质损伤后病情恶化加速，偶见以肾小管间质病变为主导致肾衰竭者。常先有肾小球疾病的临床表现如蛋白尿、水肿、高血压等，在若干时间之后，突然出现小管—间质受损的症状，如多尿、夜尿、低渗尿等。

急性间质性肾炎的典型病例常有：①近期用药史；②全身过敏表现；③尿化验异常；④肾小管及肾小球功能损害。一般认为若有上述表现的前两条，再加上后两条中任何一条，临床急性间质性肾炎即可诊断成立。但非典型病例常无第二条，必须依靠肾穿刺病理检查确诊。

（二）鉴别诊断

有急性肾衰竭、血尿和蛋白尿的急性间质性肾炎，需与急性肾小球肾炎及急性肾小管坏死相鉴别。

1. 急性肾小球肾炎

急性肾小球肾炎患者在用抗生素的当时或用药后的很短时间内即可发生严重的肾衰竭，常见红细胞管型和低补体血症；而在急性间质性肾炎患者，疾病发生在开始治疗后的较长时间，补体正常，嗜酸性粒细胞增多，可见嗜酸性粒细胞尿，无红细胞管型。

2. 急性肾小管坏死

急性肾小管坏死患者尿中可见游离的肾小管上皮细胞、灰褐色的颗粒管型和上皮细胞管型；有些药物既能引起急性间质性肾炎，又能引起其他肾脏病，如非甾体抗炎药可使原有的肾脏病加剧，利福平可导致急性肾小管坏死等，一般可借助尿液分析进行鉴别诊断。

五、治疗

（一）感染所致的急性间质性肾炎的治疗

积极地控制感染，清除感染灶。

（二）药物所致的急性间质性肾炎的治疗

首先停用致敏药物。去除过敏原后，多数轻症急性间质性肾炎即可逐渐自行缓解。但有的病例肾功能恢复不完全，功能恢复的程度和速度与肾脏病变的严重性有关，无氮质血症的病例，尿沉渣在几日内可转为正常；肾功能不全的病例则可能需要 2 ~ 4 个月的恢复时间。

（三）免疫抑制治疗

重症病例宜服用糖皮质激素如泼尼松每日 30 ~ 40 mg，病情好转后逐渐减量，共服用 2 ~ 3 个月。激素的使用指征为：①停用药物后肾功能恢复延迟；②肾间质弥漫细胞浸润或肉芽肿形成；③肾功能急剧恶化；④严重肾衰竭透析治疗。为冲击疗法或口服，很少需并用细胞毒药物。

（四）继发性急性间质性肾炎的治疗

积极治疗原发病，如系统性红斑狼疮、干燥综合征等。

（五）特发性急性间质性肾炎的治疗

主要是用皮质激素，有的患者无效。部分患者能自然缓解。

（六）急性肾衰竭的治疗

可用支持疗法，表现为急性肾衰竭病例应及时进行透析治疗。

六、预后与转归

急性间质性肾炎的预后较好，大多数为可逆性，少数患者可遗留肾损害，并发展为终末期肾衰竭。其预后主要与疾病的严重程度、肾功能状况、肾间质浸润的程度、急性肾衰竭的持续时间和年龄等有关。

（钱慕周）

第二节　肾乳头坏死

肾乳头坏死又称坏死性乳头炎或肾髓质坏死。多见于 40 岁以上的中老年人，其基本病变是肾脏血液循环受损，引起一个或多个肾锥体远端的局限性或弥漫性缺血坏死。根据部位不同，肾乳头坏死分为髓质型和乳头型两型。髓质型病变表现为最里层肾髓质局灶性坏死，而肾乳头保持存活；乳头型病变则是整个肾乳头和肾小盏毁损。因而，有学者提出，将髓质型病变称为部分性肾乳头坏死，将乳头型病变称为完全性肾乳头坏死。大多数急性肾乳头坏死病变，开始时是一个独立的肾乳头坏死性病变，如病变损伤持续进展，则病灶融合形成肾乳头坏死。

一、病因

（一）糖尿病

糖尿病是最常见的相关疾病，占总数的 50%～60%。在一项静脉肾盂造影的研究显示，在所有接受检查的胰岛素依赖型糖尿病患者中，约 25% 有肾乳头坏死。尸检显示，糖尿病引起肾乳头坏死发生率占 3%～7%，而非糖尿病中仅为 0.2%。

（二）尿路梗阻

各地报道不一，占 15%～40%。梗阻是肾乳头坏死常伴症状及发病因素。

（三）肾盂肾炎

严重的肾盂肾炎是肾乳头坏死的常见病因之一，常与糖尿病或尿路梗阻合并存在。

（四）血管炎

包括坏死性血管炎、韦格纳肉芽肿和移植肾血管炎。目前甚至有学者提出将糖尿病归于血管炎范畴。

（五）止痛药肾病

滥用或超量使用镇痛药都可引起肾乳头坏死。特别是非甾体抗炎药的使用，如果应用于糖尿病、镰状红细胞病以及某些肝脏疾病，肾乳头坏死的发生率可能大大增加。

（六）其他

镰状红细胞病、肾结核、巨球蛋白血症、肾静脉血栓、移植肾排异、肝脏疾病、胰腺炎等。

二、发病机制

肾乳头坏死是一种缺血性坏死，与肾乳头的血液循环特点有关。肾血流量的 85%～90% 分布在肾皮质，10%～15% 分布在肾髓质，越靠近肾乳头血液供应越少，其血供主要来自肾髓质深部的直小动脉和肾盏的螺旋小动脉。上述各种肾脏病变均可使肾乳头血供受损，导致一个或多个肾锥体远端的局限性或弥漫性缺血坏死，这是肾乳头坏死的基本发病机制。

在多数肾乳头坏死的病例发现有感染存在。有文献显示，约 2/3 的肾乳头坏死患者起病表现为畏寒、发热，且尿培养阳性，故有学者认为肾乳头坏死是急性肾盂肾炎的一部分，或称坏死性肾盂肾炎。

有研究发现，镇痛药引起由细胞色素 P450 系统参与的代谢过程中，生成过多的活性氧成分，同时抑制前列腺素合成，导致乳头缺血性梗死。

缺血、感染、梗阻和其他引起肾乳头坏死的病因（如糖尿病）可同时存在，而且缺血坏死、梗阻和感染可形成恶性循环，在肾乳头坏死发病机制中具有重要作用。

三、病理

本病常累及双侧肾，阻塞或感染所致肾乳头坏死者多累及一侧肾。大体解剖，病变处肾乳头因缺血和化脓发生坏死，呈黄色或灰红色，坏死区域可波及整个锥体，部分坏死肾乳头部位出现缺损、结痂，甚至钙化斑。

光学显微镜下可见肾间质水肿，髓袢和肾小管周围毛细血管基膜增厚，肾乳头上皮细胞、血管内皮细胞和肾间质细胞局灶性坏死，晚期镜下表现为梗死样凝固性坏死，坏死组织和正常组织的分界明显，病灶周围有大量炎症细胞浸润，间质纤维化，坏死中心区域可形成空洞。慢性发展者，可有不同程度的钙化。肾乳头坏死早期坏死区域肿胀、分裂形成窦道，肾盂造影见窦道成弧形，当整个坏死乳头与正常组织分离时，造影可见围绕窦道内坏死组织的环形影，如坏死乳头被吸收或脱落，造影可见正常乳头部位形成"杵状肾盏"。

四、临床表现

本病主要见于中老年人，平均发病年龄为 53 岁。其临床表现取决于坏死累及的部位、范围、受累的乳头数及发展的速度。

（一）轻型

表现为轻度发热、腰痛、血尿，或有部分患者完全没有临床症状，因其他原因做静脉肾盂造影时，意外发现。正常人每侧肾平均有 8 个肾锥体，肾有较强的储备功能，因此当有 1～2 个肾乳头发生坏死时，肾功能可以正常。

（二）重型

急性起病，表现为寒战、高热、肉眼血尿、少尿、腰痛，甚至进行性肾功能恶化。此时多并发严重泌尿系感染，如双肾表现为急性广泛肾乳头坏死，临床上多表现为急性肾衰竭。如坏死的肾乳头脱落，并阻塞输尿管，可引起肾绞痛和急性尿路梗阻。

五、辅助检查

（一）尿常规检查

血尿常见，多为肉眼血尿，可有蛋白尿、白细胞尿。

（二）肾功能检查

重症者多有肾功能不全，病变重者肾功能呈进行性恶化。

（三）静脉肾盂造影

对肾乳头坏死的诊断有重要价值。但在并发肾功能不全患者慎用。典型肾乳头坏死 X 线特征为"环形征"，即造影剂进入未完全脱落的肾乳头坏死的周围，和（或）肾乳头区发现有杵状或斑状充盈点，为造影剂进入脱落后的空洞内。

（四）B 超检查

可在肾盂或输尿管上段见到脱落的肾乳头组织影，或并发梗阻时有肾盂积水。

（五）组织学检查

在可疑病例应收集全部尿液，用滤纸或纱网过滤，寻找乳头组织。如尿中排出坏死脱落组织，进行病理检查，如证实为坏死的肾乳头，则可确诊。

六、诊断

有上述原发病的存在，结合临床表现，一般诊断不难。其确诊依据为：尿沉渣中找到脱落的肾乳头组织，经病理检查证实。如静脉肾盂造影发现"环形征"和（或）肾小盏边缘有虫蚀样改变，有助于诊断。

如临床上出现以下情况，应高度怀疑本病：①重症急性肾盂肾炎或慢性肾盂肾炎急性发作，以肉眼血尿为主，对治疗反应差，肾功能日趋恶化者；②糖尿病并发严重的肾盂肾炎，对治疗效果不佳，肾功能进行性衰竭者；③尿路梗阻突发暴发性尿路感染者；④长期服用镇静剂或止痛药的患者出现本病临床表现者；⑤血尿和（或）腰痛者，尿中有坏死组织排出。

七、鉴别诊断

急性肾乳头坏死应和急性肾小管坏死等原因所致的急性肾衰竭鉴别，注意与肾实质囊性病、反流性肾病、肾结核、肾盂肾炎鉴别，也应与尿石症引起的肾绞痛鉴别。

八、治疗

本病的治疗原则是积极治疗原发基础疾病，消除诱发因素，改善肾血流量，减轻症状，促进肾组织修复。

（一）原发病的治疗

有复杂因素的应尽快消除，包括控制血糖、解除尿路梗阻、纠正止痛药滥用。

（二）抗感染治疗

应用有效的抗生素，最好根据药敏试验选择，清除全身或尿路感染。抗生素的使用要足量、足疗程，以期彻底根除感染。如无药敏试验结果，可选用对革兰阴性杆菌疗效比较好、肾毒性较小的第三代头孢菌素。

（三）增加肾血流量

肾乳头坏死的病理基础是以肾乳头为中心的肾髓质血流障碍，因此改善肾血流供应，可减轻肾损害。一般可选用肝素、尿激酶、低分子右旋糖酐及复方丹参注射液。

（四）控制血压

控制血压有助于减缓肾脏疾病的发展。

（五）替代治疗

如为广泛性急性肾乳头坏死，临床表现为急性肾衰竭，应给予透析治疗。

（六）其他

对于糖尿病患者，如果不是必须，尽可能避免留置导尿。对于单侧急性肾乳头坏死，如持续大量血尿或引起严重梗阻的个别病例需行肾切除。对于变态反应所致者，可给予肾上腺皮质激素治疗。

九、预后

其预后取决于肾乳头坏死的严重程度。原发病的防治、有效地控制感染和及时解除梗阻能明显改善预后。

（钱慕周）

第三节　低血钾性肾病

机体长期缺钾，可造成低血钾性肾病。

一、病因

常见的病因有：①胃肠道过度丢失钾离子，腹泻、呕吐、过度通便（服缓泻剂）等；②尿中丢失大量钾，包括肾小管酸中毒和其他慢性肾疾病；③大量使用糖皮质激素如激素治疗，库欣病和原发性醛固酮增多症等；④原因不明，如使用某些减肥药及利尿剂等。由于低钾血症长期持续，引起低钾肾病。

二、病理

随着机体缺钾，肾组织含钾量减少，肾乳头及髓质内钾的减少更明显。引起近端、远端肾小管细胞内的大空泡变性，髓袢基膜增厚，集合管发生显著变化，显示上皮细胞肿胀，空泡形成，变性坏死。有些病例可见肾间质纤维化。肾小球及血管一般无损害。在罕见的情况下，严重的长期缺钾，有可能引起固缩肾。

三、临床表现

患者肾小管逆流倍增机制被破坏，肾离子交换障碍，肾髓质间液不能成为高渗；集合管对水通透性降低、损坏钠泵，影响水的重吸收，且远端肾小管对抗利尿激素反应降低及肾内前列腺素合成增加，从而表现为肌无力，周期性四肢麻痹，烦渴，多尿、低比重尿、明显夜尿增多等，甚至可发生肾性尿崩症。发生间质损害后，可引起肾小管酸化尿功能障碍。本病常伴发肾盂肾炎，晚期病变患者偶可发生肾衰竭。

四、辅助检查

低血钾、高血钠、代谢性碱中毒、尿比重低、呈中性或碱性，原发性醛固酮增多症的患者，醛固酮分泌增多，导致水钠潴留，体液容量扩张而抑制肾素—血管紧张素系统，所以患者尿中醛固酮增多、血浆肾素活性低且对缺钠的反应迟钝等。

五、治疗与预后

确诊为低血钾性肾病的患者，应给予积极的补钾治疗，患者的症状可望在短期内改善。在治疗的过程中需要注意的是，患者由于长期多尿，低血钾性肾病，使尿钙、尿镁、尿磷排出增多，甲状旁腺激素（PTH）的合成需要镁的参与，所以低血镁使 PTH 分泌减少，使血钙浓度下降。如果没有及时补充钙剂、镁剂、磷剂，可造成患者低血钙抽搐的发生。因此，在治疗的过程中，要同时监测患者血钙、血镁、血磷的情况，并随时给予补充。

早期病变是可逆的，一般纠正缺钾后数月，肾功能可以改善或恢复。在晚期已发生肾间质瘢痕形成者，则病变不能恢复。

（陈　澄）

第七章　肾脏感染性疾病

第一节　急性肾盂肾炎

急性肾盂肾炎起病急，临床表现有两组症状群：①泌尿系统症状，可有尿路刺激征，腰痛和（或）下腹部疼痛，肋脊角及输尿管点压痛，肾区压痛和叩痛；②全身感染症状，如寒战、发热、恶心、呕吐，血白细胞计数增高。一般无高血压和氮质血症。急性肾盂肾炎可侵犯单侧或双侧肾。肉眼所见：肾盂、肾盏黏膜充血、水肿，表面有脓性分泌物，黏膜下可有细小的脓肿；在一个或几个肾乳头可见大小不一，尖端指向肾乳头，基底伸向肾皮质的楔形炎症病灶。镜下所见：病灶内肾小管腔中有脓性分泌物，小管上皮细胞肿胀、坏死、脱落。间质内有白细胞浸润和小脓肿形成，炎症剧烈时可有广泛性出血，小的炎症病灶可完全愈合，较大的病灶愈合后可留下瘢痕，肾小球一般无形态改变。合并有尿路梗阻者，炎症范围常很广泛。

一、诊断

（一）临床表现

1. 全身症状

寒战、发热、腰痛，可伴有恶心、呕吐、食欲缺乏。

2. 泌尿系统症状

可有或无尿频、尿急、尿痛。

3. 体征

季肋角及输尿管点压痛，肾区压痛和叩痛。

4. 肾乳头坏死

此为急性肾盂肾炎的重要并发症，多发生在糖尿病患者，有肾绞痛、无尿、急性肾衰竭。

5. 败血症

即尿路感染败血症，多数患者有插管和尿路梗阻的病史。

（二）辅助检查

1. 血常规检查

偶有白细胞计数轻度增高，贫血不明显。

2. 尿常规检查

血尿、白细胞尿，可见白细胞管型、红细胞管型，蛋白尿不常见。

3. 清洁中段尿培养

杆菌细菌数 $> 10^5/mL$，球菌 $> 1\,000/mL$，即可诊断。

4. 涂片找细菌

油镜下找到 1 个细菌可认为阳性。

5. 特殊检查

B 超、KUB、IVP 检查肾无形态学变化。

6. 其他

尿抗体包裹试验阳性，尿 NAG 酶、β_2-微球蛋白（β_2-MG）升高，血 Tamm-Horsfall 抗体阳性。

（三）诊断要点

（1）发热、寒战等全身症状及膀胱刺激症状。

（2）腰痛和肾区叩击痛。

（3）尿液细菌学检查阳性。

（四）鉴别诊断

1. 急性膀胱炎

表现为尿频、尿急、尿痛等典型的膀胱刺激症状，有脓尿，约 30% 患者有血尿，但很少有发热、寒战等全身症状。疼痛以耻骨上区坠痛及压痛为主，且无腰和肾区叩击痛。检查多无蛋白尿和管型尿。

2. 肾积脓

主要表现为脓尿，急性感染时有明显腰痛肾区叩击痛，伴发热、寒战等全身症状。脓肾在腹部检查多可扪及肿大的肾，而且肾区叩痛特别明显。肾 B 超检查发现肾内有积液，IVU 患侧肾不显影。

3. 肾周围炎及肾脓肿

主要表现为发热、寒战等全身症状，伴明显腰痛和肾区叩击痛。但通常无尿频、尿急、尿痛，尿中无脓细胞。KUB 平片可发现腰大肌影消失，B 超检查可发现肾周有液性暗区。

4. 急性胆囊炎和急性阑尾炎

主要表现为腹痛、腹胀，可有寒战、发热。急性胆囊炎患者体检时墨菲（Murphy）征为阳性，急性阑尾炎患者体检时麦氏点有固定压痛或反跳痛，而且均无尿路刺激征，尿液检查常无脓细胞，B 超检查可发现胆囊增大或有结石。

二、治疗

（一）治疗原则

（1）有菌血症危险者应选用较强的广谱抗生素，待尿培养药敏试验后再调整抗生素的种类。

（2）无发热或治疗后 48 小时不发热者，可改用口服制剂。

（3）每年发作在 2 次以上者，应加强治疗。

（4）选用对肾损害小、不良反应也小的抗菌药，避免使用肾毒性的药物，尤其是肾功能不全者。

（二）一般治疗

卧床休息，多饮水，勤排尿。

（三）药物治疗

对急性肾盂肾炎的治疗经历了从长疗程到短疗程、再到长疗程这样一个学术发展过程，近年来的 3 日疗法或大剂量单次治疗方法，已被证实有复发和转为慢性感染的缺点，既往国内外所规定的"尿路感染必须有足够疗程"的治疗原则重新广泛应用。

1. 中等度严重的肾盂肾炎

（1）STS 疗法：因引起急性肾盂肾炎的细菌主要是革兰阴性菌，以大肠埃希菌为主，因此初发的急性肾盂肾炎可选用 STS 14 日疗法。即成年人每次口服磺胺甲噁唑（SMZ）1.0 g、甲氧苄啶（TMP）0.2 g 及碳酸氢钠 1.0 g，每日 2 次，14 日为 1 个疗程，SMZ 配用 TMP，其杀菌力可增加多倍，加用碳酸氢钠不仅可以碱化尿液，加强 SMZ 的疗效，且可防止长期应用 SMZ 后可能发生的结晶尿。

（2）诺氟沙星：0.2 g，每日 3 次，疗程为 14 日。喹诺酮类抗菌药具有广谱、低毒、可以口服等优点，是治疗尿路感染的理想药物，对磺胺类药物耐药或过敏者，或反复复发而用其他药物疗效欠佳时用此类药。

一般抗菌治疗 2~3 日即有效，如已显效不需按药敏结果更换抗生素，因尿菌的药敏结果不及血培养的药敏结果可靠。如无好转，宜参考药敏试验结果更换抗生素，在 14 日的疗程后，通常尿菌的转阴率达 90% 左右，如尿菌仍呈阳性，此时应参考药敏试验选用有效的和强有力的抗生素，治疗 4~6 周。

2. 临床症状严重的肾盂肾炎

一般疗程为 2~3 周，先给予静脉用药，可选用药物有：①氨苄西林 1~2 g，每 4 小时 1 次；②头孢噻肟 2 g，每 8 小时 1 次，必要时联合用药。经过上述药物治疗后，如病情好转，可于退热后继续用药 3 日再改为口服抗菌药，以完成 2 周疗程。如未能显效，应按药敏结果更换抗生素。

有复杂因素的肾盂肾炎患者，其致病菌多有耐药性，有时在治疗上会很有困难，按药物敏感试验结果可试用以下抗生素：①奈替米星 2 mg/kg，每 12 小时静脉注射 1 次；②头孢曲松 2.0 g，每 24 小时静脉注射 1 次；③卡芦莫南（噻肟单酰胺菌素）2 g，每 8 小时静脉注射 1 次。复杂性肾盂肾炎易发生革兰阴性杆菌败血症，应联合使用 2 种或 2 种以上的抗生素静脉注射治疗，在用药期间，应每 1~2 周做 1 次尿培养，以观察尿菌是否转阴，经治疗仍持续发热者，则应注意肾盂肾炎并发症的可能，如肾盂积脓、肾周脓肿等，应及时行肾 B 超等检查。

（四）中药治疗

急性肾盂肾炎应首选抗生素治疗，中医治疗为辅助治疗，此病属中医淋证范围。中医学认为，湿热之邪蕴结于下焦，膀胱受热郁结，不能宣行水道，治疗以清热利湿、通淋解毒为主。方剂选用八正散加减（木通、车前子、栀子、滑石、甘草、瞿麦、连翘、黄檗）。若发热加柴胡、黄芩，尿浑浊加萆薢，血尿加鲜茅根、小蓟，小腹挛痛加乌药。如尿短赤涩痛，为热偏重，宜重用清热解毒药物。如尿浑浊、不痛者，为湿偏重，宜重用利湿通淋药（滋阴通淋方：生地黄 15 g、沙参 10 g、枸杞子 12 g、苦参 15 g、黄檗 12 g、麦冬 10 g、益母草

20 g、白茅根 15 g、当归 10 g、柴胡 10 g）。

三、病情观察

（1）患者畏寒、发热等全身毒血症状。
（2）尿频、尿急、尿痛等膀胱刺激症状变化。
（3）对抗感染药物治疗的反应。
（4）尿中脓细胞变化及尿培养结果。

四、病历记录

（1）记录有无膀胱刺激症状和体征。
（2）记录发热与膀胱刺激症状的先后关系。
（3）记录发病以来的治疗措施和治疗效果。
（4）记录医患沟通的情况。

五、注意事项

（一）医患沟通

（1）做好有关疾病知识的宣教，指导患者注意个人卫生。
（2）急性肾盂肾炎反复发作，疗程要长，部分患者不易坚持，要交代患者遵医嘱用药。

（二）经验指导

（1）急性肾盂肾炎临床症状典型，尿培养阳性，容易诊断。急性肾盂肾炎反复发作，迁延不愈超过 6 个月则为慢性肾盂肾炎。
（2）中段尿培养是诊断的重要依据。
（3）做影像学检查，寻找发病原因，如尿石症、输尿管反流等。
（4）根据药敏试验结果选用抗生素，以足量、足疗程为原则。
（5）如有明确病因存在，则需经过手术纠正方可治愈。
（6）在治疗结束时及停药后第 2、第 6 周应分别做尿细菌定量培养，以后最好能每个月复查 1 次，共 1 年，如追踪过程中发现尿路感染复发，应再行治疗。

（苑雪莹）

第二节　慢性肾盂肾炎

慢性肾盂肾炎是指慢性间质性肾炎伴有肾瘢痕形成和反复泌尿道感染，并非由急性肾盂肾炎反复发作演变而来，多发生在尿路解剖或功能上有异常情况者，最为常见的为尿道梗阻、膀胱输尿管反流。尿道无复杂情况者，则极少发生慢性肾盂肾炎。慢性肾盂肾炎的病程经过很隐蔽，尿路感染表现不明显，平时无症状，少数患者可间歇性发生症状性肾盂肾炎，但更为常见的表现为间歇性无症状细菌尿，间歇性尿频、尿急等下尿路感染症状，以及间歇性低热。同时出现慢性间质性肾炎的表现，如尿浓缩功能下降，出现多尿、夜尿，易发生脱水；肾小管重吸收钠功能差而致低钠；可发生低血钾或高血钾及肾小管酸中毒等，肾小管功能损害往往比肾小球功能损害更突出。

肉眼所见肾表面有程度不等的凹凸不平和瘢痕，两侧大小不等，炎症区域内的肾乳头有瘢痕形成，可致肾盂肾盏变形。光学显微镜下见间质纤维化和瘢痕形成，小管萎缩，有单核细胞浸润，肾小球周围纤维化，这些变化与其他原因引起的慢性间质性肾炎基本相同，只是肾盏、肾盂黏膜可有较明显的炎症或瘢痕改变，在慢性肾盂肾炎晚期，肾实质损害严重，可导致固缩肾和肾衰竭。

一、诊断

（一）临床表现

在慢性肾盂肾炎中，临床表现差异很大，其主要标志是真性细菌尿及反复发作的急性尿路感染，临床上分为 5 型。

1. 反复发作型肾盂肾炎

（1）反复发生的尿路刺激征。

（2）常有真性菌尿。

（3）腰痛和叩痛。

2. 长期低热型肾盂肾炎

反复发生低热。

3. 血尿型肾盂肾炎

以发作性血尿为主。

4. 无症状菌尿型肾盂肾炎

患者可无临床症状，尿培养即有细菌。

5. 高血压型肾盂肾炎

以高血压为主要临床特点。

（二）辅助检查

1. 尿常规检查

血尿、白细胞尿（5/HP），可见白细胞、红细胞管型，蛋白尿不常见。

2. 清洁中段尿培养

杆菌细菌数 $>10^5/mL$，球菌 $>1\,000/mL$，即可诊断。

3. 涂片找细菌

油镜下找到 1 个细菌可认为阳性。

4. 尿抗体包裹细菌试验

阳性，尿浓缩稀释试验异常。

5. 血常规检查

可有或无白细胞计数增高，肾功能不全时，可有贫血。

6. 血生化检查

BUN、Scr 升高，血 HCO_3^-、血钠降低，血钾因肾小管调节功能障碍，即可发生低钾血症，也可发生高钾血症，血钙、血磷在发生尿毒症时有低血钙、高血磷。

7. 肾功能检查

肾小管功能受损，低比重尿，尿酶及 β_2-M 酶增高，可有肾小管酸中毒及范科尼（Fanconi）综合征等表现。

8. B 超检查

双肾大小不一，表面凹凸不平。

9. KUB 或 IVP 检查

肾盂、肾盏变形，外形不光滑，也可缩小。

（三）诊断标准

（1）病史 >1 年，且有反复发作的尿路感染。

（2）有肾影像改变的证据，如双肾大小不等，表面不平，有时可见肾盂、肾盏变形。

（3）有肾小管功能和（或）肾小球持续性损害。

（四）诊断要点

（1）急性肾盂肾炎反复发作病史，病期 >6 个月。

（2）中段尿细胞培养为阳性。

（3）IVU 或 CT 显示双肾大小不等，肾盂、肾盏变形。

（五）鉴别诊断

1. 下尿路感染

下尿路感染主要表现为尿频、尿急、尿痛、排尿不适，尿中白细胞增多。慢性肾盂肾炎在静止期也有类似表现，然而两者的处理和预后有很大的差别。其主要的鉴别方法有以下几种：①膀胱冲洗后尿培养，是区分上、下尿路感染最特异的方法；②输尿管导尿法，此方法有损伤，目前较少使用；③尿沉渣找抗体包裹细菌，因细菌性前列腺炎和白带污染可致假阳性，已不用；④^{99m}Tc 放射性核素扫描，扫描阳性，表现为有放射性缺损区时提示有肾盂肾炎；⑤血 C 反应蛋白水平升高也往往提示肾盂肾炎。

2. 肾结核

肾结核主要表现为尿频、尿急、尿痛和排尿不适的尿路刺激症状，可伴有脓尿、发热等症状。应用一般抗生素治疗往往不能奏效。尿沉渣涂片可找到抗酸杆菌，OT 试验呈阳性反应、红细胞沉降率加快。胸部 X 线检查可发现肺内有结核病灶；排泄性尿路造影可见肾盏杯口虫蚀样破坏。

3. 慢性肾小球肾炎

慢性肾小球肾炎患者并发尿路感染时，也表现出尿路刺激症状和全身感染症状。在晚期也表现为水肿、高血压。它与不典型慢性肾盂肾炎的区别在于慢性肾小球肾炎患者的蛋白尿多，且以中分子蛋白为主，白细胞少，IVU 或 CT 显示双肾对称性缩小，外形光整，无肾盂、肾盏变形；而慢性肾盂肾炎患者仅少量蛋白尿，尿中白细胞多，且中段尿细菌培养为阳性，IVU 或 CT 显示双肾大小不等，肾盂、肾盏变形。

4. 尿道综合征

好发于中年女性，主要表现为尿频、尿急、尿痛和排尿不适。但多次中段尿培养均无细菌生长。

二、治疗

（一）治疗原则

（1）急性发作者按急性肾盂肾炎治疗。

（2）反复发作者应通过尿细菌培养并确定菌型，明确此次再发是复发或重新感染，并根据药敏试验结果合理选择有效的抗生素。

（3）治疗目的在于缓解急性症状，防止复发，并减慢肾实质损害。

（二）治疗方案

1. 一般治疗

通常应鼓励患者多饮水，勤排尿，以降低髓质渗透压、提高机体吞噬细胞功能。有发热等全身感染症状者应卧床休息，服用碳酸氢钠 1 g，每日 3 次，可碱化尿液，以减轻膀胱刺激症状，并对氨基糖苷类抗生素、青霉素、红霉素及磺胺等有增强疗效的作用，但应注意碱化尿液可使四环素药效下降。有诱发因素（如肾结石、输尿管畸形等）者应给予积极治疗。抗感染治疗最好在尿细菌培养及药敏试验指导下进行。

2. 急性发作的治疗方案

慢性肾盂肾炎一般均有复杂因素，急性发作的治疗方案是选用敏感的抗菌药物治疗 2 ~ 6 周，如病史已有反复发作者，则可直接给予 6 周强有力的抗菌药物疗程。初始可根据经验使用抗菌药如复方磺胺甲噁唑 2 片，每日 2 次，诺氟沙星 0.2 g，每日 2 次，10 ~ 14 日为 1 个疗程，如疗效佳则不必按药敏试验结果来改用抗菌药，并完成疗程。对于临床症状典型且严重的慢性肾盂肾炎急性发作者，治疗 3 个阶段。

（1）按经验使用抗菌药 24 ~ 48 小时，如氨苄西林 2 g，静脉滴注，每 8 小时 1 次；或头孢呋辛 1.5 g，静脉注射，每日 2 次；或氧氟沙星 0.3 g，静脉滴注，每日 2 次等。

（2）从第 3 日开始可根据药敏试验结果选用强有力的抗菌药治疗。

（3）从第 7 日开始在患者临床症状稳定和退热 2 日后口服抗菌药，以完成 2 ~ 6 周的疗程。

3. 再发的治疗方案

再发可分为复发和重新感染，其中约 80% 属于重新感染。对复发患者需按药敏试验结果选用强有力的抗菌药物治疗 8 周，抗菌药物应用尽可能大的剂量，并选用血浓度和肾组织浓度均高的强有力杀菌类抗生素，如诺氟沙星 0.3 g，每日 2 次，复方磺胺甲噁唑 2 片，每日 2 次。重新感染说明尿路对感染的防御能力差，其治疗方法同首次发作，给予敏感药物 2 周的疗程。

4. 无症状性菌尿的治疗方案

慢性肾盂肾炎，尤其是孕妇、儿童及有复杂因素存在者必须治疗。一般口服给药 2 ~ 6 周。由于无症状，尿细菌学检查极为重要，应在治疗开始后 3 ~ 5 日，疗程结束后 5 ~ 9 日及疗程结束后 4 ~ 6 周分别做中段尿细菌培养，以观察疗效。

5. 中药治疗

基本原则是清利通淋、清热解毒、活血化瘀、健脾固肾。

三、病情观察

（1）患者畏寒、发热等全身毒血症状。

（2）对抗感染药物治疗的反应，尿中脓细胞变化及尿培养结果。

（3）高血压、贫血症状。

（4）根据药敏试验结果，选用敏感的抗生素，观察抗生素的疗效。如患者体温在应用抗生素 3 日后无变化，可考虑更换抗生素。

（5）病程长的患者可伴有双肾功能损伤的表现，要及时对症处理。

四、病历记录

（1）记录辅助检查结果，特别是血常规检查和中段尿培养的结果。

（2）记录药物治疗反应。

五、注意事项

（一）医患沟通

（1）慢性肾盂肾炎疗程要长，部分患者不易坚持，要向患者交代清楚必须遵医嘱用药。

（2）如有明确病因存在，则需经过手术纠正方可治愈。

（二）经验指导

（1）急性肾盂肾炎反复发作，迁延不愈超过 6 个月则为慢性肾盂肾炎。

（2）中段尿培养是诊断的重要依据。

（3）经影像学检查，寻找发病原因如尿石症、输尿管反流等。

（4）根据药敏试验结果选用抗生素，以足量、足疗程为原则。

（5）如有明确病因存在，则需经过手术纠正方可治愈。

（苑雪莹）

第三节　肾结核

肾结核目前仍然是泌尿外科的常见病之一。肾结核是全身结核病的一部分，绝大多数继发于肺结核，少数起源于骨关节结核或消化道结核。肾结核是泌尿及男性生殖系统结核病的初发病灶，泌尿系结核病从肾开始，以后蔓延到输尿管、膀胱和尿道。男性生殖系结核也常继发于肾结核，含有结核杆菌的尿液经尿道的射精管和前列腺管蔓延到生殖系。近年来，由于肺结核发病较前增多，且结核菌耐药菌株出现，肾结核发病率也有上升趋势。

一、诊断

（一）临床表现

1. 膀胱刺激征

膀胱刺激征是最重要也是最早出现的症状。最初是由含有酸性结核杆菌的尿液或脓液对膀胱黏膜刺激引起，当病变累及膀胱黏膜时出现炎症，溃疡后症状加重。通常最早出现的是尿频，排尿次数逐渐增加，由每日数次增加到数十次，严重者甚至可出现类似尿失禁现象。

2. 血尿

血尿是另一个重要症状，血尿的来源大多为膀胱病变，但也可为肾本身。血尿程度不等，多为轻度肉眼血尿或镜下血尿，约10%的病例为明显的肉眼血尿。

3. 脓尿

虽然无菌脓尿是泌尿系结核的特征，但约20%的患者会继发细胞感染。典型的"结核性脓尿"的特征是尿液浑浊不清甚至呈米汤样，可检出大量脓细胞，并混有干酪样物质，但常规细菌培养却无菌生长。

4. 腰痛

若出现结核性脓肾、肾积水、肾体积增大，肾包膜受牵引可出现腰痛。少数患者因血块、坏死组织通过输尿管时可引起肾绞痛。

5. 全身症状

泌尿系结核是全身结核病中的一部分，因此可出现一般结核病变的非特异症状，如食欲减退、消瘦、乏力、盗汗、低热等。

（二）辅助检查

1. 尿液检查

尿检查对肾结核诊断有决定性意义。

（1）尿常规检查：新鲜尿常呈酸性反应，蛋白可为阳性，白细胞、红细胞增多。在混合性尿路感染时尿液可呈碱性。

（2）尿沉渣找结核杆菌：多数患者尿沉淀涂片经抗酸染色可查出结核杆菌，清晨第一次尿的检查阳性率最高。

（3）尿培养：尿结核杆菌检查是诊断肾结核病的关键，但一般所需时间较长（需1~2个月才能得出结果）。凡是尿内查出结核杆菌的病例，都应诊断为肾结核。因为肾结核结核杆菌排出常呈少量、间断性，所以尿结核菌培养应至少3次。注意尿标本应为清洁晨尿，且在检查前1周停用对结核杆菌有抑制作用的药物，以提高尿培养阳性率。

（4）尿TB-DNA-PCR：有利于肾结核的诊断。有学者认为，其为除病理检查之外最敏感的诊断依据，倘若标本中存在某些扩增抑制药物、DNA变形或操作不规范等，使部分病例出现假阳性或假阴性结果。

（5）尿PPD-IgG：阳性率较高，但阳性只提示既往有结核感染，且有假阴性情况。

2. 结核菌素试验

以结核杆菌纯蛋白衍生物（PPD）较旧结核菌素为好，阳性率为88%~100%，如为阴性，则不支持肾结核的诊断。

3. 影像学检查

（1）胸部X线检查：有时可见陈旧性肺结核。

（2）泌尿系统平片：对肾结核诊断价值小。可见实质钙化，呈斑点状或不规则形，晚期可见整个肾钙化。有时可见到淋巴结钙化或腹腔内钙化淋巴结的阴影。

（3）静脉肾盂造影：IVP对肾结核的诊断有重要意义，不但能显示肾盂、肾盏及输尿管的形态，还能显示肾功能。IVP随着肾实质出现明显破坏而出现改变。早期肾乳头坏死表现为肾盏阴影边缘不光滑，如虫蛀状，肾盏失去杯形；肾结核严重，形成空洞，如肾盏颈部结核病变纤维化狭窄或完全堵塞时，可见空洞充盈不全或肾盏完全不显影，局限的结核性脓肿也可使肾盏、肾盂变形或出现压迹。全肾广泛性破坏，IVP 不显影，表现为无功能肾；此时 IVP 对肾结核无法直接诊断，需借助 B 超、磁共振尿路成像（MRU）及 CT 检查。输尿管结核性溃疡和狭窄，在造影上表现为输尿管僵直，呈腊肠样或串珠样改变。有时可见输尿管钙化阴影。

（4）逆行静脉肾盂造影：患肾功能受损，IVP 显影不佳或 IVP 有可疑病变，必要时可考虑逆行肾盂造影。

（5）CT 检查：在肾结核早期，CT 检查未见明显改变。肾盏梗阻积水时表现为肾影增大或缩小，肾盂不扩张，单个或多个肾盏变形，肾内多个囊状低密度影，围绕肾盂排列，CT 值 0～3HU。若肾盂或输尿管上段梗阻，则表现为肾盂、整个肾扩张、积水或积脓。局部或整个肾皮质变薄。肾盂和输尿管壁增厚，为特征性征象。肾内多发不规则点状或壳状钙化。肾弥漫性钙化。因 CT 可观察肾实质厚度、显示结核破坏程度、了解肾周病变情况，逐渐成为常规检查，其在肾结核诊断中起着越来越重要的作用。

（6）磁共振尿路成像（MRU）：MRU 作为诊断尿路疾病的新方法，它是磁共振水成像技术中的一种，其不需要静脉注射造影剂，无创伤、无并发症，对严重肾功能损害者特别是静脉肾盂造影不显影者效果最佳。MRU 显示肾盏呈不均匀扩张，且排列紊乱，此征象反映出肾结核的病理特点，还能显示肾实质内脓腔，优于静脉肾盂造影；但对于早期肾结核肾乳头坏死造成的肾盏虫蚀状破坏，显示不如静脉肾盂造影。MRU 对输尿管病变的显示优于其他影像学检查。但 MRU 不能显示肾结核的钙化灶，不能明确显示肾功能状况，且费用高，很多患者不能接受。

（7）B 超检查：B 超作为一种无创且快速的检查手段，对肾结核患者的门诊筛选及治疗后复查仍有重要价值。B 超廉价、方便，又可多次反复对照，易普及。肾结核声像图变化多样。轻型肾结核，肾无明显破坏，超声很难作出诊断。中型和重型肾结核，B 超检查可见多个无回声区，无回声区大部分不与肾盏相通，且边缘不规则。肾盂、肾盏不规则扩张，内有可流动的细点状回声，肾盂及输尿管壁增厚，钙化灶表现为无回声区的点状或条索状强回声。静脉肾盂造影检查呈不显影的无功能肾，B 超检查示肾形态消失，肾区见一弧形带状强回声，后方伴声影。因肾积水可见肾盏扩张、肾囊肿可见液性暗区，注意与之相鉴别。

4. 膀胱镜检查

膀胱镜检查是了解膀胱黏膜病理改变的最直观方法。膀胱镜检查早期可见黏膜充血、水肿、浅黄色粟粒样结核结节，以三角区及两侧输尿管口为著，后期结核溃疡，膀胱充水时易出血，溃疡处肉芽组织可误诊为肿瘤，应取活检进一步确诊。在膀胱镜检查时，还可向双侧输尿管插入导管直接引流两侧肾盂尿进行检查，包括尿常规、细菌培养和结核杆菌检查，或逆行静脉肾盂造影。因为检查有创伤，随着近年医学影像学的进步，经膀胱镜逆行静脉肾盂造影已很少采用。在膀胱容量过小（<100 mL）或有严重膀胱刺激症状时，应避免膀胱镜检查。

（三）诊断要点

凡有尿频、尿急、尿痛等膀胱刺激症状时，除有引起膀胱炎的明显原因者外，都应考虑肾结核的可能性。慢性膀胱炎尤其是经一般抗非特异性感染治疗无好转者，如合并终末血尿，应以肾结核为初步诊断而进一步检查。当膀胱炎患者尿普通细菌培养多次阴性时，应考虑肾结核；若尿普通细菌培养发现其他细菌，也不能除外肾结核合并非特异性感染。男性生殖系结核患者必须注意同时存在肾结核的可能。肾结核可无明显临床症状，只在累及膀胱后出现膀胱刺激症状。因此，肾结核早期诊断不能单纯依靠临床症状，应注重实验室检查。如发现尿常规异常，如脓尿和（或）血尿，应反复做结核菌培养。尿沉渣找抗酸杆菌和结核菌素试验有助于诊断。当肾结核进展到一定时期时，影像学可出现特征性表现。

肾结核的诊断应综合病史分析、影像学检查及病原学诊断等多种方法，从病史中找到重要线索，从病原学及影像学中找到重要依据。

因近年来不典型肾结核逐渐增多，肾结核常易漏诊，出现以下情况应予重视：中、青年患者反复出现无症状血尿；长期不明原因的腰痛；仅有一侧轻微腰痛，无显著膀胱刺激症状，静脉肾盂造影显示不明原因的单侧输尿管下端梗阻。不典型肾结核常缺乏甚至完全不出现典型症状，因而其临床表象的意义有限，诊断时必须以全面的、特征性或提示性的客观检查结果为依据，进行综合分析，作出正确判断，以免漏诊或误诊。

（四）鉴别诊断

本病应与非特异性膀胱炎、肾积水、肾结石、肾肿瘤、肾囊肿、黄色肉芽肿性肾盂肾炎等相鉴别。

1. 非特异性膀胱炎

患者可有尿频、尿急、尿痛等膀胱刺激症状，可有血尿，尿中白细胞增多，清洁中段尿普通菌培养阳性，尿结核菌培养阴性，结核菌素试验阴性，抗感染治疗有效。

2. 肾积水

当肾结核出现积水时应注意与之鉴别。两者均可见肾盂、肾盏扩张。但肾积水的肾盂、肾盏壁光滑，无回声区透声好，输尿管壁光滑。肾结核积水的肾盂、肾盏可分界不清，肾盂壁增厚粗糙，回声增强，无回声区内透声差。

3. 肾结石

肾结核可形成实质及皮质钙化，声像图上表现为强回声光团，有的可伴有声影，与肾结石类似，应注意鉴别。结核钙化灶常在肾盂、肾盏周边或实质内，回声密度多不均匀。光带、光点、光斑，部分钙化灶呈斑片状，分布不规则，边界不清，且回声强度多低于结石；而结石在肾盂、肾盏内，钙化灶结石有较明确的形态，声影出现率较高。结石如无肾内局部梗阻时不伴肾积水，单纯肾结石输尿管不扩张，而结核积水出现率较高，肾结核输尿管扩张发病率高。

4. 肾肿瘤

两者临床表现不同，肾结核有明显的膀胱刺激症状、血尿、脓尿，尿结核菌培养阳性，结核菌素试验阳性，在影像学上可见实质改变，但一般密度不均匀，且常伴钙化，且有输尿管病变。而肾肿瘤可见实质性肿块图像，CT 增强扫描可强化。

5. 肾囊肿

肾囊肿多无肾结核的典型临床表现及尿结核菌培养阳性、结核菌素试验阳性等实验室检查的异常，且在影像学上也可鉴别。如 B 超检查，单纯性肾囊肿是在肾实质内出现圆形或椭圆形无回声区，囊腔内壁光滑，且囊腔与集合系统不相通，不合并输尿管病变；肾结核出现结核性空洞时，肾实质内可见多个大小不等的无回声区，囊内有云雾状光点回声，其囊肿形态多不规则，囊壁增厚、毛糙，有时厚薄不均，甚至呈锯齿状，囊内壁有不均匀的斑片状强回声。

6. 黄色肉芽肿性肾盂肾炎

黄色肉芽肿性肾盂肾炎相对少见，通常由肾结石引起肾盏颈部或肾盂、输尿管交界段狭窄积水，继发非特异性感染，脓液内含巨噬细胞为主的脂类物质，临床常有持续发热、白细胞计数增高等感染症状，常规尿检多正常，无血尿。X 线检查特征性改变包括单侧肾肿大，静脉肾盂造影呈现无功能肾、肾结石和输尿管结石，CT 检查可见肾实质内有分叶状低密度区，囊状扩张的肾盏壁较厚，其内容物的 CT 值可略低于水，且输尿管壁不厚。

二、治疗

在有效的抗结核药物问世之前，肾切除术是肾结核的主要治疗方式。随着抗结核药物广泛用于肾结核的治疗后，药物治疗成为其主要治疗方法，占据了重要位置，肾结核的疗效也有了很大提高，改善了患者的预后，极大程度地保护了肾功能。

肾结核的治疗必须全面考虑肾病变损害和患者全身情况，选择最适当的治疗方法。注意全身治疗与局部治疗相结合；抗结核治疗与支持治疗相结合；对于严重复杂的肾结核患者，要内科治疗与外科治疗相结合；男性患者的治疗疗程较女性患者适当延长，因为男性患者易发生生殖系统结核。

（一）一般治疗

要适当休息，加强营养，改善生活环境，合理地进行户外活动，不宜劳累，保持良好的心态，除应行手术治疗者需住院外，一般可在门诊治疗和观察。

（二）药物治疗

无论患者是否手术治疗，都应先应用抗结核药物以控制结核播散。

抗结核治疗的基本条件是患肾功能尚好，尿液引流无梗阻。适应证包括：临床前期肾结核；局限在一组大肾盏以内的单侧或双侧肾结核；合并肾外活动性结核，暂不宜手术治疗者；孤立肾肾结核；双侧肾结核，属晚期不能手术者；合并有严重疾病不能耐受手术者；配合手术治疗，术前、术后用药者。

理想的药物治疗要采用联合用药，早期用药，选用敏感药物，彻底治疗。

1. 常用抗结核药物

分为杀菌药物和抑菌药物两大类。近年来首选药物为异烟肼、利福平、吡嗪酰胺、链霉素等杀菌药物；乙胺丁醇、对氨基水杨酸钠、环丝氨酸等抑菌药物为二线药物，适用于一线药物耐药、不能耐受或过敏者。现简要介绍如下。

（1）异烟肼：是目前最有效的结核杀菌药，其药理作用主要是抑制结核菌脱氧核糖核酸（DNA）的合成，并阻碍细菌细胞壁的合成。其口服吸收快，能迅速渗透入组织，杀灭细胞内外代谢活跃的结核杆菌，杀菌力强，约 70% 由肾排泄，部分为原形，在肾小管内由尿液浓缩的原因，实际有效成分高于血浆浓度的若干倍。成年人 0.3 g，口服，每日 1 次；重度结核可用 0.1 ~ 0.6 g 加入 5% 葡萄糖注射液或等渗盐水 20 ~ 40 mL 内缓慢静脉注射或加入 5% 葡萄糖注射液或等渗盐水 250 ~ 500 mL 内静脉滴注。异烟肼常规剂量不良反应少，主要不良反应是精神兴奋、感觉异常、周围神经炎（与维生素 B_6 不足有关）、肝损害等。应用一般剂量的异烟肼不必要加用维生素 B_6，以防影响疗效。

（2）利福平：其作用机制是抑制菌体的 RNA 聚合酶，阻碍其 mRNA 合成。其对于细胞内外繁殖期和静止期的结核菌均有杀灭作用。约 30% 经肾排泄，尿中可达到有效的药物浓度。常与异烟肼联合应用。本药应尽量避免与对氨基水杨酸联合应用，以防吸收受影响。常用剂量为 450～600 mg，口服，每日 1 次。偶有皮疹、药物热、肝损害、血小板减少、间质性肾炎等不良反应。现应用的抗结核药物中也有长效的利福霉素衍生物如利福喷汀，在人体半衰期长，每周口服 1 次，与利福平疗效相仿，还有利福布汀（螺旋哌啶利福霉素），对某些耐药的菌株作用较利福平强。

（3）吡嗪酰胺：能杀死细胞内的结核杆菌，常与其他药物联合应用，常用剂量为每日 1.5 g，分 3 次口服。其主要不良反应是肝损害，主要表现是转氨酶升高、黄疸，应每 2 周复查 1 次肝功能，偶可引发高尿酸血症、关节痛、胃肠道反应。

（4）链霉素：为氨基糖苷类抗生素，能有效地杀灭空洞内或细胞外结核杆菌，对细胞内的结核杆菌作用小，在碱性环境中作用较好，pH ＜6.0 时，疗效显著下降。若同时服用碳酸氢钠碱化尿液，可增强其疗效，常用剂量为每日肌内注射 1 g，50 岁以上或肾功能减退者，可用 0.5～0.75 g，也可应用间歇疗法，每次肌内注射 1 g，每周 2 次，妊娠妇女慎用。其主要不良反应是对位听神经的毒性作用，长期应用可出现前庭功能失调和永久性耳聋。肾功能严重损害者不宜使用。少数病例可出现过敏性休克。

（5）乙胺丁醇：对结核杆菌有抑菌作用。与其他药物联合应用，可延缓结核杆菌对其他药物产生耐药性。主要由尿排泄，肾功能减退时有蓄积中毒的危险。剂量为 25 mg/kg，每日 1 次，口服，8 周后改为 15 mg/kg。该药不良反应少，偶可见胃肠道不适，其不良反应与剂量成正比，剂量过大时可导致视觉异常，用药期间需定期检查视力、视野及辨色力，如有异常，需停药，多数患者停药后视觉好转。

（6）对氨基水杨酸钠：为抑菌药物，本身抑菌作用弱，常与链霉素和异烟肼合用，增强链霉素和异烟肼的抗结核作用。成年人每次 8～12 g，每日 3～4 次，口服，用药后 1～2 小时血浆浓度达高峰，4～6 小时后血浆内仅存微量。不良反应主要为胃肠道反应，也有过敏反应、白细胞计数减少、血小板减少，为减轻胃肠道反应可于餐后用药或每日 12 g 加入 5%～10% 葡萄糖注射液 500 mL 中避光静脉滴注，1 个月后改为口服。

（7）环丝氨酸：抗菌谱广，只对人类结核杆菌有效，疗效相当于对氨基水杨酸钠，一般与异烟肼、链霉素合用。常用剂量为 250 mg，每日 2 次，口服。不良反应较严重，主要在神经系统，常见眩晕、精神兴奋或抑制，可出现抽搐，出现反应即应减药，用药时避免饮浓茶、咖啡等刺激性饮料。

2. 常用治疗方案

在很多抗结核药物中，异烟肼对繁殖迅速的细胞外结核杆菌的效果最好，链霉素及利福平次之；吡嗪酰胺在酸性环境中杀灭细胞内结核杆菌效果较好，利福平也有效；偶尔繁殖的结核杆菌，仅对少数药物如利福平敏感；对于休眠菌，尚未发现药物有效。这 4 种结核杆菌中，繁殖迅速的细胞外菌致病力最强，传染性大，细胞内菌繁殖较慢，细胞内菌和偶尔繁殖菌是顽固菌，常为复发的基础，休眠菌对人体无致病力及传染性，多数自然死亡或被吞噬细胞杀灭，很少复发。在抗结核治疗中用药应选择敏感的药物。

治疗方案常见的有以下几种。

（1）长程疗法：多采用 3 种药物如异烟肼、利福平、对氨基水杨酸或吡嗪酰胺联合治疗6个月，再联合2种药物如异烟肼、利福平治疗1～1.5年，总疗程要在1年以上。长程治疗的主要缺点是治疗时间长，常会出现不能坚持以及药物漏服、乱服现象，影响治疗效果，细菌耐药，可能出现病情控制后再发。

（2）短程疗法：需要2种或2种以上的杀菌药，如异烟肼、利福平、吡嗪酰胺，再加上1种半杀菌药如链霉素等，联合治疗9个月。其优点是治疗时间较长程治疗时间短，减少慢性药物中毒的概率，节约费用，患者配合较容易。

抗结核耐药者，联用异烟肼、利福平、吡嗪酰胺，保证至少2种杀菌药，并可加用乙胺丁醇、诺氟沙星、链霉素等，有药敏试验结果者可依据药敏试验结果调整用药。疗程不得少于1年。如果结核累及1个以上的器官、系统，则需要治疗2年以上。

3. 动态观察

药物治疗期间，每月复查尿常规、尿结核杆菌培养＋药敏试验，以此调节剂量和选用药物，每3～6个月做B超、静脉肾盂造影1次。疗程结束后至少随访1年，定期复查尿常规、尿结核杆菌培养及B超或静脉肾盂造影。如有复发，再按药敏试验结果联合化疗学治疗。

4. 停药及治愈标准

当患者膀胱刺激症状消失、尿常规恢复正常、全身症状改善、红细胞沉降率恢复正常、尿沉渣抗酸杆菌检查多次阴性、尿结核杆菌培养阴性、无肾外活动结核病灶、静脉肾盂造影提示病灶稳定或已愈合时，可停用抗结核药物。当患者尿常规正常超过6个月、静脉肾盂造影提示病变稳定超过1年、连续6个月以上尿结核杆菌培养阴性时，考虑结核治愈。

（三）手术治疗

由于抗结核药物的有效治疗，需要手术治疗的患者越来越少，但针对某些情况，手术治疗仍不可替代。

一般认为以下情况应行手术治疗：①一侧肾病变极严重，抗结核治疗恢复的可能性小，肾功能丧失，对侧肾基本正常者；②输尿管进行性狭窄，导致梗阻，尿液排出障碍者；③严重尿路出血者；④肾结核闭合式脓腔或有顽固性瘘管者；⑤膀胱严重挛缩者。注意手术前应辅助应用抗结核药物治疗，术后也应用抗结核药物巩固疗效。

1. 手术方法和适应证

（1）全肾切除术：①单侧肾破坏严重或无肾功能，对侧肾正常或病变较轻者；②结核性脓肾；③自截钙化肾；④肾结核合并大出血者可考虑单肾切除。当结核杆菌出现耐药时，可考虑肾切除。

（2）部分肾切除术：局限于单侧肾1～2个肾盏病变重，抗结核药物治疗效果差或引发梗阻者可行部分肾切除术。局限性钙化灶，抗结核治疗6周无明显疗效，钙化灶逐渐扩大，可能累及整个肾者也可考虑部分肾切除术。

（3）肾病灶清除术：由导管注入抗结核药物，适用于结核的闭合式囊腔。随着影像学的进展，现在可选用超声引导下脓肿穿刺抽液、注入药物。

（4）膀胱挛缩手术处理：严重膀胱挛缩可考虑肠、盲肠或结肠膀胱成形术。

（5）解除尿路梗阻：经药物治疗梗阻仍未缓解者，考虑手术解除梗阻。

2. 手术禁忌证

双肾病变严重、全身情况不良且有肾外活动性结核者及单侧结核可药物治愈者均不应考虑手术治疗。

三、病情观察

（1）观察药物治疗效果，患者膀胱刺激症状有无改善，尿常规中红细胞、白细胞数量变化，晨尿找抗酸杆菌。

（2）观察抗结核药物的不良反应，如视力、视野、食欲变化。

（3）观察术后引流情况、患者的生命体征及肺部情况。

（4）对于确诊为肾结核的患者，及时给予早期、联合、足量、规律、全程的抗结核治疗。

（5）尿频、尿痛是肾结核的主要临床表现，药物治疗有效时，膀胱刺激症状会明显改善，定期复查尿常规、连续 3 次晨尿找抗酸杆菌，以观察治疗效果。

（6）常规抗结核治疗对肝、肾、眼有一定的不良反应，结合患者食欲、精神、视力、视野等临床变化应定期复查相应指标。发生严重药物性肝炎时需减量或停止抗结核治疗，而给予保肝、降酶等综合治疗。

（7）如高热、红细胞沉降率加快，两肺播散、弥漫性病灶则可能是出现全身播散性粟粒性血源性结核，要给予及时、正规的抗结核化学治疗。

（8）有手术适应证的患者，收住入院治疗。

（9）输尿管端—端吻合或输尿管膀胱吻合术后，输尿管支架引流 1 个月后拔除，术后 3 个月复查静脉肾盂造影（IVP），观察上尿路积水改善及吻合口通畅情况。

四、病历记录

（1）注意记录尿频、尿急、尿痛以及血尿的时间。

（2）复发者需记录前几次的发作及治疗情况。

（3）记录有无肺结核病史或其他脏器结核史。

（4）记录可能的诊断和治疗方案。

（5）记录医患交流情况。

五、注意事项

1. 医患沟通

（1）告知患者及其家属诊断及可能诊断。

（2）抗结核治疗时一定要嘱患者规则、足量用药，且要让其定期复查肝、肾功能，并注意可能发生的药物不良反应。

（3）切除患肾时一定要了解对侧肾功能，由于结核的炎症反应剧烈，病灶周围粘连严重，手术易损伤周围脏器，一定要详细交代。

（4）抗结核治疗是一个长期的过程，需要患者的坚持与配合，故医患交流时要阐明药物治疗的重要性。

（5）对患者病情的每一点细微好转，都要鼓励，让患者树立战胜疾病的信念，配合医护人员的治疗。

2. 经验指导

（1）结核感染虽然发生率有上升趋势，但仍不属于常见病，临床易误诊、漏诊。对于慢性、长期的泌尿系感染，一般抗感染无效时，应考虑到"结核"；临床上出现男性生殖系结核，如阴囊窦道时，应考虑男性生殖系结核多由泌尿系结核扩散而来；临床上诊断膀胱结核时，不能忽略上尿路结核病灶的存在。

（2）定性诊断：中国人结核菌素试验阳性率很高，低稀释度 OT 试验诊断为结核的意义不大，如高稀释度强阳性则有一定价值，OT 试验阴性也不能排除诊断。尿结核菌培养是定性诊断的最可靠指征，现可应用结核快速培养，1 周即有结果，且可同时做药敏试验。尿抗酸染色阳性可能是结核菌、包皮垢杆菌或其他分枝杆菌。PCR 检测简便、快速，但假阳性率较高。尿结核菌动物接种虽阳性率很高，但费时长，现已少见。膀胱镜检查做组织活检呈阳性可确诊。

（3）定位诊断：常用 IVP、KUB、CT 或 BUS，可观察病损部位、程度及肾功能，是评估疗效和决定手术方式的依据。膀胱镜检查可观察到膀胱黏膜结核结节、溃疡、瘢痕、输尿管口喷脓尿等特异性病理改变。

（4）无论是保守治疗，还是手术治疗，均需做足量、足疗程的抗结核药物治疗。围手术期充足的药物治疗是保证手术安全、防止结核播散的关键措施。

（5）一线抗结核药物有异烟肼、利福平、吡嗪酰胺、链霉素、乙胺丁醇，除乙胺丁醇是抑菌药外，其余均是杀菌药。国际防结核和肺疾病联合会推荐了标准短程化学治疗方案：2 个月异烟肼＋利福平＋吡嗪酰胺，接着 4 个月异烟肼＋利福平。成年人剂量异烟肼 300 mg/d，利福平 450 mg/d，吡嗪酰胺 1 500 mg/d。

（6）化学治疗过程中定期复查尿常规、尿细菌学、红细胞沉降率及 IVP 等影像学检查，如病情好转、尿菌转阴，则继续化学治疗；反之，如病变进行性加重或出现严重并发症，则应手术治疗。

（7）手术切除肾时应尽量低位切除输尿管，术后为防止形成窦道，可不放置引流管。

（8）由于抗结核化学治疗对肾局限性结核相当有效，肾部分切除已不常应用。

（9）结核病灶清除术适用于结核性脓肿，现可在 B 超或 X 线引导下行肾穿刺而不做开放引流，充分引流脓液后向脓腔灌注抗结核药物即可。

（10）做输尿管膀胱再植或肠道扩大膀胱术一定要在膀胱内结核病变消除时方可实施，否则术后疗效不佳，且会再发生管腔狭窄。

（吕慧妍）

第八章

慢性肾衰竭

第一节　概述

慢性肾衰竭（CRF）是慢性肾脏病（CKD）进行性进展引起肾单位和肾功能不可逆的丧失，导致以代谢产物和毒物潴留、水电解质和酸碱平衡紊乱以及内分泌失调为特征的临床综合征。慢性肾脏病是指肾损害和（或）肾小球滤过率（GFR）下降 <60 mL/（min·1.73 m^2），持续 3 个月或以上。肾损害是指肾结构或功能异常，出现肾损害的标志包括血和（或）尿成分异常和影像学异常，肾组织出现病理形态学改变等（表 8-1）。慢性肾衰竭常进展为终末期肾病（ESRD），CRF 晚期称为尿毒症。

表 8-1　慢性肾脏病定义

肾损伤标志	白蛋白尿 AER≥30 mg/24 h；ACR≥30 mg/g（≥3 mg/mmol）
	尿沉渣异常
	肾小管功能紊乱导致的电解质或其他异常
	肾组织病理形态异常
	影像学异常
	肾移植病史
GFR 下降	GFR <60 mL/（min·1.73 m^2）（G3a～G5 期）

注　AER，白蛋白排泄率；ACR，白蛋白/肌酐比。

一、分期

（一）K/DOQI 分期

2001 年美国肾脏病基金会（NFK）按 GFR 水平将慢性肾脏病分为 5 期（表 8-2），即 K/DOQI 慢性肾脏病分期。GFR 依据 MDRD 或 Cockcroft-Gault 公式计算。

表 8-2　K/DOQI 慢性肾脏病分期

分期	肾损害	GFR［mL/（min·1.73 m^2）］
1	GFR 正常，但可出现肾损害的临床表现	>90
2	轻度慢性肾功能受损	60～90
3	中度慢性肾功能受损	30～59
4	重度慢性肾功能受损	15～29
5	ESRD，考虑肾替代治疗	<15 或需透析

（二）KDIGO 分期

近年来，改善全球肾脏病预后组织（KDIGO）将慢性肾脏病的易患因素、启动因素、影响肾脏病进展和并发症的因素，是否接受肾替代治疗以及肾替代治疗的方式等纳入分析，在不同的阶段采取相应的措施，延缓慢性肾衰竭的发生和发展，减少并发症（表8-3）。是近几年国际通用的分期标准。该分期对临床工作有指导作用，在临床工作中应用应根据患者的 CKD 分析对每一个患者制订定期监测的项目和计划。

表8-3　慢性肾脏病 KDIGO 分期及治疗计划

分期	描述	GFR［mL/（min·1.73 m^2）］	治疗计划
1	肾功能指标（＋），GFR 正常或升高	＞90	CKD 病因的诊断和治疗
			治疗并发疾病
			延缓疾病进展
2	肾功能指标（＋），GFR 轻度下降	60～90	估计疾病是否会进展和进展速度
3	GFR 中度下降	30～59	评价和治疗并发症
4	GFR 重度下降	15～29	准备肾替代治疗
5	肾衰竭	＜15 或需透析	肾替代治疗

（三）新 KDIGO 分期

GFR 越低的患者发生内分泌及代谢等并发症的风险越大，故 2012 年 KDIGO 在原分期的基础上，结合不同的预后和风险预测，将 CKD 3 期［GFR 30～59 mL/（min·1.73 m^2）］进一步进行细分为 G3a 和 G3b（表8-4）。随后在修订的 2012 分期中，白蛋白尿作为一个重要的影响慢性肾脏病预后的因素被纳入分析中。

表8-4　2012 KDIGO 慢性肾脏病分期

GFR 分期	GFR［mL/（min·1.73 m^2）］	描述
G1 期	≥90	GFR 正常或升高
G2 期	60～89	GFR 轻度下降
G3a 期	45～59	GFR 轻至中度下降
G3b 期	30～44	GFR 中至重度下降
G4 期	15～29	GFR 重度下降
G5 期	＜15	肾衰竭

二、流行病学特点

大多数早期和中期慢性肾衰竭患者往往无明显临床症状，因此，任一群体确切的慢性肾衰竭的发病率与患病率情况尚无法精确统计。主要依赖于对患者的临床监测（血压等）、生化检测（血清肌酐等）、尿液分析（蛋白尿、血尿）。

2012 年王海燕等对全国近 5 万名 18 岁以上成年居民进行慢性肾脏病调查结果显示，我国成年人群中慢性肾脏病的患病率为 10.8%，而慢性肾脏病的知晓率仅为 12.5%。全世界范围内的慢性肾脏病的人口统计数据各不相同。在印度 9 614 例患者中出现 CKD 3 期的平均年龄为 51 岁。中国 1 185 例患者中 CKD 3 期的平均年龄为 63.6 岁。在美国，美国土著人和西班牙人患 ESRD 的年龄较白种人年轻。

（侯冬华）

第二节　慢性肾衰竭的病因及发病机制

一、病因

慢性肾衰竭是多种肾脏疾病进展的最终结局，故其病因多样、复杂，主要包括肾小球肾炎、肾小管间质性疾病、肾血管性疾病、代谢性疾病和结缔组织疾病性肾损害、感染性肾损害以及先天性和遗传性肾脏疾病等多种疾病。在我国以 IgA 肾病为主的原发性肾小球肾炎最为多见，其次为高血压肾小动脉硬化、糖尿病肾病、狼疮性肾炎、慢性肾盂肾炎及多囊肾等，近年来糖尿病肾病、高血压肾小动脉硬化的发病率有逐年增加的趋势。

二、发病机制

慢性肾衰竭的发病机制因各种原发疾病不同而存在差异，但其进展及尿毒症症状的发生发展存在共同机制。

（一）慢性肾衰竭进展的共同机制

1. 健存肾单位代偿机制

各种病因引起的功能性肾单位减少后，导致健存肾单位出现代偿性变化，包括肾小球血流动力学变化及肾小管形态及功能变化。前者表现为肾小球肥大、肾小球滤过率增加，形成肾小球高灌注、高压力和高滤过，这种肾小球内血流动力学变化可进一步损伤、活化内皮细胞、系膜细胞，产生、释放血管活性介质、细胞因子和生长因子，从而加重肾单位肥大和肾小球内血流动力学变化，形成恶性循环，最终导致肾小球硬化。后者表现为近端肾小管上皮细胞肥大、增生、管腔扩张，肾小管上皮细胞高代谢，进一步加重肾单位损伤。如持续代偿、代偿过度，健存肾单位可进一步毁损，肾功能逐步减退。

2. 肾素—血管紧张素—醛固酮系统作用

肾脏富含肾素—血管紧张素—醛固酮系统（RAAS）成分，血管紧张素Ⅱ（AngⅡ）的含量比血液循环中高 1 000 倍。AngⅡ升高可上调多种细胞、生长因子的表达，促进氧化应激反应，刺激内皮细胞纤溶酶抑制因子的释放，从而促进细胞增殖、细胞外基质聚积和组织纤维化。

3. 蛋白尿

蛋白尿是多种肾脏疾病的临床表现，长期持续的蛋白尿不仅使机体营养物质丧失，更重要的是大量蛋白质从肾小球滤出后：①通过介导肾小管上皮细胞释放蛋白水解酶、溶酶体破裂损伤肾小管；②促进肾小管细胞合成和释放上皮源性有化学趋化作用的脂质，引起炎症细胞浸润，释放细胞因子；③与远端肾小管产生的 T-H 蛋白相互反应阻塞肾小管；④尿液中补体成分增加，肾小管产氨增多，活化补体；⑤尿中转铁蛋白释放铁离子，产生游离 OH^-；⑥刺激肾小管上皮细胞分泌内皮素，产生致纤维化因子；⑦刺激近端肾小管上皮细胞分泌 TGF-β，可刺激肌成纤维细胞产生、胶原沉积及肾小管上皮细胞转分化（TEMT），促进纤维化。蛋白尿通过上述反应引起肾小管间质进一步损害及纤维化。

4. 高血压

慢性肾衰竭时，肾脏病变对高血压的自身调节出现障碍，肾小球入球小动脉不再收缩，而出现不恰当地扩张，全身性高血压易于传入肾小球内，增加肾小球内毛细血管压力，引起的肾血管病变，导致的肾缺血性损伤，促进肾小球硬化。

5. 脂质代谢紊乱

慢性肾衰竭患者常并发脂质代谢紊乱，脂质在肾组织沉积通过以下途径导致肾损伤：①肾小球系膜细胞摄取脂质后，可以释放活性氧从而产生多种细胞因子，如血小板源性生长因子、成纤维细胞生长因子、血小板活化因子等，释放蛋白酶促进内皮细胞促凝活性，导致肾小球硬化；②介导肾小球内单核/巨噬细胞浸润；③介导肾小球血流动力学紊乱。产生氧化脂蛋白刺激炎症因子和致纤维化细胞因子的表达和诱导细胞凋亡，引起巨噬细胞大量侵入，导致组织损伤。

6. 矫枉失衡学说

慢性肾衰竭引起机体某些代谢失衡，可引起机体的适应性变化来代偿和纠正这种失衡；但此适应性变化可导致新的失衡，造成机体损害，称为矫枉失衡。如此往复循环，成为慢性肾衰竭进展的重要原因。例如，慢性肾衰竭时磷排泄减少引起高磷血症，使肾 α_1-羟化酶活性降低，降低 $1,25-(OH)_2D_3$ 水平，导致低钙血症，低血钙可刺激机体甲状旁腺素（PTH）分泌，进而 PTH 促进肾小管磷的排泄来纠正高磷血症，这是机体的适应性代偿机制；但在肾功能明显损害时，肾小管对 PTH 反应低下，PTH 不仅不能减轻血磷升高，还可加重高磷血症、低钙血症，形成恶性循环，而且可引起转移性钙化、肾性骨病等加重机体损害。

7. 肾小管间质损伤

肾小管间质炎症、缺血及大量蛋白尿均可以损伤肾小管间质，主要表现如下。①肾单位毁损后残存肾小管处于高代谢状态，近曲小管细胞增生、肥大，对钠离子重吸收增加，肾皮质耗氧量明显增加；②肾小管上皮细胞在各种细胞、生长因子刺激下发生转分化，分泌细胞外基质从而促进肾组织纤维化；③浸润的炎症细胞和肾小管上皮细胞分泌的细胞因子和生长因子加重肾组织炎症和纤维化；④肾小管产氨增加，激活补体旁路途径，介导慢性肾小管间质炎症。肾小管间质损伤进一步导致肾小球损伤：肾小管萎缩导致肾小球萎缩；肾小管周围毛细血管床减少引起肾小球毛细血管内压升高，导致肾小球硬化；肾小管重吸收、分泌和排泄障碍，导致管球失衡，肾小球滤过率降低。

8. 肾内小血管病变

解剖学上把管径 <1 mm 的血管称为小血管，组织学标准定义动脉管径为 $30 \sim 100\ \mu m$、中膜肌层在 2 层或 2 层以上的动脉为小动脉，管径 $<30\ \mu m$，且有 1 层以上平滑肌细胞的动脉为微动脉。在肾脏弓形动脉、小叶间动脉、入球动脉及间质微血管都属于小血管的范畴。这些微/小动脉中膜平滑肌层较其他部位的动脉厚，其兴奋收缩可以使血管腔完全闭塞，从而明显增加肾内血液循环阻力，改变肾小球滤过率，肾内小血管的这一结构和功能被认为是肾内血流量维持稳定的重要机制。入球小动脉和出球小动脉中有一些特殊分化的平滑肌细胞，内含分泌颗粒，能合成、释放肾素，参与肾局部和全身血压的调节。当系统血压发生变化时，肾内小血管最早作出相应调整，以保证肾小球有效滤过、调节系统血压，使肾小球内滤过压维持恒定，这是肾自我调节最重要的机制。在病理情况下，肾内小血管也是最易受损的血管之一。肾内小血管对慢性肾脏病患者的临床表现、治疗选择及其预后均有不同程度的

影响。已有研究证实，慢性肾脏病伴肾血管病变患者肾脏病变进展迅速，病情重，预后恶劣，治疗也较困难。

9. 其他加重肾衰竭进展的因素

（1）饮食中蛋白质负荷：加重肾小球高滤过状态，促进肾小球硬化；增加尿蛋白排泄而加重尿蛋白的损伤作用。

（2）吸烟：可以导致血管收缩、血小板功能、凝血和血压调节功能异常，影响肾血流动力学加重肾衰竭患者血管损害。

（3）饮酒：主要源于乙醇可以增高血压。

（4）肾毒性药物：包括抗生素氨基糖苷类、β-内酰胺类等，免疫抑制药环孢素、他克莫司等，造影剂，含马兜铃酸的中药等。

（5）营养不良：尿毒症患者因消化道症状引起蛋白质摄入减少，加之微炎症状态导致蛋白质合成减少、分解增多，从而并发营养不良。营养不良与尿毒症贫血、心血管并发症的发生发展密切相关，并使尿毒症患者易于并发感染。

（6）肥胖：肥胖可以通过一系列代谢紊乱和血流动力学机制介导肾损害。随着生活条件的改善，肥胖发生率逐渐升高，已经成为慢性肾衰竭的主要风险因素。

（二）尿毒症毒素的作用

1. 尿毒症毒素的概念

尿毒症毒素是指随着肾功能减退，肾对溶质清除率下降和对某些肽类激素灭活减少，造成其在肾衰竭患者体液中蓄积，浓度明显增高，并与尿毒症代谢紊乱或临床表现密切相关的物质。尿毒症毒素可以引起厌食、恶心、呕吐、皮肤瘙痒及出血倾向等尿毒素症状，并与尿毒症脑病、淀粉样变性、周围神经病变、心血管并发症、肾性骨病等发病相关。不能笼统地将体内浓度增高的物质称为尿毒症毒素。据报道，尿毒症患者体液内有 200 多种物质的浓度高于正常，但可能具有尿毒症毒性作用的物质有 30 余种。

2. 尿毒症毒素应符合以下标准

①该物质的化学结构、理化性质及其在体液中的浓度必须认知；②在尿毒症患者体内该物质的浓度显著高于正常；③高浓度的该物质与特异的尿毒症临床表现相关，而体内该物质浓度降至正常时则尿毒症症状、体征应同时消失；④在其浓度与尿毒症患者体内浓度相似时，动物实验或体外试验可证实该物质对细胞、组织或观察对象产生类似毒性作用。但是由于化学分离技术要求较高，以及临床症状的有无和轻重差别较大，很难根据以上标准对尿毒症毒素作出判定。

3. 尿毒症毒素的种类及作用

目前常用的分类方法是根据尿毒症毒素分子量大小来分类，分为：小分子物质（分子量 <500 D），如尿素、胍类、酚类等；中分子物质（分子量 500～1 000 D），如甲状旁腺素；大分子物质（分子量 >1 000 D），如体内正常营养物质或稳定内环境的物质，体内正常多肽激素，如 $β_2$-微球蛋白（$β_2$-MG）、肿瘤坏死因子等。

根据尿毒症毒素的来源可分为：①因肾衰竭而造成浓度超过体内微量元素，正常代谢产物如尿素、肌酐、尿酸等；②因肾衰竭而使体内某些物质的分子结构发生变化或被修饰，如氨甲酰化氨基酸，氨甲酰化蛋白质，终末氧化蛋白产物（AOPP），晚期糖基化终末产物（AGE），脂质氧化终产物（ALE）等；③细菌代谢产物由肠道进入血液，如多胺、酚类、酚酸等。

（1）小分子尿毒症毒素，主要包括：①电解质和调节酸碱平衡的物质，H^+、钾、磷等；②微量元素，铝、矾、砷等；③氨基酸及其类似物，色氨酸、同型半胱氨酸，N-乙酰精氨酸等；④被修饰的氨基酸，氨甲酰化氨基酸、甲硫氨酸—脑啡肽；⑤氮代谢产物，尿素、肌酐、肌酸、尿酸、胍类（甲基胍、胍琥珀酸）、一氧化氮、黄嘌呤、次黄嘌呤、尿嘧啶核苷等；⑥胺类，甲胺、二甲胺、多胺（尸胺、腐胺、精胺、精脒）、氯胺等；⑦酚类，对甲酚、苯酚、氯仿、对苯二酚等；⑧吲哚类，3-醋酸吲哚、犬尿素、喹啉酸、褪黑激素、硫酸吲哚酚等；⑨马尿酸类，马尿酸、α-羟马尿酸、β-羟马尿酸等；⑩晚期糖基化终末产物，戊糖苷、N-羧甲基赖氨酸；⑪其他，草酸、透明质酸、β-促脂解素等。

尿素：为蛋白质代谢的主要终产物，尿素本身的毒性并不强，作为尿素的代谢产物氰酸盐具有较强的毒性。正常时人体内的尿素可转变为氰酸盐，再通过氨甲酰化被清除，当肾功能损害时，尿素及其代谢产物不能被有效清除，在体内蓄积可导致：①乏力、头痛、嗜睡、抑郁、瘙痒、恶心、呕吐；②氰酸盐升高可引起软弱、困意、腹泻、肠出血、体温下降、昏迷，氰酸盐在一定程度上抑制中性粒细胞内氧化物的释放，从而干扰了杀灭微生物的功能；③氨甲酰化氰酸盐积聚引起血液中氨基酸和蛋白质氨甲酰化，引起蛋白质合成障碍，是造成尿毒症患者营养不良的因素之一；④血红蛋白缬氨酸的氨基端被氨甲酰化，形成氨甲酰血红蛋白，与氧高亲和力，使氧解离曲线左移，减少氧的释放，造成组织缺氧；天冬酰胺的氨甲酰化，可损害胰岛素敏感的糖转运系统，是造成胰岛素抵抗的原因之一。

胍类化合物：是蛋白质代谢产生的仅次于尿素的一类物质，是主要的尿毒症毒素之一。包括胍、甲基胍、二甲基胍、肌酐、胍乙酸等。精氨酸是唯一被证实在慢性肾衰竭时与胍类合成有关，慢性肾衰竭时，饮食中精氨酸增加，则甲基胍生成增加。甲基胍升高：①可引起恶心、呕吐、腹泻、贫血、糖耐量降低、血浆纤维蛋白原增高及裂解活性下降、钙吸收减少、胃十二指肠溃疡和出血、抽搐和意识障碍；②抑制去甲肾上腺素在交感神经突触小泡中运输，为肾衰竭交感神经系统病变的原因之一。

同型半胱氨酸（Hcy）：是蛋氨酸脱甲基而形成的含硫氨基酸，在肾衰竭时 Hcy 水平升高，并与肌酐清除率呈负相关。高同型半胱氨酸血症是心血管疾病的一个独立的危险因素。

（2）中、大分子尿毒症毒素，主要包括：①多肽类，如甲状旁腺素、胰高血糖素、利钠激素、瘦素、内皮素、肾上腺髓质素、血管生成素、肾小球加压素、β-内啡肽、神经肽Y 等；②蛋白质类，如 β_2-微球蛋白（β_2-MG）、白介素-1、白介素-6、肿瘤坏死因子、核糖核酸酶、免疫球蛋白轻链、趋化抑制蛋白、视黄素结合蛋白、半胱氨酸蛋白酶抑制物-C（cystatine C）等。

甲状旁腺激素（PTH）：是调节钙磷代谢的主要激素之一。慢性肾衰竭 PTH 增高的原因：①高磷血症、低钙血症、1α-羟化酶缺乏、1,25-$(OH)_2D_3$ 不足、甲状旁腺组织钙敏感受体功能障碍、甲状旁腺自主分泌等因素导致 PTH 合成、分泌增加；②肾对 PTH 的清除减少；③PTH 对 1,25-$(OH)_2D_3$ 的负反馈抑制作用不敏感。身体内许多组织、器官都是 PTH 的靶目标，故 PTH 升高可导致体内广泛的功能紊乱和组织损伤，多与 PTH 所致细胞内钙升高有关，可使来自细胞储存池的钙动员增加，钙离子进入细胞内增多，钙离子升高导致线粒体内氧化受阻，ATP 产生减少，钙 ATP 酶活性、Na^+-Ca^{2+} 交换和钠钾 ATP 酶活性均降低，使 Ca^{2+} 从细胞内排出减少。

PTH 引起各系统功能紊乱主要包括：①物质代谢紊乱，蛋白质分解增多、合成减少，胰岛素抵抗和高血糖症，脂代谢异常，钙磷代谢紊乱；②软组织钙化，角膜、皮肤、血管、周围神经、心肌、肺、肝等组织内钙化；③骨骼系统疾病，肾性骨病，骨髓纤维化和骨硬化症；④神经系统功能紊乱，脑组织钙化，周围神经病变，运动神经传导减慢；⑤拮抗红细胞生成素，加重肾性贫血；⑥钙化防御，钙化性尿毒症性小动脉病；⑦其他，皮肤瘙痒、溃疡，尿毒症肌病，性功能障碍，免疫功能受损。

（三）微炎症状态对慢性肾衰竭进展的影响

1. 微炎症状态的概念

微炎症状态是指一种非病原微生物感染引起的，表现为全身循环中炎性蛋白、炎症细胞因子升高，导致患者出现各种并发症的非显性炎症状态。与病原微生物感染不同，也不同于全身炎症反应综合征。与患者进行性炎性疾病如动脉粥样硬化、营养不良、贫血、促红素抵抗、$β_2$ 微球蛋白淀粉样变性等有关。

2. 微炎症反应的相关因素

微炎症反应是单核—巨噬系统持续活化的结果。微炎症状态主要表现为急性时相反应蛋白的变化和细胞因子的活化。

（1）急性反应蛋白：急性反应蛋白包括正性急性反应蛋白和负性急性反应蛋白。①正性急性反应蛋白在炎症反应中升高，包括 C 反应蛋白（CRP）、血清淀粉样蛋白 A（SAA）、纤维蛋白原、铁蛋白、结合珠蛋白等；②负性急性反应蛋白在炎症反应中降低，包括白蛋白、前白蛋白、维生素 A 结合蛋白和转铁蛋白等。

CRP：CRP 是急性时相反应蛋白中最重要的一种蛋白质，它的表达受 IL-6、IL-8、TNF-α 的影响，其生物学作用是激活补体导致细胞裂解，与淋巴细胞、单核细胞受体结合，使淋巴细胞活化，分泌淋巴因子，参与体内各种炎症反应。其特点：①反应快（在多数组织受损、感染和炎症中 6 小时内迅速升高）；②半衰期短（19 小时）；③升高幅度大（可达 100 ~ 1 000 倍）；④随着病情的消退以及组织结构和功能的恢复，血中 CRP 浓度逐渐下降至正常；⑤其反应不受放疗、化疗、激素等治疗的影响，能保持相对的稳定。因此，CRP 是微炎症状态的一项客观、敏感的指标，是机体存在细胞因子激活的标志。CRP 升高被作为晚期肾脏疾病患者持续炎症状态的标记。

（2）细胞因子的活化：与肾脏疾病关系密切的细胞因子包括白介素类（如 IL-1、IL-6，IL-8、IL-10、IL-12），肿瘤坏死因子（TNF），血小板活化因子（PAF），转化生长因子（TGF），表皮生长因子（EGF），胰岛素样生长因子（IGF）等。

IL-6：IL-6 是细胞因子网络中重要的促炎性细胞因子之一，同时也是与肾小球疾病关系最密切的一种炎性细胞因子，除直接作用于组织细胞外，也可诱发其他炎性介质而间接发挥作用，致肾小球系膜细胞增殖、硬化及肾脏疾病恶化。

IL-10：作为抗炎症介质，共同来调节急性时相反应，一般在炎症反应 CRP 浓度上升 8 ~ 10 小时或以后上升至正常机体生理状态下的几百倍。

3. 导致细胞因子增高的相关因素

（1）血管紧张素 II：Ang II 在机体微炎症反应形成过程中可能起关键性作用，认识这一点，对于理解血管紧张素转换酶抑制药（ACEI）或血管紧张素 II 受体阻滞药（ARB）在许多心血管疾病（高血压、动脉粥样硬化）状态下发挥降压以外的靶器官保护作用将具有十分重要的意义。

（2）氧化应激反应：微炎症状态的存在很大程度上是由氧化应激反应导致的。氧化应激反应可激活血液中的中性粒细胞及单核细胞，活化补体系统。代谢产物、尿毒症毒素在体内蓄积致使抗氧化应激能力的减退。同时抗氧化物质的摄取减少和（或）生物利用度下降，增强的氧化应激反应导致脂质过氧化和脂蛋白结构及功能的改变，产生特征性的晚期氧化蛋白产物，如氧化型低密度脂蛋白。它能上调黏附分子如血管细胞黏附分子-1、细胞间黏附分子-1及单核细胞趋化蛋白-1，增强血中白细胞对血管壁的移行和黏附，造成血细胞氧化损伤和脂质氧化改变，最终引起炎症反应。

（3）静脉铁剂的应用：研究显示，接受静脉补充铁剂后患者氧化应激及炎症状态均有加剧，且其血浆丙二醛（MDA）水平与 TNF-α 水平呈正相关，提示静脉铁剂、氧化应激与炎症三者之间具有某种潜在联系。可能的机制为静脉补铁后，体内游离铁增加通过 Fenton/Haber-Weiss 反应催化活性氧的形成，活性氧激活吞噬细胞，并通过 NF-κB 途径上调 IL-6 的释放，增加肝脏合成 CRP。也就是说，在游离铁催化下，炎症、氧化应激相互作用、相互促进，进而造成机体损伤。

（4）脂质代谢异常：研究显示，肾衰竭期高脂血症发生率高，脂代谢异常参与了微炎症状态的发生，可能为慢性肾衰竭患者微炎症状态的原因之一。因此，我们在临床探究慢性肾衰竭患者微炎症状态的原因时，应将血脂因素考虑在内。文献报道，慢性肾衰竭患者 TG、TC、低密度脂蛋白（LDL）均有不同程度的升高，尤以 TG、LDL 升高最显著，而高密度脂蛋白（HDL）则降低。

（5）瘦素：瘦素作为一种新发现的多肽类代谢性激素，因为被认为可引发营养不良而受到学者们的广泛关注。有研究认为，高瘦素血症引发的瘦素抵抗是引起心功能不全和高血压的原因。Maachi 还通过研究发现微炎症状态可以引起脂肪细胞分泌瘦素的增加。

（6）蛋白尿的作用：肾小管内过多的白蛋白、转铁蛋白可导致肾小管中产生有害物质（氧自由基、补体 C5b-9、趋化因子等），导致肾小球和肾小管损伤，也可刺激内生长因子如 TGF-β 分泌，引起肾小球系膜细胞增殖，近年有学者报道，近端肾小管过多的蛋白可能使单个核细胞化学趋化蛋白-1（MCP-1）基因上调和骨桥素 mRNA 表达上调，因而可使更多的单核细胞向肾间质浸润及引起间质炎症。

（7）高蛋白饮食：研究表明，高蛋白饮食可引起实验动物肾组织内血管紧张素 Ⅱ 及某些生长因子如 PDGF、TGF-β 的表达上调，引起肾组织固有细胞的凋亡和损伤，进而导致肾小球和小管间质的炎症。

（8）糖基化终末产物（AGE）和蛋白氧化终末产物（AOPP）：糖基化终末产物可以刺激黏附分子的表达，持续吸引单核细胞迁移到血管壁，试验证实糖基化终末产物和蛋白氧化终末产物在体外能直接激活单核细胞，引起炎症反应；而在 ESRD 患者体内 AGE 和 AOPP 逐渐积累，可以持续诱发炎症反应。

（喻亚萍）

第三节　慢性肾衰竭的临床表现及并发症

一、概述

慢性肾衰竭对机体各系统均可产生影响，临床表现多种多样，这与导致慢性肾衰竭的基础疾病种类和肾功能不全程度相关。慢性肾衰竭对机体最主要的危害有两方面：一是大多数患者不可避免地进入终末期肾病（ESRD），必须依赖肾替代治疗以延长生命；二是心脑血管并发症发生率和病死率明显增加。肾脏有强大的代偿功能，肾小球滤过率（GFR）在 50 mL/（min·1.73 m^2）以上时，血清肌酐可以正常，患者可以没有任何症状。当 GFR 进一步下降至 50 mL/（min·1.73 m^2）以下时，在一般情况下，患者可能仅有乏力、夜尿增多等表现，易被患者忽视。当 GFR 进一步下降时，患者可以有明显的贫血、恶心、呕吐、食欲减退等消化道症状，慢性比急性肾功能不全更易发生贫血。当 GFR 降至 10 mL/（min·1.73 m^2）以下时，患者才表现出典型的尿毒症症状。肾小球疾病多表现出明显的高血压、蛋白尿、血尿、少尿等。肾小管间质疾病患者更多表现为严重贫血、代谢性酸中毒、夜尿增多，而高血压相对少见。糖尿病肾病患者在晚期肾功能不全是由于可以有大量蛋白尿，GFR 下降速率比较快，心脑血管并发症发生率高，可以出现Ⅵ型肾小管性酸中毒和高钾血症，尤其是在联合使用血管紧张素转化酶抑制药（ACEI）和血管紧张素Ⅱ受体阻滞药（ARB）时，高钾血症发生率更高，B 超示双肾体积并不缩小，但应引起重视。以往的临床资料分析显示，我国终末期肾病患者中，严重贫血十分常见，76.4% 的患者血红蛋白在 60 g/L 以下，高血压也比较常见，约占 84.2%。随着对贫血、高血压发生机制及其危害认识的进一步提高，促红细胞生成素（EPO）和各种新的降压药物不断涌现，患者的贫血和高血压得到了有效地控制和纠正。慢性肾衰竭超声常提示双侧肾脏缩小（糖尿病、骨髓瘤、艾滋病病毒感染、淀粉样变性除外）。

（一）轻度肾功能损害

GFR≥10 mL/（min·1.73 m^2）时，大多数患者往往无主观症状，或仅有夜尿增多、乏力和腰酸等，辅助检查可能发现合并存在继发性甲状旁腺功能亢进。肾小球疾病导致的慢性肾衰竭患者，临床可以有血尿与蛋白尿，高血压比较常见。而肾小管间质疾病导致的慢性肾衰竭患者，更多表现为贫血、代谢性酸中毒和夜尿增多，而高血压发生率低，除非并发泌尿道梗阻和（或）反流。

（二）中、重度肾功能损害

随着慢性肾衰竭进展，体内多种毒素的积聚及水、电解质和酸碱平衡紊乱，患者可以出现各种临床表现，几乎可以累及全身各脏器和系统。

二、心血管系统

慢性肾衰竭除了传统的导致心血管并发症的因素如贫血、高血压、糖代谢异常、脂质代谢紊乱外，还有一些慢性肾衰竭本身的因素，如尿毒症毒素潴留、高半胱氨酸血症、动静脉内瘘导致的动静脉分流等，使传统导致心血管并发症的因素在慢性肾衰竭患者更加突出。慢性肾衰竭心血管疾病主要表现如下。

（一）冠状动脉粥样硬化和周围血管病

高血压、高同型半胱氨酸血症和脂质代谢紊乱促进动脉粥样硬化的发生，钙磷代谢紊乱引起的血管转移性钙化也是重要致病因素。经常表现为"沉默性"急性心肌梗死，原因是慢性肾脏病患者存在自主神经病变，以及经常并发容量负荷过度导致肺淤血，心肌缺血的症状有时非常不典型，易被漏诊而得不到及时治疗，存活率很低，但并非慢性肾衰竭患者主要的死亡原因，主要死亡原因是猝死和心律失常。

由于慢性肾脏病患者常伴有严重贫血和严重左心室肥厚，有时虽然有典型的心绞痛症状，但冠状动脉造影却正常。慢性肾脏病患者即使在血管造影显示冠状动脉开放时也存在心肌缺血，这可能与冠状动脉后心肌毛细血管的反应性增生障碍，与非肾脏病患者相比心肌内毛细血管密度显著减低，平均毛细血管弥散距离增加，导致心肌对缺血的耐受性明显下降。

如终末期肾病患者负荷试验中发现可逆性病变，或在无水钠潴留的情况下左心室射血分数显著减少（40%），应行冠状动脉造影。冠状动脉造影是诊断慢性肾脏病患者冠状动脉疾病的金指标，其适应证与一般人群相似。对有残余肾功能的慢性肾脏病和终末期肾病患者，造影剂的使用可能导致终末期肾病患者发生急性高渗状态，诱发高血压危象和肺水肿，需要紧急透析治疗。进行冠状动脉造影之前，应通过超声心动图检查评估心室功能和瓣膜状态，避免出现意想不到的技术困难和不必要的心室造影。

（二）心肌病变

心肌病变是尿毒症毒素所致的特异性心肌功能障碍，病理特征为心肌纤维化。心肌纤维化在慢性肾脏病早期即出现，较原发性高血压和糖尿病患者更为明显，心肌纤维化的不良后果包括收缩期应力改变、舒张期左心室顺应性损伤以及心律失常。最突出的表现为左心室肥厚与左心室舒张功能下降。与尿毒症毒素潴留、局部肾素血管紧张素系统活化、钙磷代谢紊乱、肉碱缺乏等有关。

左心室肥厚是慢性肾脏病患者最主要的心血管结构改变，在慢性肾脏病早期即可出现，进入透析时约75%的患者存在左心室肥厚，透析后也会逐渐进展。其发病机制可能与慢性肾脏病患者局部肾素—血管紧张素系统激活，以及主动脉血管硬度增加和弹性系数显著减低有关。左心室重量指数（LVMI）增加是透析患者存活率的独立预测指标，与 LVMI < 125 g/mm^2 的患者相比，LVMI > 125 g/mm^2 的患者 5 年死亡率升高 2 倍。高血压和动脉硬化造成压力负荷过度，导致向心性肥厚，容量负荷过度导致"离心性"肥厚，交感神经活性亢进造成左心室游离壁无明显肥厚而室间隔显著肥厚的不对称性病变。左心室肥厚与舒张功能障碍密切相关，增加透析中低血压的风险。左心室扩张提示预后不良、左心室扩张可能是左心室肥厚的最终结果，也可能与弥漫性缺血性损害、反复容量负荷过度及动静脉内瘘的高血流量有关。

（三）心脏瓣膜病变

钙磷代谢紊乱、透析时间、低白蛋白血症、炎症和年龄是瓣膜病变和钙化的危险因素。伴反流的瓣膜钙化可以在血流动力学上造成明显的狭窄（尤其是主动脉瓣）以及传到功能障碍，包括房室束病变造成的完全性传导阻滞。超滤纠正容量负荷过度可以解决反流，是区分功能性和结构性缺陷的唯一途径。

终末期肾病患者感染性心内膜炎的患病率为 2% ~ 4%，好发于血液透析患者。血管通路（包括临时性和长期留置导管）是最重要的感染源。少数情况下与牙齿感染和牙科治疗相关。与二尖瓣相比，主动脉瓣感染更常见。目前还不清楚钙化程度是否是感染性心内膜炎的危险因素。

（四）心包炎

心包炎分为尿毒症性心包炎和透析相关性心包炎。尿毒症性心包炎与尿毒症毒素潴留、内环境紊乱等有关，充分透析后可以缓解，未治疗的尿毒症引起的尿毒症性心包炎已很罕见。透析相关性心包炎发生在透析不充分的患者，较常见，且与死亡率相关。不仅与透析不充分、中分子毒素潴留、继发性甲状旁腺功能亢进等有关，也与并发症、动静脉内瘘再循环和基础疾病如系统性红斑狼疮等相关。但其确切的患病机制尚不十分明确。出现心前区疼痛伴发热或查体闻及心包摩擦音时应行胸部 X 线和超声心动图检查。但也要注意结核在尿毒症患者中发病率增高，也可引起结核性心包炎。

（五）心律失常和心源性猝死

心源性猝死是终末期肾病患者的主要死亡原因。心律失常是终末期肾病患者常见的临床现象，好发于血液透析过程中。猝死是终末期肾病患者最主要的死亡原因，主要由心室颤动引起，约 20% 为心搏骤停。高钾血症是终末期肾病患者最主要的代谢异常，常伴发心律失常，导致猝死。

（六）高血压

高血压普遍存在于慢性肾脏病的各个阶段，是左心室肥厚、充血性心力衰竭和有症状的缺血性心脏病的独立风险因素，主要原因如下。①容量增加：水钠潴留、细胞外液增加引起的容量负荷过重；②肾素—血管紧张素—醛固酮系统（RAAS）活化；③内皮素（ET）合成增加；④肾脏分泌的降压物质减少，包括前列环素、激肽释放酶—激肽系统（KKS）、一氧化氮（NO）；⑤交感神经系统（SNS）活性增强；⑥其他血管活性物质：利钠肽（ANP、BNP）效应减弱，利尿降压作用下降；抗利尿激素（VP）增多，加重肾小管对水钠重吸收并引起血管收缩产生高血压；内源性毒毛花苷 G 增多及甲状旁腺激素分娩增加，使胞质内 Ca^{2+} 浓度增加，促进血管收缩，增加血管阻力。进展到终末期肾衰竭的患者约 95% 并发高血压，进行动态血压监测（ABPM）可以发现血压呈"非勺形"和"反勺型"的高危患者，有助于判断预后，调整治疗方案。

（七）心力衰竭

终末期慢性肾衰竭患者因体液潴留、高血压、贫血、电解质紊乱、酸中毒、动静脉内瘘、肺部感染、冠状动脉病变、尿毒症性心肌病、甲状旁腺亢进、氧化应激等导致心力衰竭。其中急性左侧心力衰竭是非常严重的并发症，是慢性肾衰竭的主要死亡原因。急性左侧心力衰竭也是慢性肾衰竭的可逆因素之一，积极有效地控制急性左侧心力衰竭对改善慢性肾衰竭预后、提高患者生存质量、延长生命具有重要意义。

三、血液系统

并发肾性贫血的患者可表现为正细胞、正色素性贫血，并随肾功能的减退而加重；白细胞计数一般正常；血小板计数及凝血时间正常，出血时间延长，血小板聚集和黏附功能障碍，但凝血因子时间、部分凝血活酶激活时间一般正常。

（一）贫血

贫血是慢性肾衰竭患者常见的临床表现，在 CRF 的不同阶段均可以出现不同程度的贫血。WHO 的贫血诊断标准：成年人女性血红蛋白（Hb）＜120 g/L，成年男性 Hb＜130 g/L，但应考虑患者年龄、种族、居住地的海拔高度和生理需求对 Hb 的影响。肾性贫血是指除外其他贫血原因，且血清肌酐≥176 μmol/L 的慢性肾衰竭患者并发的贫血，红细胞大小正常，网织红细胞计数低，与低促红细胞生成素（EPO）有关。肾性贫血在慢性肾衰竭的一系列病理生理紊乱中起重要作用，显著降低患者的生活质量和生存率，导致一系列的临床症状，包括组织氧供与氧耗下降，心排血量增加、心脏扩大、心室肥厚、心绞痛、充血性心力衰竭、认知能力和思维敏捷性下降、月经周期改变、夜间阴茎勃起减少及免疫应答障碍等。这些临床表现既往简单归因于肾衰竭，而事实上，贫血纠正后很多尿毒症症状可以减轻，甚至消失。

多种原因可以介导慢性肾衰竭患者的贫血，其特征是因促红细胞生成素的绝对或相对缺乏所致的正细胞正色素性贫血。主要原因包括：①肾生成 EPO 不足；②营养不良及铁缺乏，其中以缺铁性贫血最为常见；③消化道出血、血液透析失血、反复抽血化验等引起的出血性贫血；④尿毒症毒素所致的红细胞寿命缩短及红细胞生长抑制因子的作用；⑤尿毒症毒素引起的骨髓微环境病变产生的造血障碍；⑥合并血液系统疾病，如肿瘤等；⑦左旋肉碱缺乏、骨髓 EPO 受体表达减少等也参与肾性贫血。

贫血可能是许多尿毒症患者就诊时的症状，其严重程度与肾功能受损程度一致，但并不完全平行，与肾功能损害程度不平行的中、重度贫血需要积极查找病因，注意是否并发血液系统疾病。并发肾间质病变的慢性肾衰竭患者出现贫血更早，且贫血程度较重。慢性肾衰竭患者 EPO 为相对缺乏，而非绝对缺乏。此外，体内存在抑制红细胞生成素的物质包括聚胺（如精胺、腐胺和尸胺）、甲状旁腺激素和一些炎性细胞因子也参与贫血。

（二）出血倾向

慢性肾衰竭患者常伴有出血倾向，出血部位为皮下、黏膜下、浆膜表面或器官，通常不严重。一般表现为皮肤的瘀斑或瘀点、胃肠道出血、鼻出血、牙龈出血和针穿刺处不易凝血。其原因与尿毒症患者血小板功能异常以及血小板—血管相互作用障碍有关，还可能与应用肝素有关。

1. 胃肠道出血

既可以表现为隐性胃肠道血液丢失，也可以出现威胁生命的大出血。胃肠道出血的发生率远较正常人群高，最常见的是消化性溃疡出血，其次为慢性胃炎出血，还可表现为胃肠道毛细血管扩张症。临床表现为黑粪等。

2. 出血性心包炎

目前尿毒症相关性出血性心包炎和心脏压塞较为少见，与开展透析治疗有关。但是出血性心包炎引起的心脏压塞病死率高，应予重视。临床表现为胸闷、气短和低血压，查体可见颈静脉怒张，心前区可闻及心包摩擦音，如出血量大，心包摩擦音消失。心脏超声检查提示心包积液，心包穿刺可见血性液体。

3. 颅内出血

透析患者颅内出血的发生率较正常人群高出 5～10 倍。临床表现为头痛、呕吐、惊厥、高血压、意识模糊，甚至昏迷。诱因通常为高血压及使用抗凝血药。多囊肾患者由于存在的动静脉畸形增加了出血的发生率。

4. 其他出血

有创操作后出血，自发性腹膜后出血，自发性眼球内出血等。

（三）血栓

慢性肾功能不全时血栓的形成，是多种因素使血管壁的完整性受到破坏及凝血、抗凝血和纤溶系统的改变即血液黏滞性增高的结果。患者表现为外周血管闭塞、血管通路血栓形成、钙化防御，血管通路血栓形成导致的内瘘堵塞最常见。钙化防御即是钙化性尿毒症小动脉病，为少见但较严重的血栓性疾病，临床上表现为皮肤及微小动脉血栓及闭塞、纤维蛋白栓形成，其确切的机制尚不清楚，可能与蛋白酶 C 活性减少有关。

四、肾性骨病

慢性肾衰竭引起的骨骼病变称为肾性骨病或肾性骨营养不良。早期肾性骨病患者无症状，尤其是轻度慢性肾衰竭，或患者没有任何症状，但此时可以存在钙磷代谢紊乱，应予以纠正。临床上尽管只有 10% 左右的慢性肾衰竭患者在透析前出现骨病症状，但影像学检查和骨组织活检则 35% 和 90% 的患者可发现骨骼异常。

（一）分类

根据组织形态学变化和骨动力状态的不同，肾性骨病分为高转化性骨病、低转化性骨病、混合性骨病 3 种类型。

1. 高转化性骨病

高转化性骨病又称甲状旁腺功能亢进性骨病，见于甲状旁腺功能亢进的患者。主要组织学特征是骨转化（包括骨形成和吸收）明显增加，以及骨小梁周围出现大量的纤维化，纤维化面积≥0.5%，类骨质覆盖面积≥15%。X 线检查可见骨膜下吸收、骨硬化等特征性表现。骨活检可见破骨细胞和成骨细胞数目增加，骨的吸收和生成活跃，破骨细胞穿入骨小梁形成大量吸收腔隙。临床表现为纤维囊性骨炎，可伴有骨质疏松和骨硬化为特征。典型的生化改变包括血钙降低，血磷、骨特异性碱性磷酸酶升高，以及血甲状旁腺激素（iPTH）水平明显升高。四环素双标记显示骨形成率升高。骨矿化率和骨形成率明显增加。

2. 低转化性骨病

低转化性骨病又称无动力性骨病。低转化性骨病的特点为骨转运和重塑降低伴随破骨细胞和成骨细胞数目减少及活性减低。组织形态有骨软化和骨增生不良两种表现。早期表现为骨软化症，逐渐发展为无力型骨病。低转化性骨病的发生除维生素 D 缺乏所致外，与铝中毒的关系较为密切。此外，对甲状旁腺功能亢进症治疗过度、服用量过多的钙和维生素 D 可引起再生不良性肾性骨营养不良，PTH 水平相对较低是其临床特点。

（1）骨软化：骨软化的组织学特征是非矿化的骨基质沉积，导致板层样组织堆积，骨骼容易变形。矿化过程减少伴胶原沉积受抑制（矿化的减少更显著），非矿化骨占据骨小梁容积大部分，板层状的类骨质容积增加，大多数骨小梁表面被很宽的类骨质区覆盖，不伴骨内膜纤维化，骨软化症常伴有铝沉积。生化检查表现为血钙正常，血磷增高，血铝通常也升高，血清骨特异性碱性磷酸酶及血 iPTH 水平降低。X 主要表现为假性骨折。骨活检特征是骨的形成率降低，成骨细胞和破骨细胞数目和活性降低，类骨质覆盖面积 $\geq 15\%$，总骨量变化不定。四环素标记可见散在性吸收或缺如，显示骨矿化障碍。骨铝染色可见铝在骨小梁和类骨质交界处呈线状沉积。病因不清楚，可能是由于维生素 D 缺乏、磷不足或铝过量导致。

（2）骨再生不良：近年来骨再生不良发病趋势有增加，组织学特征主要为骨形成减少的同时伴有相应的骨矿化减少，仅有很少的、甚至没有类骨质层，骨容积常常下降。骨组织学改变主要为骨细胞活性明显降低、类骨质覆盖面积不增加，骨总量减少，骨形成率低于正常。生化检查表现为血钙正常或轻度降低，血磷水平通常在正常范围，骨特异性碱性磷酸酶和 iPTH 水平大多正常或偏低。骨铝染色可见铝沉积于骨小梁表面和类骨质—骨质交界处。病因不清，可能与铝过量或 $1, 25\text{-}(OH)_2D_3$ 对 PTH 的过度抑制，不足以维持正常骨转化的需要有关。

3. 混合性骨病

混合性骨病兼有高转化性骨病和低转化性骨病的表现，常为纤维性骨炎和骨软化并存。骨形成率正常或降低，骨总量变化不定。组织学改变为破骨细胞活性增加，骨髓纤维化，类骨质覆盖面积增加。骨铝染色部分阳性，铝含量低，呈弥漫性分布。常由继发性甲状旁腺功能亢进、骨矿化缺陷引起。

各种肾性骨病的发生率不同，主要与年龄、种族、原发病种类、肾衰竭程度、遗传素质、治疗等因素有关。

（二）临床表现

慢性肾衰竭早期，肾性骨病无明显症状，随着肾功能的减退加重，临床症状和体征发展较缓慢和隐匿，直到尿毒症期才会出现症状，除骨骼严重损害外，常因钙磷代谢和甲状旁腺功能紊乱引起皮肤瘙痒、贫血、神经系统及心血管系统等组织器官的损害。

1. 骨痛与骨折

骨痛呈持续性或发作性，进行性发展，位置不固定，可累及全身或局限于某处。疼痛部位多见于腰背部、髋部、膝关节、踝关节和腿部，程度不一，负重、压力或运动时加重。骨软化症疼痛更明显。低转化性肾性骨病已出现骨折，多发生在肋骨。

2. 关节炎或关节周围炎

表现为单个或多个关节红、肿、热、痛及僵硬等急性炎症症状。常发生在肩、腕、膝和指间关节。为高磷血症时羟磷灰石结晶沉积在关节腔或关节周围导致关节炎症。

3. 皮肤瘙痒

肾衰竭晚期常见，充分透析可缓解，但部分患者瘙痒极其顽固，无特效的治疗方法。可影响患者的情绪、睡眠和正常生活。

4. 肌病和肌无力

肌无力常见于近端骨骼肌，下肢明显，呈缓慢进展，严重者上肢不能抬起。

5. 自发性肌腱断裂

常在行走、下楼梯或跌倒时发生四头肌、三头肌、跟腱、手指伸肌腱等断裂。

6. 骨骼畸形和生长迟缓

常见负重长骨（胫骨、股骨）变性呈弓形或跛行。表现为鸡胸、驼背、O 形腿等。

7. 其他

钙化防御，红眼综合征等。

五、神经精神系统

发生与尿毒症毒素、水电解质酸碱平衡紊乱、感染、药物及精神刺激等有关，可表现为中枢神经系统功能紊乱（尿毒症脑病）和周围神经病变。透析患者可能会出现透析相关性神经系统并发症。

（一）尿毒症脑病

尿毒症脑病是终末期肾脏疾病（ESRD）的严重并发症。通常是指急性或慢性肾衰竭出现中枢神经系统症状和体征，可表现为意识障碍，从而影响精神、运动、思考、记忆、语言、知觉、情感等方面，其发展随肾功能恶化而变化。早期主要表现为乏力、注意力不集中、易激惹、记忆力减退、失眠、情感淡漠，随着病情进展，可出现性格和行为异常、定向力障碍、情绪低落、幻想、幻觉和幻听，甚至自杀倾向，晚期可出现肢体震颤、扑翼样震颤及肌阵挛；大多数患者脑电图异常；影像学检查可发现脑萎缩，局部低密度病灶及大脑髓质病变。

慢性肾衰竭精神神经障碍发病机制复杂，目前尚不清楚。但可以确定与多种因素有关，较肯定的因素概括如下：①尿毒症毒素如小分子尿素（氯、胍类、胺类、酚类等）、中分子物质及大分子的甲状旁腺素（PTH）在血脑中蓄积，抑制了参与脑细胞正常代谢活动的酶系统，使其反应速度减慢，脑细胞的正常代谢功能失调，引起患者脑电图、肌电图及脑诱发电位异常，而出现一系列神经精神症状，与肾功能受损程度密切相关；②水、电解质、酸碱平衡失调，失水，水潴留，脑水肿等；③脑代谢障碍，慢性肾衰竭时氧和葡萄糖的利用率均下降，导致多种酶的功能障碍；④神经细胞和胶质细胞的跨膜离子交换异常。另外有文献报道，中分子物质血 β_2 微球蛋白（β_2-MG）在体内蓄积与尿毒症脑病有关。

慢性肾衰竭并发尿毒症脑病患者应尽早发现、尽快诊断、及时透析以免病情发展，错过最佳时机。

1. 精神功能紊乱

精神功能紊乱是尿毒症脑病的早期表现。典型的特征为感觉模糊、迟钝，常常伴失眠、批发、情感淡漠、近期记忆力的丧失以及注意力不集中。随着肾功能的下降，精神集中时间减少，逐渐出现意识模糊、感觉不良，可伴震颤、扑翼样震颤、肌阵挛。偶可出现幻觉、兴奋、癫痫发作，最终昏迷。尿毒症脑病晚期患者多表现为紧张、无语伴深部浅反射降低。

2. 神经系统紊乱

早期表现为发音困难、震颤、扑翼样震颤。由于舌的运动障碍，出现发音缓慢或急促不清。震颤是早期敏感指数，震颤的幅度不规则，常常出现在引出扑翼样震颤或肢体运动时，发作的频率一般为 8~10 次/秒。扑翼样震颤的准确原因尚不清楚，可能与中枢神经系统受损引起的维持紧张姿势的功能不良有关。晚期表现为肌阵挛和手足搐搦。肌阵挛常常是突然发生的肢体、躯体和头部的不规律、不对称的粗大颤搐。有些状态下肌肉收缩是轻微的，没有或仅有较少的颤搐。运动时肌肉收缩明显，类似"舞蹈病"发作。肌阵挛可能是下段脑干网状结构的功能异常导致脊髓—延髓—脊髓反射的抑制作用松弛的结果。手足搐搦在尿毒症患者中常见，可以有或无腕足痉挛发作的明显表现。

3. 运动异常

行动笨拙在尿毒症的早期就可出现，表现为行走或完成某一精细的工作时动作不稳。由于额叶对运动神经元的一致性作用的减弱，一些原始的反射可以被引出，此外肢体肌肉的张力也发生改变，出现下肢伸肌强直和上肢屈肌痉挛的去皮质姿势。多数患者除了软弱无力的症状外，可以发现局部运动神经受损的体征如伸肌反射的不对称，轻度偏瘫。

（二）周围神经病变

周围神经病变包括外周神经病变和自主神经病变。

1. 外周神经病变

ESRD 特别是伴糖尿病和（或）血管疾病的患者常存在神经病变，以远端、对称、涉及运动和感觉神经的多神经病变为特点。手掌、足底的感觉异常、远端肢体的烧灼感以及不宁腿综合征是主要临床表现。此外，常存在肌肉的无力和萎缩。随着神经病变的进展，神经纤维受到严重损害可以出现感觉和运动神经传导速度的减慢，甚至由于运动功能的丢失造成瘫痪。外周神经病变的形态学变化表现为有髓鞘的纤维密度减低，在长轴突远端节段性脱髓鞘及轴突的变性。发生这些病理变化的原因尚不清楚。透析治疗仅使少数患者症状改善，大部分患者维持稳定。而肾移植可完全恢复正常。

2. 自主神经病变

ESRD 患者常出现一些自主神经系统的异常，包括出汗的异常、压力感受器功能受损、Valsalva 试验的异常、直立性低血压以及心动过缓性低血压。开始透析治疗后，患者的症状可以有一定程度的缓解。

（三）透析相关性脑病

1. 透析失衡综合征

透析失衡综合征是最常见的急性神经系统并发症，可以发生在透析过程中或透析结束后24 小时内。轻者表现为不适、头痛、震颤、恶心、呕吐，严重可表现为定向力障碍、意识模糊、恍惚，并可进一步发展至抽搐及昏迷。

根据经典理论，透析失衡综合征与脑水肿有关，多见于尿素氮很高的患者。血液透析使尿素氮短期内快速下降，由于血脑屏障的作用，尿素从血中的清除比从脑脊液及脑组织要快，这样就产生了尿素渗透梯度，造成水分进入脑细胞；同时血液透析使酸中毒迅速纠正，血脑屏障的作用使脑中酸性代谢产物明显高于血浆，在血浆和脑脊液间也产生了二氧化碳梯度，使脑脊液和脑组织 pH 降低，H^+ 浓度升高，加之原位产生特发的渗透性物质（主要是来自蛋白质代谢的酸根），使脑细胞内的渗透压增加，这种渗透性的失衡造成了脑水肿。

2. 慢性神经系统并发症

主要症状为交流困难，认知、运动功能的损害以及性格的改变。早期表现为中等程度的讲话障碍、中枢感觉、运动失调和不同程度的精神衰弱。这些症状可不断加重，出现失用、性格改变，不能完成有目的的活动和进行性痴呆。是一种进展性的反复发生的致命神经系统综合征。

（四）反应性精神病

反应性精神病属于心因性精神病范畴，但与单纯的精神障碍有所区别，以精神异常为主，多由剧烈而持久的精神紧张或精神创伤直接引起。急剧强烈的刺激作用于高级神经活动过程，可以引起兴奋，抑制或灵活性的过度紧张及相互冲突；中枢神经系统为了避免进一步的损伤或"破裂"，则往往引起超限抑制，这样就产生了大脑皮质与皮质下活动相互作用异常的各种形式；临床上表现为不受意识控制的情绪变化，无目的的零乱动作和原始性反应。

六、水、电解质失衡和酸碱平衡紊乱

（一）水钠平衡

一般情况下，慢性肾衰竭患者由于原发病引起的管球失衡，机体钠水总量常常轻度增加，但无明显临床表现。钠摄入过多可引起体内钠潴留，但因患者保持正常渴感，常能防止高钠血症的发生；当肾小管浓缩稀释功能明显障碍，水摄入过多，则会发生低钠血症。

患者原发病为失盐性肾病或因肾外因素（如呕吐、腹泻、大量出汗、发热）造成体液丢失时，会发生血容量不足。此时，补水不足可发生高钠血症（但只要保持正常的渴感，一般可预防），补水过量可发生低钠血症。

（二）钾平衡

1. 高钾血症

主要症状表现为肌无力、腹胀，常无症状，需要注意的是首发症状可以是心搏骤停。高钾血症一般仅见于 GFR 下降至 10 mL/（min · 1.73 m²）以下，并有明显的钾负荷时，一般而言慢性肾衰竭患者远端肾小管和皮质集合管排泄钾能力无明显障碍，否则临床上明显的高钾血症并不常见。与急性肾衰竭不同，慢性肾衰竭患者可以耐受的血钾为 7.5 mmol/L，此时一般不伴发心电图与心律的改变，为安全起见，当血钾持续 >6.5 mmol/L 时，应开始透析治疗。高钾血症心电图常常表现为 T 波高尖、P-R 间期延长伴 P 波消失、QRS 增宽、心室颤动。

发生高钾血症的主要原因：①钾负荷增加，钾摄入量增加，蛋白分解增强，溶血，出血及输入库存血；②细胞内钾释出增多或钾进入细胞内受到抑制，代谢性酸中毒、使用 β 受体阻滞药；③钾在远端肾小管排泄受到抑制，使用 ACEI、保钾利尿药和非甾体抗炎药（NSAID）；④远端肾小管钾排泄障碍，低肾素、低醛固酮（糖尿病肾病、某些类型的远端肾小管酸中毒）。

2. 低钾血症

慢性肾衰竭患者体内钾总含量常不足，但低钾血症并不多见。低钾血症的主要原因：①钾摄入过少；②肾外钾排除增多，大量出汗和腹泻、呕吐等胃肠道失钾；③肾排泄钾增多，大量利尿治疗以及原发性肾脏疾病（范科尼综合征、巴特综合征、利德尔综合征、肾小管酸中毒以及肾—间质疾病）导致的钾丢失。

（三）钙磷平衡

1. 低钙血症

低钙血症是慢性肾衰竭患者的特征之一。引起低钙血症的原因主要包括：①慢性肾衰竭患者钙摄入不足；②肾 1α-羟化酶的产生减少导致 1, 25-二羟胆钙化醇的缺乏，影响钙的吸收；③高磷血症是骨骼对甲状旁腺激素脱钙作用的抵抗。肾小球滤过率（GFR）60 mL/（min · 1.73 m²）的患者血中总钙和游离钙水平常（但并不总是）降低。随着肾功能损害的进展，血钙水平进一步降低。慢性肾衰竭晚期，复合钙的比例增加，因此即使总钙水平正常，游离钙的水平也下降。如果血清中蛋白水平正常，则总钙水平能够反映游离钙的水平；如果血清中蛋白水平低，则需要对血钙水平进行校正。K/DOQI 工作组认为可用于临床的血清总钙进行校正的公式：校正的总钙（mg/dL）＝总钙（mg/dL）＋0.8×［4－血清蛋白（g/dL）］。但由于晚期慢性肾衰竭患者多伴有酸中毒，掩盖了低钙引起的神经肌肉症状，而常纠正代谢性酸中毒后发生手足抽搐等低钙症状。

2. 高钙血症

长期低钙血症刺激可引起甲状旁腺弥漫性和结节性增生，当形成自主性功能腺瘤（散发性甲状旁腺功能亢进）时，可发生高钙血症。

3. 高磷血症

磷是维持骨和细胞正常代谢的重要成分，体内的磷主要由肾排出：当 GFR < 20 mL/（min·1.73 m^2）时血清磷开始升高，高磷血症是严重肾衰竭的特征之一。高磷血症是造成继发性甲状旁腺功能亢进及骨病的重要原因之一。磷潴留能抑制肾 1α-羟化酶的活性和1，25-(OH)$_2$D$_3$ 的合成，减少骨钙释放及降低血钙水平，从而导致 PTH 分泌增加。同时，高磷血症对甲状旁腺还具有直接刺激作用，引起甲状旁腺激素分泌增多及甲状旁腺细胞增殖。

慢性肾衰竭发生高磷血症的原因：①肾功能的下降，磷排泄减少；②继发性甲状旁腺功能亢进，降低肾小管对磷的重吸收，肾功能严重下降时 PTH 的这种作用下降，肾不能对持续增高的 PTH 做出反应以增加磷的排泄；③应用活性维生素 D 可使肠道对磷的吸收增加，使磷与其结合剂的亲和力下降；④磷的摄入增多；⑤透析清除有限。

（四）代谢性酸中毒

H$^+$ 是调节酸碱平衡、稳定机体内环境必不可少的物质，而机体对 H$^+$ 的需要量也是相对恒定的。当 H$^+$ 产生过多或排除障碍时，则可能出现代谢性酸中毒。成人每日代谢将产生 1 mmol/kg H$^+$。肾衰竭患者由于肾小管产氨、泌 NH$_4^+$ 功能低下，每日尿中酸总排泄量仅 30～40 mmol，每日有 20～40 mmol H$^+$ 不能排出体外而在体内潴留。尿毒症患者和大多数终末期前的慢性肾衰竭患者均存在代谢性酸中毒。部分轻、中度慢性肾衰竭患者中发生的高氯血症性代谢性酸中毒一般为肾小管酸中毒。

长期的代谢性酸中毒可对体内多个系统造成损害，能加重慢性肾衰竭患者的营养不良、肾性骨病、心血管并发症，影响神经系统功能、免疫调节功能等。严重的代谢性酸中毒是慢性肾衰竭患者的重要死亡原因。①对机体营养状态的影响：抑制食欲、降低胃肠道消化能力导致营养素摄入不足和吸收减少；一方面可导致蛋白质分解增加、合成减少，另一方面蛋白质分解增加使氨基酸氧化及尿素和尿酸产生增多，加速肾病变的进展；②对电解质代谢的影响：可引起血钾升高、血钙升高、尿钠增多；③促进钙负平衡和骨骼损害：尿钙排出增加，促进结石形成，抑制肾 1α-羟化酶活性和 1，25-(OH)$_2$D$_3$ 的合成，抑制成骨作用，促进破骨作用，增加骨钙释放和骨质疏松；④促进肌肉萎缩，降低肌肉功能；⑤红细胞寿命缩短，影响红细胞生成；⑥降低神经系统功能，严重时出现意识障碍；⑦降低心脏收缩功能，增强血管扩张；⑧增加呼吸频率，重者出现气喘；⑨激活肾组织补体 C$_3$ 活性，促进 C5b-9 生成，造成肾组织损伤；⑩影响某些激素水平和功能，直接促进 PTH 的生成和分泌，加重甲状旁腺功能亢进，抑制生长激素和 IGF-1 水平导致小儿发育障碍，降低甲状腺素水平，促进胰岛素抵抗，增高糖皮质激素活性。通过以上方面进一步促进慢性肾衰竭进展。

七、内分泌系统

广泛内分泌异常包括激素产生、控制、与蛋白结合、分解代谢和靶器官效应。

（一）继发性甲状旁腺功能亢进（SHPT）

继发性甲状旁腺功能亢进（SHPT）是慢性肾衰竭的常见并发症，SHPT 在 CRF 早期即已开始，并随着肾功能的恶化进行性加重。低钙、高磷和活性维生素 D_3 合成障碍不仅是 SHPT 的主要表现，也参与 SHPT 的发生与发展。SHPT 患者甲状旁腺素（PTH）等毒素对机体的影响，可能与尿毒症患者骨骼系统、心血管系统、血液系统、皮肤病变、神经肌肉系统并发症有关。

1. 骨骼系统

早期无明显症状，晚期可有：①肌无力、酸痛；②自发性肌腱断裂；③骨折、骨痛，并发纤维骨炎或软骨病时可能有骨病，但痛无定处，突然的胸痛可能为肋骨骨折，多见于骨质减少症和软骨病患者；④骨骼变形，可发生于有肾性佝偻病的儿童及严重骨性，软骨病的成年人，长骨变弯，多个椎体的骨折可致身材变矮，脊柱侧弯，驼背，腰椎骨折；⑤生长发育停滞；⑥有转移性钙化者可引起钙化性关节周围炎。

骨骼系统的表现可能与下列因素有关：①PTH 产生过多，增加破骨细胞的活性，骨吸收增多，随着肾功能的进一步恶化，病变加重，骨髓腔扩大，纤维性骨炎更明显，同时 PTH 也刺激成骨细胞的活性，骨质增生，导致纤维囊性骨病或高转化型肾性骨病的发生和发展；②1，25-$(OH)_2D_3$ 减少；③钙代谢紊乱，包括钙调节点上移与钙敏感受体的减少，低钙血症刺激 PTH 分泌增加，参与甲状旁腺细胞增生；④磷代谢紊乱，高磷通过降低血钙、抑制肾脏1，25-$(OH)_2D_3$ 合成间接促进 PTH 合成及释放；也可直接刺激 PTH 合成，并参与甲状旁腺增生；⑤其他因素，慢性代谢性酸中毒、铝中毒参与了肾性骨营养不良的形成机制。

2. 心血管系统

心血管系统的表现主要是与 SHPT 相关的钙化异常，包括血管钙化、心肌钙化、瓣膜钙化、心脏传导系统钙化、钙性尿毒症小动脉病（CUA）。临床上可导致心肌缺血、心肌梗死、充血性心力衰竭、高血压，心肌钙化可导致心肌功能损害，心脏传导系统钙化可导致心律失常甚至猝死。心脏瓣膜钙化中主动脉瓣和二尖瓣最多见，主动脉瓣钙化、硬化、增厚引起左心室流出道狭窄。

3. 血液系统

SHPT 参与肾性贫血的发生，主要表现在：①SHPT 与溶血有关，高 PTH 抑制红细胞膜钙泵活性，使细胞内钙增加，脆性增大；高 PTH 还能抑制钠钾 ATP 酶活性，抑制红细胞糖酵解，干扰能量代谢，使红细胞寿命缩短；高 PTH 增加红细胞的渗透脆性，加速溶血；②红细胞生成减少，SHPT 患者维生素 D_3 的缺乏导致促红细胞生成素（EPO）减少；SHPT 可引起骨髓纤维化和红细胞生成受损，PTH 通过下调骨髓红系干细胞上的 EPO 受体表达，抑制对重组人 EPO（rhEPO）发挥作用，干扰红细胞的生成。

4. 皮肤病变

钙性尿毒症小动脉病（CUA）最明显的损害部位是皮肤，表现为孤立的皮损或多发皮损，进展相对较快，常发红，或网状青斑样脱皮，或浅紫色硬结，或呈串珠状。皮肤剧痛难忍，感觉过敏，损伤末期皮肤溃疡、坏死或缺血坏疽，皮肤可出现钙盐沉积。

5. 神经、肌肉系统

尿毒症脑病的发病主要原因之一是，SHPT 及离子运转异常引起的脑组织及血液中钙含量及 PTH 升高，可能是造成神经突触功能受损、信息加工处理功能障碍的主要因素。终末期肾脏疾病患者可出现自主神经损害，临床表现为性功能减退、血压降低、心律失常，PTH 升高是其重要发病机制。尿毒症肌病则表现为缓慢进展的、以肢体近端为主的非特异性对称性的肌无力和萎缩，少数患者可有呼吸肌受累，一般无明显感觉障碍，但腱反射减弱或消失，肌肉组织病理学可见肌纤维坏死、萎缩、重组、脂肪化、糖原缺乏和线粒体增生等变化。其发生原因是多方面的，与 SHPT、钙磷代谢紊乱及血管钙化等因素有关。

（二）胰岛素抵抗（IR）

胰岛素抵抗（IR）是指胰岛素的靶组织器官对胰岛素的反应敏感性降低、受损或丧失而产生一系列病理变化和临床症状。慢性肾衰竭（CRF）时会出现胰岛素抵抗，且与肾功能损害相平行。CRF 时发生 IR 涉及甲状旁腺素水平升高、代谢性酸中毒、卡尼汀不足、肾素—血管紧张素—醛固酮系统活跃、肌肉蛋白丢失等。

（三）其他内分泌激素异常表现

1. 性激素

男性患者阳痿、精子缺乏和精子发育不良，男性乳房发育女性化和性功能障碍；大多数女性患者闭经、不孕，患者雌激素、雄激素水平降低，卵泡刺激素和黄体生成素水平升高，高催乳素血症多见。

2. 胰岛素

肾对胰岛素的清除减少，外周组织特别是肌肉组织的胰岛素抵抗而导致糖利用障碍，多数糖尿病肾病肾功能减退患者，对胰岛素的需要量减少。

3. 甲状腺激素

晚期慢性肾衰竭患者经常并发甲状腺功能低下，患者血浆游离三碘甲状腺原氨酸水平低下，甲状腺素与甲状腺素结核球蛋白的结合能力降低。

4. 生长激素

由于肾清除减少和下丘脑—垂体对生长激素释放控制的改变，血浆生长激素和水平异常升高，儿童肾功能不全常存在生长迟缓。由于生长激素水平异常，胰岛素样生长因子 1 产生增加。

八、其他系统临床表现

（一）消化系统

消化道症状是慢性肾衰竭最早和最常见的症状。早期多表现为食欲减退和晨起恶心、呕吐、口腔有尿味，重度患者可以导致水、电解质和酸碱平衡紊乱，晚期患者胃肠道的任何部位都可出现黏膜糜烂、溃疡，进而发生胃肠道出血。慢性肾衰竭患者易患消化性溃疡，内镜证实胃和（或）十二指肠的发生率可高达 60%。消化道出血在终末期肾病患者中也十分常见，其发生率比正常人明显增高。消化道症状与尿素在胃肠道内经尿素酶作用分解产生氨、胃肠道多肽激素代谢异常、血小板功能障碍、凝血机制异常及血管壁硬化等因素有关。

（二）皮肤

肾衰竭患者的皮肤病变是影响患者生活质量的原因之一，主要表现如下。①瘙痒，是尿毒症常见的难治性并发症，透析患者尤为常见，受热或受压可加重，手臂与背部较重。瘙痒多变，无法预见，可以成为折磨患者的最主要症状。表现为全身或局部不同程度的瘙痒，常见于额部、背部、下肢及前臂等部位，瘙痒为阵发性，持续时间不等，可自行缓解。部分患者瘙痒仅有症状而无皮肤损害，有的可表现为结节性痒疹、角化性丘疹和单纯性苔藓，甚至皮肤溃疡。组织学检查提示，角化增厚的皮肤有慢性炎症浸润，深度色素沉着，形成斑块样结构。其发生原因部分是继发性甲状旁腺功能亢进症和皮下组织钙化所致，随着提倡早期肾替代治疗和对钙磷代谢紊乱与继发性甲状旁腺功能亢进的充分认识，这一症状已有明显改善。瘙痒也与组胺释放有关，另外高钙磷乘积（ >6.25 mmol^2/L^2 或 > 77 mg^2/dL^2）也是原因之一。②色素，弥漫性皮肤棕色素沉着比较常见，但并不是长期肾衰竭患者的普遍改变。③指甲，典型的指甲近端部分呈白色，远端部分呈淡棕色，所谓半半指甲，其发病机制尚不明确。④干燥，皮肤干燥十分常见，表现为抓痕、苔藓。

（三）呼吸系统

晚期慢性肾衰竭患者即使在没有容量负荷的条件下也可发生肺充血和肺水肿，称为"尿毒症肺水肿"，是尿毒症毒素诱发的肺泡毛细血管渗透性增加所致，临床上表现为弥散功能障碍和肺活量减少，肺部 X 线检查可见出现"蝴蝶翼征"，及时利尿和透析可改善上述症状。有 15% ~20% 患者可发生尿毒症性胸膜炎。伴随钙、磷代谢障碍可发生肺转移性钙化，临床表现为肺功能减退。

（四）免疫功能低下和感染

慢性肾衰竭患者免疫抑制表现为患者对细菌（葡萄球菌）敏感性增加，结核重新活动的风险增加，乙型肝炎病毒与丙型肝炎病毒清除缺陷，对乙型肝炎病毒免疫应答受损，与肾功能严重程度相关。慢性肾衰竭患者常并发淋巴组织萎缩和淋巴细胞减少，并且由于酸中毒、高血糖、营养不良以及血浆和组织高渗透压导致白细胞功能障碍。临床上可表现为呼吸系统、泌尿系统及皮肤等部位各种感染，是慢性肾衰竭患者重要的死亡原因。主要感染类型包括：①细菌感染，多出现在透析患者的中心静脉导管感染，主要为金黄色葡萄球菌和表皮葡萄球菌，分别占 30% 和 38%，临床上主要表现为寒战、发热等菌血症症状，在血管通路插管出口部位可由红肿或渗出，有些病例插管部位无异常表现，血培养及导管处分泌物培养可以明确致病菌；②结核杆菌感染，慢性肾衰竭是结核病的易感人群，临床表现与非肾衰竭患者的表现相同，常见症状如疲劳、厌食、乏力、盗汗、体重减轻和发热等；③丙型肝炎病毒感染；④乙型肝炎病毒感染。

（喻亚萍）

第四节　慢性肾衰竭的非透析治疗

一、饮食治疗

饮食治疗是慢性肾衰竭患者非透析治疗重要的措施之一，主要是限制饮食中蛋白质、磷、脂肪及水钠的摄入。首先保证足够的热量，热量摄入为 126 ~ 147 kJ/（kg·d）［30 ~ 35 kcal/（kg·d）］，以减少蛋白分解。饮食治疗的核心是低蛋白质饮食。

（一）低蛋白饮食

1. 低蛋白饮食的作用

低蛋白饮食可以减少蛋白尿排泄，延缓慢性肾衰竭的进展；改善蛋白质代谢，减轻氮质血症；改善代谢性酸中毒；减轻胰岛素抵抗，改善糖代谢；提高酯酶活性，改善脂代谢；减轻继发性甲状旁腺功能亢进；减少尿毒症代谢产物的蓄积；同时低蛋白饮食也限制了脂肪、磷、钠和钾的摄入。因此，低蛋白饮食可以有效延缓慢性肾衰竭的进展，对中、晚期慢性肾衰竭患者（GFR 为 13 ~ 24 mL/min）更为有效。

2. 低蛋白饮食的方法

根据蛋白质限制的程度分为低蛋白饮食［GFR 为 25 ~ 60 mL/min 时，低蛋白饮食为 0.6 ~ 0.75 g/（kg·d）；GFR < 25 mL/min 时，低蛋白饮食为 0.6 g/（kg·d）］和极低蛋白饮食［0.3 g/（kg·d）］。饮食中蛋白质应是高生物价蛋白质，即富含必需氨基酸的蛋白质，提高动物蛋白质的摄入达 50% ~ 60%。对于蛋白质摄入量在 0.6 g/（kg·d）以下包括极低蛋白饮食者，应补充必需氨基酸或 α-酮酸制剂 0.1 ~ 0.2 g/（kg·d）。α-酮酸制剂的主要机制包括：①进入人体后和代谢废物中的氮生成必需氨基酸，有助于尿素的再利用；②含有钙盐，对纠正钙、磷代谢紊乱，减轻继发性甲状腺功能亢进有一定的疗效；③可对饮食中蛋白质生物价的要求相对降低。

通过检测 24 小时尿液中尿素的排出量可以反映饮食中蛋白质的摄入情况。氮平衡情况下，尿中尿素氮 8.0 g/d 反映煤炭蛋白质摄入为 50 g。在调整饮食期间应该每 2 ~ 3 个月检测 1 次，平稳后每 4 ~ 6 个月检测 1 次。

（二）水钠摄入的限制

在慢性肾衰竭患者，随着肾功能下降，肾增加尿钠排泄以维持血钠平衡的能力逐渐减弱，GFR 降低至 15 mL/min 时，若不进行水钠限制，将势必出现体内水钠蓄积。已有学者观察到限钠饮食降低血压的同时减少了蛋白尿，并可增强 ACEI 和 ARB 减少蛋白尿的作用。

对于慢性肾衰竭患者，不论其 GFR 数值，均应将摄钠量限制为不超过 100 mmol/d，即约食盐 6 g。可通过监测 24 小时尿钠估计患者的实际摄钠量，一般 24 小时尿钠不超过 100 mmol。和限制钠摄入量不同，摄水量的标准应个体化，取决于原发病的不同、肾功能受损程度，个体非尿排泄水的途径差异，原则是"量出为入"。评估容量状态的金标准是用放射性核素法测定总体水，但费用昂贵、费时，不能常规使用。可以综合利用其他方法进行判断，如体检（血压、体重、心肺查体、全身水肿情况），中心静脉压，测定血清心房利钠肽水平等。

（三）其他

1. 低脂饮食

脂肪供能应为总能量的 25% ~ 35%，脂肪摄入量不超过总热量的 30%。低脂饮食绝不是简单地去除脂肪带来的热量，而是讲究摄入脂肪酸的类型，多不饱和脂肪酸可减少心血管疾病的发生，不饱和脂肪酸/饱和脂肪酸应为 2 ：1。另外胆固醇摄入量 < 300 mg/d。

2. 低磷饮食

磷摄入量限制在 800 mg/d 以下，并发高磷血症者应 < 500 mg/d，严重高磷血症者应同时予以磷结合剂。

3. 并发高钾血症者

低钾饮食。

4. 注意事项

多补充叶酸、水溶性维生素及钙、铁、锌等矿物质。

二、心血管疾病的治疗

由于潜在发病机制的复杂性，慢性肾脏病患者心血管病变的临床表现多样化，应针对不同病变，给予个体化的治疗方案。由于缺乏充分有效的治疗方法，慢性肾脏病患者普遍存在治疗不达标等问题。延缓慢性肾脏病患者肾脏疾病的进展，开展多学科合作、全方位、多种治疗措施联合的强化治疗。

（一）冠心病的治疗

慢性肾脏病患者急性（不稳定性心绞痛和急性心肌梗死）和非急性冠状动脉疾病（稳定性心绞痛和心力衰竭）的治疗与一般人群相同。

1. 一般治疗

发作时立即休息，一般停止活动后症状即可消除。避免过度体力活动，以不发生疼痛症状为度调整日常生活与工作量。避免情绪激动，减轻精神负担。避免饱餐、油腻饮食，一次进食不宜过饱，保持大便通畅。

2. 药物治疗

首先考虑预防心肌梗死和死亡，其次考虑减少心肌缺血、缓解症状及改善生活质量。

（1）预防发生心肌梗死和死亡的药物。

1）抗血小板治疗：稳定型心绞痛患者至少需要服用 1 种抗血小板药物。阿司匹林：通过抑制血小板环氧化酶和血栓素 A_2（TXA_2），抑制血小板在动脉粥样硬化斑块上的聚集，防止血栓形成同时也通过抑制 TXA_2 导致的血管痉挛，降低心血管事件的危险性。在所有急性或慢性缺血性心脏病的患者，无论有否症状，只要没有禁忌证，就应每日常规应用阿司匹林。不良反应主要是胃肠道症状，与剂量有关，使用肠溶药或缓释药、抗酸药可以减少对胃的不良作用。禁忌证包括过敏、严重未经治疗的高血压、活动性消化性溃疡、局部出血和出血体质。尽管阿司匹林对非尿毒症患者有益，但随着肾功能的下降，并发症（主要是出血）的风险可能会增加，因此，不推荐广泛使用阿司匹林作为冠心病的一级预防，然而对于急性心肌缺血或高危患者其益处可能大于风险。氯吡格雷和噻氯匹定：通过二磷酸腺苷（ADP）受体抑制血小板内 Ca^{2+} 活性，并抑制血小板之间纤维蛋白原桥的形成。氯吡格雷粒细胞减少的不良反应小，起效快，不能耐受阿司匹林者可服用；后者不良反应包括胃肠道不适、过敏、白细胞和中性粒细胞减少、血小板减少，目前较少使用。

2）降脂治疗：在治疗冠状动脉粥样硬化中起重要作用。他汀类药物可以进一步改善内皮细胞的功能，抑制炎症、稳定斑块是部分动脉粥样硬化斑块消退，延缓病变进展。

3）血管紧张素转化酶抑制药（ACEI）：能逆转左心室肥厚及血管增厚，延缓动脉粥样硬化进展，减少斑块破裂和血栓形成，有利于心肌供氧/耗氧平衡和心脏血流动力学，降低交感神经活性。不良反应主要包括干咳、低血压和罕见的血管性水肿。

（2）抗心绞痛和抗心肌缺血的治疗。

1）硝酸酯类药物：能降低心肌需氧，同时增加心肌供氧，缓解心绞痛。硝酸甘油，心绞痛发作时舌下含服（0.5~1.0 mg）作用较快，即可缓解症状；2%硝酸甘油油膏或橡皮膏贴片（含5~10 mg）涂或贴在胸前或上臂皮肤而缓慢吸收，适用于预防夜间心绞痛发作。硝酸异山梨酯，口服每日3次，每次5~20 mg，30分钟后起效，持续3~5小时；缓释剂可维持12小时，可用20 mg，每日2次；舌下含服2~5分钟见效，作用维持2~3小时，每次可用5~10 mg。5-单硝酸异山梨酯多为长效制剂，每日20~50 mg，1~2次。硝酸酯类药物长期应用可出现耐药性，可能与疏基利用度下降、RAAS激活等有关。硝酸酯类药物的不良反应有头晕、头胀痛、头部跳动感、面红、心悸等，偶有血压下降。

2）β受体阻滞药：阻断拟交感胺类对心率和心肌收缩力的刺激作用，减慢心率，降低血压，降低心肌收缩力和耗氧量，从而缓解心绞痛发作。不良反应有心室射血时间延长和心脏容积增加，虽然可能使心肌缺血加重或引起心肌收缩力降低，但其使心肌耗氧量减少的作用远超过其不良反应。常用美托洛尔25~100 mg，每日2~3次，缓释剂每日1次；阿替洛尔12.5~50 mg，每日1~2次；比索洛尔5~10 mg，每日1次。本药常与硝酸酯制剂联合应用，较单独应用效果好。

3）钙通道阻滞药（CCB）：抑制钙离子进入心肌内，也抑制心肌细胞兴奋—收缩偶联中钙离子的作用，因而抑制心肌收缩，减少心肌耗氧量，扩张冠状动脉，解除冠状动脉痉挛，改善心内膜下心肌供血，扩张周围血管，降低动脉压，减轻心脏负荷，降低血黏度，抗血小板聚集，改善心肌微循环。常用二氢吡啶类，如硝苯地平、非洛地平、氨氯地平；苯烷胺类，如维拉帕米；苯并硫氮杂䓬类，如地尔硫䓬。不良反应包括周围性水肿、便秘、头痛、面色潮红、嗜睡、心动过缓或过速和房室阻滞等。CCB对于减轻心绞痛大体上与β受体阻滞药效果相当，可与硝酸酯联合使用。变异型心绞痛首选CCB。

4）代谢类药物：曲美他嗪通过抑制脂肪酸氧化、增加葡萄糖代谢而增加缺氧状态下高能磷酸键的合成，治疗心肌缺血，无血流动力学影响，可与其他药物合用。可作为传统治疗不能耐受或控制不佳时的补充或替代治疗。

5）窦房结抑制药伊伐布雷定：该药是目前唯一的高选择If离子通道抑制药，通过阻断窦房结起搏电流If通道、降低心率发挥抗心绞痛的作用，对房室传导功能无影响。该药适用于β受体阻滞药和CCB不能耐受、无效或禁忌又需要控制窦性心律的患者。

3. 冠状动脉血管重建

冠状动脉造影术仅适用于有症状且药物治疗无效的患者。与一般人群相同，应在一旦发现严重的冠状动脉疾病时可即刻行血管重建术（血管成形术、支架或旁路移植）的前提下进行冠状动脉造影术。由于不能准确预测透析患者的寿命，血管重建术的决定比较困难，应该由心血管和肾脏病专家在综合评价病变的严重性、手术风险和总的生存期望值的基础上决定。文献表明，慢性肾脏病患者冠状动脉成形术的成功率超过90%，但术后死亡率随着肾功能的改变成比例的变化。血液透析患者冠状，动脉旁路移植术（CABG）的住院死亡率为12.5%，高出一般人群4倍。目前的共识是左主干或广泛的3支血管病变适合旁路移植术，单支病变更适合血管成形术。对于其他的多支血管病变，血管成形术联合支架置入术和CABG有相似的临床效果，但血管成形术后需要再次手术的概率增加。尽管对单支血管疾病或多支病变，血管成形术联合支架置入术可能有效。鉴于透析患者血管成形术再狭窄倾向，CABG 可能是透析患者心肌血管重建术的最佳选择。

总之，慢性肾脏病患者心肌血管重建术后出现并发症的风险普遍较高，长期预后差。由于存在选择偏差，比较血管成形术和 CABG 的临床疗效意义不大。

（二）高血压的治疗

1. 血压控制目标

国际卫生组织（WHO）和国际高血压学会（ISH）联合推荐的高血压患者血压控制目标为：尿蛋白 1.0 g/d 者，血压 <125/75 mmHg；尿蛋白 <1.0 g/d 者，血压 <130/80 mmHg。对于 CKD Ⅴ 期患者血压控制目标为：<140/90 mmHg。

2. 降压药物选择

慢性肾衰竭并发高血压的治疗，药物选择和治疗效果与原发性高血压有所不同。首先将血压降至目标值，首选肾保护作用最强的降压药，即 ACEI 或 ARB。单用 ACEI 或 ARB 降压很难将慢性肾衰竭高血压治疗达标，常需联用 3~4 种降压药物。各种降压药物的应用如下。

（1）利尿药：对于慢性肾衰竭患者特别是血肌酐浓度已较高的患者，利尿药特别是噻嗪类利尿药的降压效果不好，而不良反应很大，不宜采用，但是晚近有学者进行的双盲自身交叉对照临床试验研究结果表明，噻嗪类利尿药对慢性肾衰竭患者仍有很好的降压效果，其效果较袢利尿药还稳定和持久。但当肾小球滤过率 <25 mL/（min·1.73 m^2）时，噻嗪类利尿药无效。

（2）血管紧张素转化酶抑制药（ACEI）与血管紧张素Ⅱ受体阻滞药（ARB）。

1）ACEI 与 ARB 的降血压作用：ACEI 能阻断 Ang Ⅱ 生成，ARB 能阻断 Ang Ⅱ 与 ATIR 结合，从而阻断 Ang Ⅱ 致病作用（包括 Ang Ⅱ 的缩血管增高血管阻力作用及 Ang Ⅱ 和醛固酮的促肾小管钠重吸收扩张血容量作用），降低血压。如 ARB 阻断 Ang Ⅱ 与 ATIR 结合后，将促使 Ang Ⅱ 更多地与其 2 型受体结合，导致血管舒张血压降低；而 ACEI 能抑制血管紧张素转换酶（ACE 又称激肽酶 2，一酶两功效）的降解缓激肽作用，使体内缓激肽及前列腺素增多，也促进血管舒张血压下降。

2）ACEI 与 ARB 的肾保护作用：①扩张肾小球入、出球小动脉，且扩张出球小动脉作用强于扩张入球小动脉，降低肾小球内"三高"，减少蛋白尿；②改善肾小球滤过膜选择通透性，使尿蛋白（尤其大、中分子尿蛋白）排泄减少；③保护肾小球足细胞；④抑制系膜细胞增殖，延缓肾小球硬化；⑤减少肾小球内细胞外基质（ECM）蓄积；延缓肾小球硬化进展；⑥增加胰岛素敏感性，改善脂质代谢。

3）ACEI 与 ARB 的应用：对于 ACEI 制剂的选择，也存在许多矛盾，一方面，ACEI 制剂的说明书上注明，当血肌酐超过一定值（3~4 mg/dL）时，应避免使用，因为这部分患者使用 ACEI 后，有可能会导致血肌酐升高；另一方面，许多学者在不同的场合倡导，即使血肌酐超过 4 mg/dL，仍可使用 ACEI 制剂，南方医院的侯凡凡教授等在新英格兰医学杂志发表文章证明，当血肌酐超过 4 mg/dL 时，使用 ACEI 仍是安全并且有效的。因此，应用 ACEI 和 ARB 时应密切监测肾功能变化，用药后 2 个月内血清肌酐上升和（或）内生肌酐清除率下降 <30%，可在监测下继续应用，若 >50% 应立即停药。严重肾衰竭者慎用，双侧肾动脉狭窄患者禁用。

4）钙通道阻滞药（CCB）：慢性肾衰竭患者高血压的治疗中，多采用联合药物治疗，在以上两种降压药不能将血压达标，则再加 CCB，包括二氢吡啶类及非二氢吡啶类 CCB（地尔硫䓬、维拉帕米）。由于二氢吡啶类 CCB 较安全，可逐渐加量至中等剂量。CCB 类也具有一定程度的肾保护作用，主要表现在抑制系膜细胞增殖，减少细胞外基质的产生减少氧自由基的产生，减少组织钙化等。

5）降压药物联合治疗：慢性肾衰竭患者常需要联合 2 种及以上降压药物才能降压达标。常用的组合是 ACEI 或 ARB 联合 CCB。如果血压仍不达标，应测患者心率，参考心率选择下一配伍药物。心率较快（>70 次/分钟）宜加用 β 受体阻滞药或 α 及 β 受体阻滞药；心率偏慢（<70 次/分钟）则需将非二氢吡啶类 CCB 改为二氢吡啶类 CCB。如果血压下降不满意，只能再加其他降压药，包括仅受体阻滞药、中枢性降压药及外周血管扩张药等。应注意利尿药与 β 受体阻滞药影响糖、脂代谢，并发糖尿病的患者应慎用。

（三）心力衰竭的治疗

慢性肾衰竭患者心力衰竭时常存在细胞外容量增加，大多数并发心力衰竭的患者需要多种药物联合治疗，联合治疗中须考虑药物之间的相互作用，尽量减少剂量或服用次数。伴有严重心肌功能障碍时须行紧急超滤治疗。

1. 利尿药

袢利尿药在维持血容量方面是必不可少的，但对肾衰竭患者袢利尿药的作用减弱。尽管噻嗪类利尿药在 GFR <30 mL/min 时无效，对于进展期的肾衰竭患者，袢利尿药联合噻嗪类利尿药仍有一定的协同作用。醛固酮拮抗药对慢性肾衰竭患者的疗效尚不确切，利尿作用较弱，与 ACEI 及 β 受体阻滞药联用是会增加高钾血症的发生率，应减量或避免使用。

2. ACEI 和 ARB

ACEI 可以显著改善心力衰竭症状，降低发病率，提高生存率，适用于心脏舒张和收缩功能障碍的患者，还可用于左心室射血分数 <35% 的无症状性心力衰竭患者，以及心肌梗死后左心室射血分数 <40% 的患者。目前对于其在慢性肾衰竭中的应用，只要没有禁忌证即可应用，对 GFR <25 mL/min 患者慎用。ARB 对于糖尿病肾病的患者有肾保护作用，疗效与 ACEI 相似。

3. β 受体阻滞药

β 受体阻滞药可改善无症状性心脏收缩功能障碍患者的预后，应用时注意患者是否并发 β 受体阻滞药禁忌证如反应性气道疾病、窦房结功能不全、心脏传导异常等。

4. 地高辛

其应用目前仍有争议。主要用于控制心房纤颤的心室率，以及严重收缩功能障碍而其他药物治疗效果不明显时。地高辛的正性肌力作用可以使心脏的舒张功能恶化，舒张功能障碍的患者忌用。肾功能受损导致地高辛清除率下降，容易中毒，并发低钾血症时出现心律失常。

（四）危险因素的干预

慢性肾衰竭患者均有各种心血管疾病的危险因素，需要多重危险因素干预，包括控制高血压、纠正脂质代谢异常、控制高血糖、戒烟、适当增加运动以及纠正贫血、控制炎症、预防高同型半胱氨酸血症等。

三、贫血的治疗

（一）治疗靶目标值

2012 年 KDIGO 发布 GKID 患者贫血治疗指南：建议使用 EPO 患者血红蛋白浓度控制在 115 g/L。

（二）重组人促红细胞生成素（rhEPO）治疗

促红细胞生成素（EPO）是一种糖蛋白激素，相对分子质量约 34 000。血浆中存在的 EPO 根据糖类含量不同，分为两种类型：α 型和 β 型。两种类型临床应用效果上无明显差别。合理应用 rhEPO，不仅能有效纠正慢性肾衰竭患者贫血，减少慢性肾衰竭患者的左心室肥大等心血管并发症发生，改善患者脑功能和认知能力，提高生活质量和机体活动能力；而且能降低慢性肾衰竭患者的住院率和病死率。因此，rhEPO 在慢性肾衰竭的治疗中，目前是不可缺少的。

1. 使用时机

无论透析还是非透析的慢性肾脏病患者，若间隔 2 周或者以上连续 2 次 Hb 检测值均低于 110 g/L，并除外铁缺乏等其他贫血病因，应开始实施 rhEPO 治疗。

2. 使用途径

rhEPO 治疗肾性贫血，静脉给药和皮下给药同样有效。但皮下注射的药效动力学表现优于静脉注射，并可以延长有效药物浓度在体内的维持时间，节省治疗费用。皮下注射较静脉注射疼痛感增加。

（1）对非血液透析的患者，推荐首先选择皮下给药。

（2）对血液透析的患者，静脉给药可减少疼痛，增加患者依从性；而皮下给药可减少给药次数和剂量，节省费用。

（3）对腹膜透析患者，由于生物利用度的因素，不推荐腹腔给药。

（4）对于 rhEPO 诱导治疗期的患者，建议皮下给药以减少不良反应的发生。

3. 使用剂量

（1）初始剂量：皮下给药剂量，每周 100 ~ 120 IU/kg，每周 2 ~ 3 次；静脉给药剂量，每周 120 ~ 150 IU/kg，每周 3 次。①初始剂量选择要考虑患者的贫血程度和导致贫血的原因，对于 Hb < 7 g/L 的患者，应适当增加初始剂量；②对于非透析患者或残存肾功能较好的透析患者，可适当减少初始剂量；③对于血压偏高、伴有严重心血管事件、糖尿病的患者，应尽可能从小剂量开始使用 rhEPO。

（2）剂量调整：①rhEPO 治疗期间应定期检测 Hb 水平，诱导治疗阶段应每 2 ~ 4 周检测 1 次 Hb 水平；维持治疗阶段应每 1 ~ 2 个月检测 1 次 Hb 水平；②应根据患者 Hb 增长速率调整 rhEPO 剂量，初始治疗 Hb 增长速度应控制在每月 1 ~ 2 g/dL 范围内稳定提高，4 个月达到 Hb 靶目标值。如每月 Hb 增长速度 < 1 g/dL，除外其他贫血原因，应增加 rhEPO 使用剂量 25%；如每月 Hb 增长速度 > 2 g/dL，应减少 rhEPO 使用剂量 25% ~ 50%，但不得停用；③维持治疗阶段，rhEPO 的使用剂量约为诱导治疗期的 2/3。若维持治疗期 Hb 浓度每月改变 > 1 g/dL，应酌情增加或减少 rhEPO 剂量 25%。

4. 给药频率（非长效型 rhEPO）

（1）在贫血诱导治疗阶段，无论皮下给药还是静脉给药，均不推荐每周 1 次大剂量使用 rhEPO。因为用药之初过高的促红细胞生成素水平，可造成骨髓促红细胞生成素受体的饱和，而受体恢复时血清促红细胞生成素水平也已降低，造成了药物浪费。

（2）进入维持治疗期后，原皮下给药的患者，给药频率可由每周 2～3 次调整为每周 1～2 次；而原为静脉给药的患者，给药频率可由每周 3 次调整为每周 1～2 次。

（3）大剂量 rhEPO 每周 1 次给药，可减少患者注射的不适感，增加依从性；但目前临床疗效的优劣尚缺少循证医学证据。

5. 不良反应

（1）高血压是 EPO 治疗过程中出现的主要不良反应，约 20% 的肾性贫血患者接受 EPO 治疗后会出现高血压或高血压加重。EPO 相关性高血压机制尚不清楚，可能与血管壁的反应性增加及红细胞增加引起的血流动力学变化有关。出现高血压应首先考虑是否存在细胞外容量负荷过多的情况，加强超滤，调整降压药物的治疗，一般没有必要停止 EPO 的治疗，除非是难以控制的进行性高血压。但是若发生高血压脑病，在临床情况稳定以前，停止使用 EPO。其他不良反应可能包括癫痫、透析通路血栓、高钾血症。

（2）血管通路阻塞，需监测血液透析患者血管通路状况。

（3）肌痛及流感样综合征，表现为肌痛、骨骼疼痛、低热、出汗等，常在用药后 2 小时内出现，可持续 12 小时，2 周后可自行消失。

（4）其他：癫痫、肝功能异常、过敏、高血钾等，较少见。

6. 促红细胞生成素抵抗

最常见的原因是铁缺乏。在铁充足时对促红细胞生成素抵抗，应考虑如下原因：感染，慢性失血，甲状旁腺功能亢进，EPO 抗体，左旋肉碱缺乏，ACEI，纤维性骨炎，铝中毒，血红蛋白病（如 α 和 β 地中海贫血，镰状细胞贫血），维生素 B_{12} 缺乏，多发性骨髓瘤，营养不良。

（三）铁剂的治疗

慢性肾衰竭伴贫血的患者给予铁剂的目的是达到和维持目标 Hb 水平。根据患者体内铁的状况，有效地应用铁剂避免机体铁储备不足以及红细胞生成时可利用铁缺乏。存在以下情况时先补足铁再开始 EPO 治疗：①血清铁蛋白 < 100 μg/L；②转铁蛋白饱和度（TSAT）< 20%；③低色素性红细胞占全部红细胞的比率 > 10%。监测指标为转铁蛋白饱和度和血清铁蛋白。

1. 靶目标值

为达到 EPO 的最佳效果，关于使用 EPO 治疗时铁参数的靶目标值，根据 2006 年 K/DOQI 的建议：非透析患者或腹膜透析患者，血清铁蛋白 > 100 μg/L，且 TSAT > 20%；血液透析患者，血清铁蛋白 > 200 μg/L，且 TSAT > 20%。

2. 给药方法与剂量

①口服铁剂：包括硫酸亚铁、葡萄糖酸亚铁、富马酸亚铁。口服铁剂剂量：成年人每日 2～3 次，共服元素铁 200 mg；儿童为 2～3 mg/（kg·d）。口服方法宜空腹，且不宜与其他药物同时服用，因为会影响铁剂吸收。口服铁剂不能达标则应静脉补铁。②静脉铁剂：包括右旋糖酐铁、葡萄糖酸铁、蔗糖铁。对于 TSAT < 20% 和（或）血清铁蛋白 < 100 μg/L 的慢性肾衰竭患者，需静脉补铁，每周 100～200 mg，连续 8～10 周；对于 TSAT≥20%、血清铁蛋

白≥100 μg/L 的慢性肾衰竭患者,需每周静脉补铁 25~125 mg;对于血清铁蛋白≥500 μg/L 的慢性肾衰竭患者,不推荐常规使用静脉补铁。葡萄糖酸铁给药速度为 12.5 mg/min,总量不超过 250 mg,持续 2 小时以上;蔗糖铁按相近的速度给药,总量不超过 300 mg,持续 2 小时以上。

3. 不良反应

口服铁剂主要不良反应为消化道反应。右旋糖酐铁有变态反应,典型临床表现为低血压、呼吸困难、背痛、面色潮红和焦虑不安,因此,给予右旋糖酐铁先给予试验剂量 25 mg,观察 15~60 分钟后再给予全量。一旦出现变态反应,应给予肾上腺素、苯海拉明和(或)糖皮质激素。葡萄糖酸铁和蔗糖铁不存在变态反应,无须先给予试验剂量。其他不良反应为:关节痛、肌痛,通常与剂量相关;感染的发生概率增加;组织的氧化应激损伤。

(四)补充红细胞生成的其他必需原料

1. 叶酸

当摄入充分时,大多数患者可以保持叶酸平衡,但在 EPO 治疗患者,需额外补充叶酸。

2. 左旋肉碱

慢性肾衰竭患者存在左旋肉碱缺乏,尤其是血液透析患者,左旋肉碱缺乏可导致严重的代谢障碍,也是慢性肾衰竭贫血的重要因素,为 rhEPO 抵抗的因素之一。

3. 维生素 B_6、维生素 B_{12}

其缺乏与 rhEPO 抵抗有关。

4. 维生素 C

可以促进单核吞噬细胞系统铁动员,提高铁利用率;维生素 C 缺乏也可导致 rhEPO 反应性下降。

5. 维生素 E

抗氧化作用。

(五)其他纠正贫血的措施

1. 输血、输红细胞悬液

仅限于出现严重贫血相关症状及体征的患者,目前应用较少。美国内科医师学会强调,必须明确输注红细胞悬液后可以逆转患者的某些症状或体征,否则不宜输血。

2. 充分透析

可清楚尿毒症患者血液中的一些毒性物质,包括红细胞生成素抑制因子或物质,对改善贫血有一定作用。

3. 肾移植

可彻底纠正慢性肾衰竭贫血。

4. 病因治疗

治疗继发性甲状旁腺功能亢进症、铝中毒等。

四、肾性骨病的治疗

治疗方案的实施要根据肾功能的分期、血 iPTH 水平和肾性骨病的类型进行规范化的分阶段治疗。治疗过程中要监测血 iPTH 水平的变化、纠正代谢性酸中毒、避免和治疗铝负荷过多，控制继发性甲状旁腺功能亢进的进展，防止和减少骨外钙化及骨再生不良的发生，提高患者生存质量。监测相关指标，及时调整治疗方案，避免由于治疗过度而带来的相应并发症。

（一）高转化性骨病的治疗

1. 限制磷的摄入

K/DOQI 主张：CKD3 ~ 4 期血磷 > 1.5 mmol/L、CKD5 期肾衰竭血磷 > 1.8 mmol/L 以及血 PTH 升高超出 CKD 各期靶目标时应限制磷摄入。低蛋白饮食是减少磷摄入的主要方法。每日磷的摄入量应 < 800 mg。极低蛋白饮食 ［0.3 g/（kg·d）］ 如 α-酮酸治疗可将磷摄入限制在 3 ~ 5 mg/（kg·d），而且不会出现营养不良。

2. 磷结合剂

如果通过限制磷的摄入不能将血磷控制在目标值，应使用磷结合剂。常用含钙的磷结合剂，如碳酸钙（含钙 40%）、醋酸钙（含钙 25%），成为治疗继发性甲状旁腺功能亢进的首选药。

目前应用最多的是碳酸钙，价廉、无味、易于耐受、含元素钙高、能纠正酸中毒、可结合肠道中的磷，宜首先选用，是最理想的钙剂，餐中服用可更好地发挥结合磷的作用，每日 1 ~ 6 g。但长期服用可导致高钙血症，甚至软组织和血管钙化，用药期间需监测血钙变化。醋酸钙溶解度高，是有效的磷结合剂，因剂量小发生高血钙机会较少。高磷血症者，口服大量钙剂可使钙磷乘积增加，应在血磷 < 1.78 mmol/L（5.5 mg/dL）时补钙为宜。

对于高血钙或并发严重血管钙化或其他软组织钙化的患者最好使用不含钙的磷结合剂。Sevelamer 是不含钙铝的磷结合剂，不经肠道吸收，通过离子交换和氢化作用结合肠道的磷，有效降低高血磷，效果与碳酸钙、醋酸钙相似，但对血钙影响不大，使钙磷乘积降低。

3. 活性维生素 D 及其衍生物

不仅有利于高转化性肾性骨病的治疗，也有利于继发性甲状旁腺功能亢进所致的其他全身器官损害的恢复。原则上采用最小剂量的活性维生素 D 维持血 iPTH、钙、磷在合适的目标范围内，患者钙磷乘积 < 55 mg^2/dL^2 才能应用。如果过度应用，易引起高钙斑症和钙磷乘积升高，导致软组织和血管钙化及骨再生不良。治疗过程中监测血 iPTH、钙、磷水平和钙磷乘积，调整药物用量。

（1）作用机制：①可在 mRNA 水平抑制 PTH 的分泌；②通过增加甲状旁腺细胞内钙离子浓度，抑制甲状旁腺细胞的增殖；③促进肠道钙吸收增加血清钙水平，间接抑制甲状旁腺分泌 PTH。

（2）活性维生素 D 治疗适应证：①慢性肾脏病 3 期患者血浆 PTH > 70 pg/mL，4 期患者 PTH > 110 pg/mL；②慢性肾脏病 3、4 期患者，血清钙 < 9.5 mg/dL（2.37 mmol/L）或血磷 > 4.6 mg/dL（1.49 mmol/L）；③慢性肾脏病 5 期患者血浆 PTH > 300 pg/mL 或血钙 < 10.2 mg/dL（2.54 mmol/L），血磷 > 5.5 mg/dL（1.83 mmol/L）。目前常用的活性维生素 D 制剂有 1，25-（OH）$_2$D$_3$（骨化三醇）和 1α-羟维生素 D$_3$（阿法骨化醇）。

（3）应用方法：包括口服及静脉两种。口服又分为每日小剂量及大剂量冲击间歇疗法。①每日小剂量口服适用于轻度继发性甲状旁腺功能亢进，或中重度继发性甲状旁腺功能亢进维持治疗阶段。用法：口服 0.25 μg，每日 1 次。并根据血 iPTH、钙、磷水平进行调整剂量。②大剂量口服冲击间歇疗法有助于提高治疗的有效性，减少不良反应，适用于中、重度继发性甲状旁腺功能亢进患者。用法：当 iPTH 为 300 ~ 500 pg/mL 时，每次 1 ~ 2 μg，每周 2 次；当 iPTH 为 500 ~ 1 000 pg/mL 时，每次 2 ~ 4 μg，每周 2 次；当 iPTH > 1 000 pg/mL 时，每次 4 ~ 6 μg，每周 2 次。以后监测 iPTH 水平，根据 iPTH 变化调整剂量，最终选择最小的骨化三醇剂量间断或持续给药，维持 iPTH 在目标范围。口服给药最好选择在夜间睡眠前肠道钙负荷最低时给药，高血钙发生率低而同样能达到抑制 PTH 的作用。③间断静脉给药：不经过胃肠道代谢，生物效应高，高钙血症发生率低，特别适合用于血液透析或腹膜透析患者。

（4）不良反应及对策：常见的不良反应有高血钙、高血磷及转移性钙化，应严密监测血钙、磷、iPTH 水平及钙磷乘积。若出现高磷血症，给予积极降磷治疗。血钙 > 2.54 mmol/L 时，给予处理：①减少或停用含钙的磷结合剂，使用不含钙的磷结合剂；②骨化三醇减量或停用，血钙恢复正常时再重新考虑开始应用；③对于透析患者，可应用低钙（1.25 mmol/L 或以下）的透析液。

（5）维生素 D 衍生物：有与骨化三醇相似的抑制甲状旁腺 PTH 合成与分泌的作用，可充分控制血 iPTH 水平，而血钙和血磷水平变化较小；还具有控制激素分泌、抑制细胞生长、诱导细胞分化、抑制肾小球固有细胞增殖、促进肾小球修复等作用。但目前还不能肯定新型维生素 D 衍生物能否完全替代骨化三醇。目前已经应用的维生素 D 衍生物包括 22-氧化骨化三醇、帕立维生素 D、度维生素 D。

4. 钙敏感受体激动药

钙敏感受体激动药属苯烷基胺类化合物，能增强甲状旁腺钙敏感受体（CaR）对细胞外钙的敏感度，从而在低于正常的血清钙水平也能使受体活化，可以快速有效地降低循环中血 iPTH 水平，同时不升高血钙、磷水平，降低钙磷乘积。但对骨代谢方面的作用还不确定。

（二）低转化性骨病

与铝中毒的关系密切，主要以预防为主。主要防治措施包括：①治疗铝中毒，去铁胺治疗；②合理使用钙剂，避免高血钙；③合理应用活性维生素 D 制剂，避免过度抑制 PTH 合成与分泌；④应用低钙透析液；⑤应用重组人生长激素（rhGH）或胰岛素样生长因子（IGF），生长激素能刺激软骨细胞生长，并通过刺激成骨细胞和破骨细胞分泌直接或间接提高骨转化；⑥骨形成蛋白-7（BMP-7）；⑦纠正铁缺乏，纠正代谢性酸中毒，改善营养状况等。

五、中医中药治疗

近年来，虽然人工肾技术及肾移植技术开展，为 CRF 的治疗开拓了新的途径，但由于费用及技术问题尚难普及使用，非透析疗法在治疗中仍占十分重要的地位。随着中医对慢性肾衰竭的深入研究，积累了较丰富的经验，中医治疗慢性肾衰竭显现出独特优势，在内科非透析疗法中占有重要地位。

（一）中医中药辨证施治

中医中药辨证施治对于 CRF 具有抑制和延缓病情进展的作用，尤其对早、中期肾衰竭患者效果更为明显。根据 CRF 的临床表现及证候分析，通常运用补肾健脾、调理脾胃、活血化瘀、通腑泻浊、清利湿热等法则加以施治。

1. 补肾健脾法

中医认为，CRF 脾肾虚损为主要病机。治疗以益气养阴、健脾补肾为主。

2. 调理脾胃法

CRF 的患者多有脾胃不和的表现，如食欲缺乏、乏力、恶心、呕吐等。常用方剂有香砂六君子汤、温脾汤、理中汤、黄芪建中汤等。常用药物有茯苓、白术、佩兰、半夏、砂仁、鸡内金、谷芽等。

3. 通下泻浊法

湿浊是 CRF 的主要邪实因素，通下泻浊、排除浊邪是中医药治疗 CRF 的常用方法。在通下泻浊药中，大黄延缓肾衰竭的疗效已得到肯定。大黄不仅通过泻下，减轻氮质潴留，延缓肾衰竭进展，并能改善患者的氨基酸代谢及营养状况。

4. 活血化瘀法

CRF 多存在肾小球硬化及间质纤维化，以及高凝血状态及微血栓形成。临床及动物实验研究证实，川芎、丹参、三七、水蛭等活血化瘀药具有减轻肾组织纤维化的作用，在一定程度上可改善肾功能。主要方剂有桃红四物汤、补阳还五汤等。

5. 清利湿热法

在 CRF 治疗中，清热解毒利湿主要是给邪以出路。清热解毒药物一般具有抗炎、提高机体免疫力的作用。常用的清热解毒中药有金银花、蒲公英、鱼腥草、大青叶或应用五味消毒饮。在利湿治疗中多用淡渗利湿之药如茯苓、猪苓、泽泻等。有学者临床观察制苍术、毛冬青、石韦、金钱草、穿山甲、白花蛇舌草、海金沙七味清利湿热中药不但可以延缓 CRF，还可以减少尿蛋白。另外，也常配合渗利中药茯苓皮、车前子、猪苓、冬瓜皮、泽泻、生薏苡仁、玉米须等和以银翘散为主的多味清热解毒中药。

（二）中药灌肠及中药结肠透析疗法

中药灌肠及中药结肠透析疗法按中医传统理论，都属于中医八法中的"下法"，是仿腹透原理，通过弥散及过滤作用，使血中物质清除掉，从而改善肾功能。

（三）针灸疗法

针灸不仅能增强中药的治疗效果，而且弥补了部分 CRF 患者因胃肠道反应剧烈或高血钾不能服药的不足。

总之，内科非透析疗法治疗慢性肾衰竭主要还是以中医辨证论治为主，结合饮食调理，中药保留灌肠等多法并进，围绕着如何解决正虚（脾肾衰竭）和邪实（浊毒潴留）之间的问题，消其有余，补其不足。

六、其他治疗措施

（一）纠正水电解质和酸碱平衡紊乱

1. 维持水钠平衡

根据患者血压、水肿、体重和尿量情况调节水分和钠盐的摄入。一般在无水肿情况下，不应严格限制水分摄入，慢性间质性肾炎失钠时不应过度限制盐。有明显水肿、高血压者，钠摄入量在 $2 \sim 3$ g/d（氯化钠 $5 \sim 7$ g/d），严重病例在 $1 \sim 2$ g/d（氯化钠 $2.5 \sim 5$ g/d）。根据需要应用袢利尿药。一般不用噻嗪类利尿药及保钾利尿药。同时防止利尿过度及呕吐等体液丢失过多引起的脱水、低血压等情况。

2. 代谢性酸中毒

纠正酸中毒有助于减轻和避免酸中毒所致的一系列机体代谢改变，可降低慢性肾衰竭患者骨骼和肌肉中的钙、蛋白质和氨基酸的丢失，抑制骨骼和肌肉分解，有利于营养的维持和肾脏的保护，延缓肾衰竭的进展。临床上常用碳酸氢钠 3 ~ 10 g/d，分 3 次口服；严重者应静脉滴注碳酸氢钠并根据学期分析结果调整用药剂量，同时应用袢利尿药增加尿量，防止钠潴留。

3. 高钾血症和低钾血症

在慢性肾衰竭时常见，当 GFR < 25 mL/min 时，应限制钾的摄入。当血钾 > 5.5 mmol/L 时，具体治疗为：①即刻治疗（几分钟内完成），对有心电图改变者，用 10 ~ 20 mL 葡萄糖酸钙（持续推注 30 ~ 60 秒）稳定心肌细胞；②暂时治疗（将钾转运到细胞内），10% 葡萄糖内加 10 ~ 16 U 常规胰岛素静脉滴注，5% 碳酸氢钠用于严重高钾血症并发酸中毒的患者，10% 葡萄糖酸钙 10 ~ 20 mL 静脉注射；③去钾治疗，利尿药（呋塞米 40 ~ 160 mg 入壶）增加肾分泌钾，聚苯乙烯磺酸钠口服。严重高钾血症（血钾 > 6.5 mmol/L）且伴有少尿、利尿效果欠佳者，应及时给予透析治疗。

由于钾摄入不足、胃肠道丢失、补碱过多、利尿过度等原因，慢性肾衰竭患者可发生低钾血症，根据血钾水平，给予口服补钾，严重者予以静脉缓慢滴注葡萄糖氯化钾溶液，静脉补钾时注意尿量，防止高血钾。

4. 高镁血症和低镁血症

高镁血症在慢性肾衰竭患者中并不少见，严重高镁血症（血镁 2 mmol/L）时，患者可出现呼吸衰竭，应紧急给予葡萄糖酸钙或氯化钙静脉注射，并及时血液透析。低镁血症常与利尿药的应用有关，轻度时一般不予处理，严重者可静脉补充镁药。

（二）出血的治疗

1. 纠正贫血

纠正贫血是改善凝血功能的重要措施，可以促进血小板与血管壁的相互作用，从而缩短出血时间，改善止血。EPO 的作用主要在于提高红细胞比容，进而缩短出血时间，对血小板数目及聚集功能，血栓素 A_2 的合成无影响。

2. 冷沉淀及精氨酸血管升压素

冷沉淀是富含血管性假血友病因子（vWF）、纤维蛋白原及纤维连接素的血浆制品。对于出血时间 ≥ 15 分钟的尿毒症患者，使用冷沉淀 1 小时后可见凝血时间缩短，作用高峰时间为 4 ~ 12 小时。精氨酸血管升压素（DDAVP）是人工合成的加压素，可促使内源性 vWF 从储存点释放，缩短出血时间，静脉或皮下注射剂量为 0.3 μg/kg，作用持续 6 ~ 8 小时。

3. 雌二醇

通过拮抗一氧化氮的合成使血小板黏附到收缩的血管，改善其功能，减少出血及出血时间。

4. 充分透析和选择合理抗凝血药

充分的透析治疗清除尿毒症毒素可以纠正或改善出血时间的延长。

（三）抗凝、改善微循环

应用抗凝血（肝素、华法林）、促纤溶（尿激酶）、抗血小板聚集（阿司匹林）药物和活血化瘀中药等具有防止和减少肾小球内凝血、改善肾脏微循环和抑制继发性炎症反应与纤维化等作用，但需要大样本的前瞻对照临床研究进一步证实。如果反复出现血栓且抗磷脂抗体（APL）阳性或蛋白C或蛋白S异常者，建议长期使用华法林。与肝素引起的血小板减少相关的反复血栓形成，在血小板恢复正常且停用所有类型的肝素制剂至少1个月以后可考虑应用华法林。若蛋白C水平持续低，且有出现血栓形成和肢体坏疽的危险，可以应用直接的凝血酶抑制药，其中阿加曲班在肝代谢，适用于肾衰竭的患者。

（四）纠正脂质代谢异常

高脂血症是慢性肾衰竭进展的重要因素之一。控制高脂血症可以延缓全身及肾脏小动脉粥样硬化的进展，减轻心脑血管病变，改善预后。目前他汀类药物对于慢性肾衰竭患者脂质代谢紊乱的治疗主要借鉴与一般人群的应用经验。血清总胆固醇 > 200 mg/dL 和 HDL-胆固醇≤35 mg/dL 需控制脂质摄入，LDL-胆固醇水平超过 100～130 mg/dL 应开始饮食和药物治疗。LDL-胆固醇靶目标值应控制在 100 mg/dL 以下。另外，他汀类药物不仅具有调脂作用，还具有肾功能保护作用。但在 GFR 较低的患者应注意减少剂量，监测肾功能变化。一般不主张联合使用降脂药物，因为会增加不良反应。

（五）避免和去除加速肾功能不全进展的因素

慢性肾衰竭非透析治疗的基础和前提是有效治疗原发疾病和消除引起肾功能恶化的可逆因素，如戒烟减少心血管并发症的发生，肥胖者减轻体重可以有效地减少蛋白尿，控制感染，避免肾毒性药物等。

（李　悦）

第一节　血液透析基本原理

血液透析治疗是指血液经由半透膜（人工肾），利用弥散、对流等原理清除血液中的溶质与水分，并向体内补充溶质的方法，以达到清除体内代谢废物或毒物，纠正水、电解质与酸碱失衡的目的。血液透析治疗的基本原理有弥散、超滤及吸附等。

一、弥散

（一）基本概念

溶质依靠浓度梯度从浓度高的部位向浓度低的部位自由扩散的跨膜转运方式称为弥散。溶质的弥散作用乃遵循 Fick 定律，在人体常温下主要与溶质分子量大小呈负相关。在血液净化治疗中，溶质的弥散量主要取决于溶质浓度梯度、分子量大小及透析膜的有效弥散面积。

（二）影响弥散清除效率的因素

1. 溶质的浓度梯度

弥散是溶质分子的随机跨膜运动，而溶质的跨膜转运速率取决于溶质与两侧膜壁的碰撞频率。碰撞频率与膜两侧溶质的相对浓度密切相关。膜两侧溶液中的特定溶质浓度梯度越大，该溶质从高浓度的溶液侧到低浓度溶液侧的净转运速率也越快，其弥散清除效率就越高。

2. 溶质的相对分子质量

由 Fick 弥散系数决定了溶液中的分子转运速率与分子量呈负相关。因此，溶质的分子量越大，其跨膜转运速率以及与膜壁的碰撞频率越低。

3. 膜的阻力

膜的阻力包括膜两侧液体滞留层所造成的阻力与膜本身的阻力。透析器膜的厚度、结构、孔径及面积的大小和膜所带的电荷等决定膜的阻力。膜的结构如孔道的弯曲程度、彼此间有无交通影响膜的阻力。受膜电荷和膜的亲水性、疏水性影响，膜上吸附的蛋白质可影响中、大分子清除效率。

4. 透析器效率

①衡量透析器效率的指标称为透析率，反映了在一定的血液流速条件下，透析器清除溶质的量（mmol/min 或 mg/min）。但在临床实践中，常用透析器的溶质清除率来代替透析率以比较各种透析器的效能。与透析率的概念有所不同，清除率定义为超滤为零时，单位时间内自血液清除的某种溶质量除以透析器入口处的该溶质的血浓度，并以容量速率（mL/min）表

示。②透析器的膜面积影响单位时间内溶质的清除率，尤其是小分子物质的清除率。目前通过检测透析器总的纤维束体积（TCV）来反映其残留的有效透析面积，其测定值也是判断透析器是否重复使用的先决条件。当 TCV <80% 原血容量时，认为透析器不适宜复用。③透析膜的超滤系数（Kuf）、透析器的尿素转运面积系数（mass transfer urea coefficient，KoA）等也直接影响弥散清除效率。

5. 血液与透析液流速

高血液流速和透析液流速有利于溶质的跨膜转运（即溶质的弥散、对流清除）。根据流体力学原理，当血液与透析液低流速时，易在膜表面上产生滞留液体层从而增加膜厚度和降低膜表面的有效浓度梯度，故而能阻碍溶质分子的跨膜清除。因此，增加血液与透析液流速可最大限度地保持溶质的浓度梯度差，降低滞留液体层的厚度，减少膜的阻力。其中，血液流速对溶质、水清除的影响比透析液流速更加明显。一般情况下，透析液流速应为血液流速的 2 倍，最有利于溶质的弥散清除。目前，国内普遍采用的血液流速在 200 ~ 300 mL/min，透析液流速为 500 mL/min。

二、超滤

（一）基本概念

超滤是指水分在静水压和渗透压的驱动下发生的跨膜转运，发生超滤时，溶于水中的溶质将受牵带作用随水一起清除，形成对流过程。反映溶质在超滤时被滤过膜清除的指标是膜的筛选系数（sieving coefficient，SC），即超滤液中某溶质的浓度除以血液中的浓度。因此，利用对流清除溶质的效果主要由两个因素决定，即超滤率和膜对此溶质的 SC，并遵循 Starling 定律。

（二）影响超滤清除效率的因素

1. 跨膜压（trans-membrane pressure，TMP）

透析器内血液间隙与透析液间隙的液体平均压力之差为跨膜压。跨膜压为超滤的主要动力，水在压力差作用下的跨膜移动称为超滤。目前，临床所用的透析器能承受的 TMP 一般在 400 ~ 600 mmHg。透析膜两侧的静水压决定超滤的速度，透析膜对水的通透性大小取决于孔径和厚度，常用超滤系数（Kuf）来表示。需要注意，商家标明的 Kuf 值是体外试验数据，在体内实际值往往低于实验值的 5% ~ 30%。

2. 渗透压

渗透压由透析膜两侧溶液中溶质的颗粒数多少决定，水分向溶质颗粒数多的一侧流动，同时也牵带溶质跨膜移动。随水分移动后膜两侧的溶质浓度相等时，渗透超滤也停止。因此，渗透超滤的作用通常是暂时性的，相对于液体压力，其对超滤的影响很小。

3. 膜的特性

注意每批生产的膜性质不尽相同，此外温度、湿度均影响超滤性质。

4. 血液成分

血浆蛋白浓度、红细胞比容以及血液黏滞度都对超滤率有影响。

5. 液体动力学

在血液流经透析器时，膜表面的切变力或浓度梯度的变化对超滤产生影响。

6. 温度

在高通量血液透析或血液滤过时，温度与超滤率呈直线关系。

三、吸附

通过正负电荷的相互作用使膜表面的亲水性基团选择性吸附某些蛋白质、毒物及药物［如 β_2-微球蛋白（β_2-MG）、补体、内毒素等］以达到膜的吸附清除作用。必须指出的是，在透析治疗中，迄今所有透析膜的吸附清除作用是非特异性的，且十分有限，一些研究证实（如 AN69）仅为对流清除量的 15% ~ 17% 即达到饱和状态，膜吸附蛋白质后可使溶质的对流清除率降低。因此理论上，吸附作用越强的膜不宜再复用。由于这类滤器价格相对昂贵，目前还不能常规作为尿毒症患者的长期治疗方法。

（包娜娜）

第二节　血液透析常见种类

血液透析（HD）是慢性肾衰竭患者的主要治疗手段之一。虽然近十年，透析设备的不断更新和新的透析方式不断出现及应用于临床，血液透析基本治疗模式仍可根据透析膜的超滤系数（Kuf）指标大体上分为两大类：低通量血液透析和高通量血液透析。

一、低通量血液透析

使用 Kuf≤15 mL／（h·mmHg）的透析膜进行血液透析，称为低通量血液透析，低通量膜的共同特点是以弥散清除小分子物质为主。

（一）标准的血液透析

也称传统血液透析，仍是目前临床上使用最普遍的一种透析方式。其基本要求如下。

1. 透析器

透析膜 Kuf≤15 mL／（h·mmHg），膜面积通常为 1.2 ~ 1.5 m^2。

2. 血液流速

血液流速多取干体重（kg）的 4 倍数值，通常为 200 ~ 300 mL／min，成年透析患者应＞180 mL／min。

3. 透析液

一般采用碳酸氢盐透析液，其流速为血液流速的 2 倍，通常是 500 mL／min。

4. 透析时间

根据残余肾功能（Kru）确定。Kru＜2.5 mL／min，每周透析 3 次，每次 4 小时；Kru≥2.5 mL／min，每周 2 次，每次 4 小时。

标准血液透析治疗方式是以弥散清除小分子溶质或毒素为主的一种传统透析模式，是大多透析患者赖以生存的主要肾替代疗法。在临床实际应用中，标准血液透析又分为诱导期透析和维持性透析两个阶段。诱导期透析是指尿毒症患者最初接受透析治疗的一段时间，目的是使从未接受透析的尿毒症患者过渡到平稳的透析阶段，以期减少急性透析并发症，使患者顺利进入标准维持性血液透析阶段。诱导期透析原则是：①循序渐进，开始可选膜面积为

1.0～1.2 m² 的透析器；②血液流速以 150～180 mL/min 为宜，透析液流速可不变或相应减少；③透析治疗时间为 2～5 小时；④为弥补单次透析剂量的不足，在诱导透析阶段应以增加透析频率为首选，每周不低于 3 次，可隔日 1 次甚至每日短时日间透析；⑤控制超滤，成人总量控制在 800 mL 以内。

（二）高效血液透析

高效血液透析方式在国外完全是针对一部分体形硕大的透析患者而开发并用于临床的，在这部分透析患者中因其尿素氮分布容积增大，若仍采用标准血液透析治疗，K、t 相对不变，必导致 Kt/V 下降，透析不充分。为了提高血液透析的效率，选用大表面积（>1.5 m²）的透析器，同时提高血液流速（>300 mL/min）和透析液流速（>700 mL/min），以达到小分子尿素氮（BUN）被充分清除（>200 mL/min）的目的。在实施高效血液透析时需注意以下几点。

1. 透析器

通常采用膜面积≥1.5 m² 和尿素转运面积系数（mass transfer urea coefficient，KoA）>600 mL/min 的透析器。其中 KoA 实际上是指膜的尿素氮清除率（Ko）与膜表面积（A）相乘的值，理论上，透析器使用表面积越大者，膜的尿素氮清除效果越好。研究证实，当膜表面积 <0.8 m² 的透析器，在血液流速由 200 mL/min 增加到 500 mL/min，则尿素氮清除率则只增加 50 mL/min。但表面积 >1.5 m² 的透析器，在血液流速由 200 mL/min 增加到 500 mL/min，则尿素氮清除率可增加 150 mL/min，相差 3 倍。如果加快透析液流速，由 500 mL/min 增快到 1 000 mL/min，在表面积 <0.8 m² 的透析器，其尿毒清除率只增加 10%；相反的，表面积 >1.5 m² 的透析器，其尿毒清除率则可增加到 15%。

2. 高血液流速

血液流速较透析液流速对尿素氮的清除影响大，增快血液流速较增快透析液流速所获的清除效率更高。国外报道，高效血液透析要求其血液流速须 >300 mL/min，但国内由于担心加重透析患者的心血管不稳定性，而很少达到。事实上，成人动静脉血管的血液流速每分钟会有 500～1 000 mL，因此血液流速增加到 300 mL/min 以上，应不至于产生心脏的负荷。高血液流速依赖良好血管通路，并依照不同流速采用较粗的针头，同时注意校正透析机血泵实际与显示流速的不同。血液流速加快，则会造成血泵之前的管路产生负压，如果有管路连接不紧密，或管路裂缝，或连接静脉输液的管路因输液完毕而放空，都容易使空气进入管路中，造成空气栓塞，使治疗发生意外。对于治疗中感觉心脏确有不适的透析患者，应对其评估后再继续进行高效血液透析。

3. 再循环率

高血液流速的另一问题是透析治疗时的再循环率会随着升高，如此会抵消透析治疗的有效率。导致体外血流再循环率的最主要原因是透析器的血流速率大于动静脉血管的血流速率，包括动静脉血管狭窄、患者低血压或心搏出量不足、双针穿刺位置太接近（3～5 cm）或反位穿针。据报道，股静脉双腔导管的再循环率（18%～38%）较颈静脉（<10%）高，但如深插到髂内静脉（插至 19～24 cm），则因血流量较大，再循环率（12.6%）会下降。尽管如此，加快血液流速增加的尿素氮清除率，仍远较增加的再循环率为高。

4. 透析液

采用碳酸氢盐透析液（35～38 mmol/L）进行高通量血液透析时血压较为平稳。另外，适度地保持透析液中的钠离子在 140 ~ 142 mmol/L，电导度 14.0 ~ 14.2；或是加入糖分 100 ~ 200 mg/dL 也可以增加血液的渗透压，加速组织中水分回流血管中，避免血压下降。

5. 带容量控制的透析机

为保障透析治疗的安全应使用能精确估计超滤率的容量控制型的透析机。

6. 透析时间

大多数透析时间为 2.5 ~ 3.0 小时，每周 3 次。由于透析时间的长短直接影响着透析患者存活率，采用短时高效透析时，透析时间一定要绝对保证，并注意补足因透析治疗期间血压下降、呕吐、抽筋等处理所耗费的时间，以保证充分的透析治疗剂量。

二、高通量血液透析

凡使用透析膜 Kuf > 20 mL/（h·mmHg）的血液透析方式，称为高通量血液透析（high flux hemodialysis，HFD）。

HFD 与高效血液透析的技术要求基本一样。首先，透析器的选择上，HFD 使用高通量的透析器，膜有较大的孔径，可清除中、大分子的毒素，并在短时间移除大量水分及小分子毒素，既有对流也有弥散清除作用。而高效透析指高效低通，即 KoA > 600 mL/min，而 Kuf 大多数 < 15 mL/（min·mmHg）的透析器，仍是以弥散清除小分子物质为主。其次，透析液的要求上，高效透析使用普通透析液，而 HFD 使用无菌、无致热源的超纯净透析液。因此，高通量透析可以是高效透析的一种，但高效透析不一定是高通量透析。如同传统的低通量透析器一样，高通量透析器目前市售也分为人工合成膜和纤维素膜两大类，包括聚砜（polysulfone）、PMMA、AN-69、聚酰胺（polyamide）、三醋酸纤维素（cellulose triacetate）等。

由于高通量膜结构的特点，容易发生透析液反渗的现象，因此，高通量透析除对透析机相关配件要求较高外，还须使用超纯净透析液及水。以下几点需要注意。

1. 透析机的消毒程序

每班透析结束后，须严格执行不同类型透析的消毒程序。

2. 透析液的细菌污染与毒素

碳酸氢盐透析液的 B 液极易被细菌等污染。如自配 B 液，任何装 B 液的容器都需要严格的消毒，美国疾病控制中心（CDC）证实，如果容器不干净，倒入新透析液后的第 2 日，细菌即可长到 100 000 菌落，内毒素每毫升可高达 20 ~ 30 内毒素单位（endotoxin unit，EU）。而以干粉罐连在透析机上，直接使用则纯净度较好。清洁碳酸氢盐透析液容器的方法：任何 B 液容器需要把残留的透析液倒干净，然后用反渗水反复冲洗，并将其倒立自然干燥，而且每周最少用 1% ~ 3% 伦拿灵消毒液消毒。

3. 水污染

纯净的反渗水也是高通量透析所必备的条件。高品质的纯水其细菌培养须小于 10 CFU/mL，内毒素浓度须小于 0.48 EU/mL。因此，双重反渗膜或是一个反渗膜加上去离子设备进一步除掉各种重金属常是需要的。定期消毒维护透析水处理系统是保证高品质纯水所必需的。

4. 透析液及水排放系统的污染

大量透析液、含氮废物、氨基酸等出现在排放管路中，容易引起细菌大量繁殖并产生生物膜，导致排放管路完全阻塞甚至倒流回到透析机中，引起严重污染，因此：①透析机及反渗水处理的排放管路要分开，以免透析排出液倒灌到透析机中；②每月至少 1 次用 0.5% 次氯酸钠消毒排放管路，以预防细菌过度增生，导致生物膜堵塞。

临床研究显示，采用高效血液透析及高通量透析的患者生存率较采用传统血液透析者好，死亡的相对危险平均减少10%。其最主要原因在于增加了透析治疗剂量 Kt/V 所致，如果 Kt/V 由 1.2 增加到 1.4，则死亡的相对危险减少 30%~40%。

（唐珊珊）

第三节　血液透析适应证与相对禁忌证

作为常规的肾替代治疗方法之一，血液透析应用于急慢性肾衰竭患者治疗的历史已久。相对于其他的血液净化治疗而言，其在非肾脏病领域的应用更加广泛。

一、血液透析的适应证

（一）急性肾衰竭

（1）无尿或少尿 2 日（48 小时）以上，伴有高血压、水中毒、肺水肿、脑水肿之一者。

（2）血尿素氮（BUN）21.4~28.6 mmol/L（60~80 mg/dL）或每日升高 10.7 mmol/L（30 mg/dL）。

（3）血肌酐（Scr）$\geq$442 μmol/L（5 mg/dL）。

（4）高钾血症，$K^+$$\geq$6.5 mmol/L。

（5）代谢性酸中毒，CO_2 结合力（CO_2-CP）$\leq$13 mmol/L，纠正无效。

（二）慢性肾衰竭

Scr$\geq$707 μmol/L（8 mg/dL），BUN$\geq$35.7 mmoL/L（100 mg/dL），Ccr（内生肌酐清除率）$\leq$5 mL/min，并伴有下列情况者：①出现心力衰竭或尿毒症性心包炎；②难以控制的高磷血症，临床及 X 线检查发现软组织钙化；③严重的电解质紊乱或代谢性酸中毒，如 $K^+$$\geq$6.5 mmol/L，$CO_2$-CP$\leq$13 mmol/L；④明显的水钠潴留，如高度水肿和较高的血压；⑤严重的尿毒症症状，如恶心、呕吐、乏力等。

（三）急性药物或毒物中毒

毒物能够通过透析膜析出且毒物剂量不大、与机体作用速度不太快的可进行透析。应争取在服毒后 8 小时以内进行，以下情况应行紧急透析。

（1）经常规方法处理后，病情仍恶化，如出现昏迷，反射迟钝或消失，呼吸暂停，难治性低血压等。

（2）已知进入体内的毒物或测知血液中毒物浓度已达致死剂量。

（3）正常排泄毒物的脏器因有原发疾病或已受毒物损害而功能明显减退。

（4）并发肺部或其他感染。

（四）其他

（1）难治性充血性心力衰竭和急性肺水肿的急救。

（2）肝胆疾病如肝功能衰竭、肝硬化顽固性腹腔积液、完全性梗阻性黄疸患者的术前准备。

（3）水、电解质紊乱，如各种原因稀释性低钠血症与高钾血症。

（4）免疫相关性疾病。

二、血液透析的相对禁忌证

（1）老年高危患者，不合作的婴幼儿或精神病患者。

（2）严重心肌病变或心律失常不能耐受体外循环。

（3）大手术后 3 日内或严重活动性出血。

（4）恶性肿瘤晚期导致肾衰竭。

（5）低血压或休克。

（6）脑血管意外。

（唐珊珊）

第四节　血液透析操作流程

血液透析（HD）治疗是指血液经过半透膜，利用弥散、对流等原理清除血液中的有害物质与过多水分的方法，是最常用的肾替代治疗方法之一。血液透析技术是其他血液净化技术的基础，目前为止的任何血液净化技术都是在此基础之上发展起来的（图9-1）。

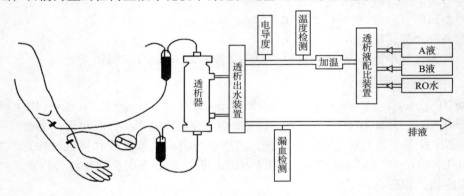

图 9-1　血液透析模式

血液透析技术操作流程：物品准备→开机自检→安装管路及透析器→密闭式管路预冲→建立体外循环→血液透析→密闭式回血。

一、透析器与管路安装、预冲

（一）目的及意义

正确安装透析管路及透析器，将生理盐水注入透析管路及透析器，排尽透析管路及透析器内的空气、消毒液，为透析治疗做好前期准备。

（二）操作步骤

1. 准备工作

（1）物品：①血液透析器、血液透析管路；②生理盐水。

（2）核对：①治疗前应核对 A、B 浓缩透析液的浓度、有效期；②检查 A、B 透析液连接。

2. 开机自检

打开机器电源总开关，不同透析机器按照要求进行机器自检。

3. 血液透析器和血液透析管路的安装原则

安装血液透析管路顺序按照体外循环的血流方向依次安装，连接透析器时按操作顺序逐一打开，一个小帽连接一个接头，以避免接头暴露时间过长，注意无菌操作。

（1）检查血液透析器、血液透析管路、生理盐水袋有无破损、漏气，外包装是否完好，查看有效日期。

（2）按照无菌技术操作，注意血液透析管路与透析器连接紧密，夹闭血液透析管路上应关闭的夹子。

（3）将生理盐水、废液收集袋挂于输液架上。将生理盐水与动脉管路连接，废液收集袋与静脉管路连接。

4. 预冲原则

采用密闭式预冲。先预冲膜内，血流速 100 mL/min，排净透析器膜内气体后，调至血流速 200～300 mL/min，膜内预冲完成后连接旁路再预冲膜外。

（1）启动透析机血泵 80～100 mL/min，生理盐水先排净透析管路和透析器血室（膜内）气体。生理盐水流向为动脉端→透析器→静脉端。

（2）待生理盐水到达静脉端时，将泵速调至 200～300 mL/min，连接透析液接头与透析器上的透析液接口，排净透析器的透析液室（膜外）气体。

（3）生理盐水预冲量应严格按照透析器说明书中的要求，使用适量的生理盐水进行预冲。

（4）当使用湿膜透析器时，应避免将透析器内液体排空。首先将透析回路动脉端管路排气，充满液体后，停止血泵，与透析器连接，再开血泵继续预冲，防止空气进入膜内。

（5）预冲生理盐水应直接流入废液收集袋中，废液收集袋放于机器液体架上，不得低于操作者腰部以下。冲洗完毕后根据医嘱设置治疗参数。

二、血液透析开始的操作程序

（一）目的及意义

血液透析可部分替代肾功能，清除代谢废物，调节水、电解质和酸碱平衡。

（二）操作步骤

操作前应询问患者是否需要如厕，是否测量过体重、血压，是否取得了医师的治疗方案。

1. 操作流程

查对姓名、床号→血管通路准备→设置血泵流量 50～100 mL/min→连接动脉端→打开血泵→连接静脉端→开始透析治疗→测量生命体征→记录参数。

2. 物品准备

碘伏和棉签等消毒物品、穿刺针、无菌治疗巾、止血带、一次性手套、注射器、医用胶布、无菌透明敷料、透析液、抗凝血药物等。

3. 血管通路准备

（1）动静脉内瘘穿刺：①检查血管通路有无红肿、渗血、硬结，并摸清血管走向和搏动；②将治疗巾铺于患者预穿刺肢体下面，选择穿刺点后，用碘伏消毒穿刺部位共 2 遍，消毒范围应为直径 >6 cm；③根据血管的粗细和血流量要求等选择穿刺针；④采用阶梯式、纽扣式等方法，呈 30°左右穿刺，先穿刺静脉（顺血流方向），再穿刺动脉（逆血流方向或顺血流方向），妥善固定；⑤将透析动脉管路接口与动脉穿刺针连接，开启血泵 100 mL/min。当血液沿透析动脉管路流至肝素注入管口时，根据医嘱推注首剂量肝素。在血液缓慢流动的过程中将管路及透析器中的生理盐水排出，待血液流入透析管路静脉空气捕捉室（静脉小壶）时，停止血泵，将透析静脉管路接口与静脉穿刺针连接。

（2）中心静脉留置导管连接：①打开静脉导管外层敷料，患者头偏向对侧；②将无菌治疗巾垫于静脉导管下；③取下静脉导管内侧敷料，将导管放于无菌治疗巾上；④分别消毒导管和导管夹，放于无菌治疗巾内；⑤先检查导管夹处于夹闭状态，再取下导管肝素帽；⑥分别消毒导管接头；⑦用注射器回抽导管内封管肝素，推注在纱布上检查是否有凝血块，回抽量为动、静脉管各 2 mL 左右，如果导管回抽血流不畅，认真查找原因，妥善处理，严禁使用注射器向导管腔内用力推注生理盐水，防止血栓的注入；⑧以下步骤同动静脉内瘘穿刺的步骤⑤。

4. 血液透析中的监测

（1）体外循环建立后，测量血压、脉搏，询问患者的自我感觉，记录在血液透析记录单上。

（2）操作自查：①按照体外循环管路血液流向的顺序，依次查对体外循环管路系统各连接处和管路开口处，未使用的管路开口应处于加帽密封和管夹关闭的双重保险状态；②根据医嘱查对机器治疗参数；③观察穿刺部位有无渗血、血肿，询问患者有无疼痛，穿刺针及血液回路是否固定良好。

（3）双人查对：自我查对后，与另一名护士同时再次查对上述内容，并在治疗记录单上签字。

（4）血液透析治疗过程中，每小时询问 1 次患者自我感觉，测量血压、脉搏。观察穿刺部位有无渗血，穿刺针有无脱出移位，并及时准确记录。

（5）如果患者血压、脉搏等生命体征出现明显变化，应及时通报医师，随时监测并及时记录，必要时给予心电监护。

5. 注意事项

（1）连接患者前要确保透析管路内无气泡，管路无扭曲。

（2）透析管路动脉、静脉小壶处夹好夹子，盖好保护帽。

三、血液透析结束的操作程序

（一）目的及意义

将患者透析器及透析管路内血液回输患者体内，结束透析治疗。妥善处理血管通路，及时止血。

（二）操作步骤

1. 操作流程

机器提示治疗结束→按确认键→设置血泵流量 50 ~ 100 mL/min→回输动脉端血液→夹闭动脉端→打开血泵→回输静脉端血液→结束治疗→测量生命体征→妥善处理血管通路。

2. 物品准备

碘伏和棉签等消毒物品、压脉带、一次性手套、生理盐水、医用胶布等。

3. 基本回血方法

推荐密闭式回血。

（1）确认治疗完成，透析机进入回血程序。调整血液流量至 50～100 mL/min。

（2）打开动脉端生理盐水预冲侧管，关闭连接动脉穿刺针侧管路。用生理盐水将动脉侧管路内的血液回输到动脉壶。

（3）关闭血泵，打开连接动脉穿刺针侧动脉管路，靠重力将残留在动脉侧管路的血液回输入患者体内。

（4）夹闭动脉管路夹子和动脉穿刺针处夹子。

（5）打开血泵，用生理盐水全程回血。回血过程中，使用双手轻搓转透析器，但不得用手挤压静脉端管路。在生理盐水回输至静脉壶，安全夹自动关闭后，停止回血。禁止将管路从安全夹中强制取出，防止发生凝血块入血或空气栓塞。

（6）夹闭静脉管路夹子和静脉穿刺针处夹子。先拔出动脉内瘘穿刺针，再拔出静脉内瘘针，用压脉带或胶布加压包扎穿刺部位 15～20 分钟，检查动、静脉穿刺针部位无出血或渗血后放松包扎。

（7）整理用物，清洁、消毒机器。

4. 人工血管内瘘或直接动脉穿刺的回血方法

（1）消毒用于回血的生理盐水瓶口。

（2）准备无菌大针头，放置在机器顶部。

（3）调整血流流量至 50～100 mL/min。

（4）关闭血泵。

（5）夹闭动脉穿刺针夹子。

（6）拧下穿刺针，将动脉管路与无菌大针头连接，插入生理盐水袋中。

（7）同上"基本回血方法"的（5）～（7）。

5. 注意事项

（1）全程生理盐水回血。

（2）回血过程中，禁止将透析管路从安全夹中强制取出。

（宿　晶）

第十章

连续血液净化治疗

连续血液净化治疗（CBPT）是连续、缓慢清除机体过多水分和溶质，对脏器功能起支持作用的各种血液净化技术的总称。一般认为，单次治疗时间超过 24 小时的血液净化方法，可以称为连续血液净化。由于其"连续性"的特点，体内溶质及溶液的清除可以在治疗时间内缓慢、可控、精准地进行，因此特别适用于危重患者。

近年来，随着重症医学领域理论和技术的不断发展，各种新型的器官支持技术也层出不穷，而连续血液净化治疗以其相对稳定的血流动力学、较低的透析失衡发生率脱颖而出，成为 ICU 内继机械通气后又一重要的脏器支持技术。

第一节　连续血液净化治疗的适应证

连续血液净化治疗（CBPT）作为一种肾替代技术的延伸，传统上其适应证通常被分为肾性替代治疗和非肾性治疗两方面。本节主要从内环境紊乱的角度阐述 CBPT 的适应证，以方便理解、学习和记忆。血液净化的适应证可以概括为两方面：容量失衡和溶质失衡。

一、连续血液净化与容量失衡

容量失衡是重症患者最常见的内环境紊乱之一，主要表现为容量不足或容量过负荷。容量不足会导致全身器官灌注不足，严重时可出现休克乃至多脏器功能障碍综合征。容量过负荷会引起组织水肿，水肿阻碍了氧和代谢产物的弥散，破坏了组织结构，妨碍了毛细血管和淋巴的回流，干扰了细胞之间的相互作用，从而可能引起器官功能障碍。如心肌水肿可能引起心室射血功能下降、肺水肿引起呼吸困难、脑水肿引起脑疝、组织水肿影响切口愈合，甚至发生吻合口瘘，影响患者的预后。容量过负荷引起的腹腔高压及肾纤维囊内压力增高，可降低肾血流和肾小球滤过率（GFR），导致急性肾损伤（AKI）持续加重，甚至最终难以恢复，并使患者死亡率增加。因此，容量过负荷是 CBPT 的一个很强的指征，在决定 CBPT 时机时，容量过负荷往往比氮质血症更加重要。

CBPT 的各种常用模式均可以通过超滤的方式，有效地清除内环境中的多余的水分。CBPT 首先是连续而缓慢地将患者血液循环中多余的水分排出体外；当血管内的部分水分被排出，血浆胶体渗透压随之升高，使血管外即组织间隙中多余的液体重吸收回血管，进而排出体外。因此，CBPT 通过直接排出血管内水分、间接排血管外水的方式来降低心脏和全身的液体负荷，从而改善重症 AKI 患者的容量失衡。

由于重症患者的容量调节区间窄，而 CBPT 治疗的危重患者已经丧失了液体自身调节的能力，患者的容量状态完全依赖于医生对血滤机脱水率的调整，因此，CBPT 对容量管理有着很高的要求。在行 CBPT 时，尽可能获取患者的血流动力学指标，有助于容量的评估和管理。根据对患者容量状态的判断，制订单位时间内的容量目标，并在实施过程中持续监测、及时反馈和动态调整，使患者获得最佳的血流动力学状态。只有做好 CBPT 的容量管理，才能使患者避免出现新的低灌注，保证损伤的肾在一个相对稳定的内环境下迅速恢复。

二、连续血液净化与溶质失衡

很多重症疾病的发生及加重，均与内环境中异常出现或增多的物质有关。通过血液净化技术减少或消除这些致病物质，则可能治疗疾病，改善预后。在以清除溶质为治疗目的的血液净化治疗中，治疗前需要首先确定目标致病溶质的理化性质，包括分子量大小、水溶性或脂溶性、蛋白结合率、分布容积等情况，然后根据这些特点选择合适的血液净化方法。

重症患者溶质失衡带来的内环境紊乱大概可以分为以下几部分。

（一）电解质紊乱与酸碱失衡

对于电解质增高的异常，主要是去除病因和采取降低电解质的措施。对于药物治疗无效或危及生命的电解质异常，如严重高钾血症、严重代谢性酸中毒等，可考虑采用血液净化的方法尽快纠正。CBPT 具有较强的溶质清除力。如连续性静—静脉血液滤过（CVVH）以置换液流速为 2 L/h 为例，则可产生近 50 L/d 的溶质清除量，相当于正常人液体的总量。在 CBPT 过程中，置换液中的钠离子、钾离子、碱基等均可以根据患者的具体情况进行个体化配制，有利于纠正离子紊乱和酸碱失衡，以保证内环境的稳定。

CBPT 虽然可以实现电解质紊乱及酸碱紊乱的快速纠正，但在一些特定的情况下，快速纠正溶质紊乱可能对患者带来危害，如快速纠正高钠血症可能引起脑水肿加重，快速纠正低钠血症可能引起脱髓鞘，快速纠正严重的酸中毒可能引起组织缺氧加重。因此，针对这些特殊情况，我们在行 CBPT 过程中尤其要关注治疗剂量和置换液成分，避免上述并发症的出现。

（二）内源性毒素蓄积

在很多病理情况下，体内内源性毒素产生增多、排出减少，可以产生相应的临床症状。例如，急性肾损伤时可出现小分子溶质的蓄积，包括尿素氮、肌酐等；肝衰竭时可发生更多种类的内源性毒素蓄积，包括水溶性小分子氨、乳酸盐，中分子炎性细胞因子，以及脂溶性蛋白结合毒素胆酸、胆红素、芳香氨基酸、短链脂肪酸、中链脂肪酸、内毒素等。严重感染性疾病中，致病微生物入侵人体后，机体的免疫系统产生大量中分子的促炎因子和抗炎因子，出现"细胞因子风暴"，引发休克和多器官功能障碍。在一些非感染的情况下机体的免疫系统也可以被激活，产生细胞因子风暴，如重症胰腺炎、羊水栓塞等。其他原因如横纹肌溶解、溶瘤综合征等也均产生大量不同的内源性毒素，导致内环境紊乱和疾病加重。

上述情况严重时，均可能需要血液净化治疗。CBPT 虽然对蛋白结合毒素清除能力有限，但由于其对水溶性中、小毒素的清除有血流动力学稳定、不易发生透析失衡综合征等优势，经常是重症患者的首选。CBPT 还可以与其他血液净化方法序贯或集成，来清除更多的内源性毒素，从而更好地改善重症患者的内环境。

（三）外源性药物或毒素侵入

很多情况下，如患者经口服或经其他途径接触药物、食物或毒物，诊治过程中的药物或造影剂，被有毒性的动植物所伤等，一些外源性的药物或毒素可以进入机体的内环境，导致重症的发生。这类患者的内环境中往往会出现异常增多的毒素。

这些外源性毒素有水溶性的，也有蛋白结合性的。对于水溶性毒素引起的内环境紊乱，CBPT 可以发挥很好的清除作用；对于毒性较强的毒物，也可以集成其他血液净化方法，以增加单位时间内的清除能力。如百草枯中毒，一方面需要注意加快上血液净化的速度与治疗剂量，另一方面可以采用 CBPT 集成血液吸附或血浆吸附的技术，以尽快清除毒素，改善内环境，从而改善患者的预后。对于蛋白结合毒素，连续血液净化清除效果欠佳，往往需要选用吸附等其他血液净化方法。

综上所述，CBPT 是纠正重症患者容量失衡和溶质失衡，恢复内环境稳态的重要手段。连续、缓慢、可控性强是其有别于其他血液净化的主要特点。重症患者往往循环不稳定，容易出现容量过负荷；同时因为感染、休克或脏器功能不全往往合并溶质失衡，合理的应用 CBPT 有助于重症患者的治疗。

但同时也应注意，CBPT 并非万能的治疗方法，很多轻、中度的内环境紊乱并不需要血液净化来治疗；对于一些脂溶性、大分子或蛋白结合率高的溶质，CBPT 往往效果不佳。CBPT 还可能引起出血、血栓、感染等并发症。因此，在临床上需要根据重症患者的病情，权衡 CBPT 的风险与获益，正确决定 CBPT 的指征与时机。

（张　蕊）

第二节　连续血液净化治疗的管路操作流程

连续血液净化是将血液从体内引出，通过体外管路到达净化装置——滤器，清除多余的水分和致病溶质后，再通过管路返回到体内的治疗过程。在连续血液净化的开始阶段，血液净化管路和滤器的正确安装、预充和引血上机是保证连续血液净化治疗顺利安全进行的有效前提；治疗过程中，离不开对管路和滤器的运行情况进行观察和维护；治疗暂停或结束时，回血操作也是不可忽视的重要一环；自循环操作为患者临时外出检查或手术提供了方便。

一、血液净化物品与设备的准备

（一）物品、治疗液体准备

根据连续血液净化治疗要求准备相应的血液净化管路、滤器、无菌治疗巾、一次性手套、置换液（或透析液）、预充液和抗凝剂。检查血液净化管路、滤器的完整性、有效期、型号。如果使用成品置换液，治疗前核对置换液有效期；如果是手工配制置换液，需要根据患者的病情调整置换液成分，并注意无菌操作。

（二）血液净化设备

根据治疗要求选择带有连续血液净化治疗功能的血液净化设备。接通电源，打开机器电源开关，按照设备要求进行开机自检。自检通过后，根据治疗要求选择合适的连续血液净化模式，然后准备按照该模式要求安装管路和滤器。

（三）血管通路准备

决定行血液净化治疗后，在准备血液净化设备和物品的同时，尽早建立血管通路。重症患者往往需要监测中心静脉压等血流动力学指标，常选择三腔血液净化导管，并准备好中心静脉压监测所需要的压力传感器等配件。根据患者病情选择合适的穿刺置管的位置。建议在超声引导下穿刺置管，以提高穿刺置管的成功率，避免因反复穿刺引起出血或感染并发症。

二、血液净化管路与滤器的安装

血液净化设备自检通过后，洗手、戴口罩、戴手套，安装血液净化管路及滤器。安装血液净化管路的注意事项：安装管路顺序按照血液净化设备提示的标准顺序进行；按照无菌原则进行操作，逐一打开管路保护帽与另一个接头连接，避免接头污染或暴露时间过长；安装管路过程中，每个接口处要拧紧，避免因接口断开而污染管路、液体流出或进气；侧路或未使用的管路开口应加帽密闭和夹闭管路夹子，以形成密闭式循环管路。

引血管路的侧路常规接生理盐水，以备在血液净化导管持续贴壁、引血负压过高报警时解除报警。将准备好的抗凝剂连接至血液净化管路合适的位置。

三、预充

预充液及预充量应按照血液净化滤器说明书的要求进行配制。常用的预充液是含有12.5 U/mL 的肝素生理盐水，即以肝素 12 500 U 加入 1 000 mL 生理盐水的比例配制预充液。对于有出血风险的患者，可采用生理盐水作为预充液。

按照血液净化设备要求正确连接预充液、置换液和废液收集袋，检查血液净化管路无误后，打开血液净化管路上的管路夹子，准备预充。按血液净化设备预充键，开始预充血液净化管路和滤器。在预充过程中，轻轻转动和拍打滤器，以利于细小气泡排出。如管路或滤器空气没排尽，可选择重复预充，以充分排尽滤器滤膜内外气体。预充时注意调整滤器的位置，使预充液从下往上流动，有助于气体的排出。预充完毕后设置治疗参数，准备引血治疗。

四、引血上机

在连接至血管通路之前，一般需要用 500 mL 生理盐水冲洗管路，将血液净化管路内的肝素盐水预充液排出，以避免患者的凝血指标明显延长。

上机的连接方法分为单接法和双接法两种方法。单接法是先将引血端与患者的血管通路相连，血泵运转后待血液净化管路中的血液达到回血端管路时，暂停血泵运转，再将回血端与血管通路相连，继续运转血泵，开始治疗。单接法适用于容量充足、血流动力学稳定的患者，注意初始血液流速不宜过快，一般以 50～80 mL/min 为宜，逐渐上调。双接法是将血液净化管路的引血端和回血端同时与患者的血管通路相连接，然后运转血泵，开始治疗。双接法不会导致短期内血管内容量的下降，适用于血流动力学不稳定、不能耐受容量快速减少的患者。

五、血液净化过程中的管路维护与自循环

（一）血液净化过程中的监测与维护

在连续血液净化治疗过程中，应持续监测患者生命体征，观察患者有无出血倾向，计算

每小时的出入量，根据患者临床表现及治疗要求，及时调整药物剂量和血液净化的脱水率。

在血液净化过程中，要注意维持引血壶和回血壶的液面高度，防止管路进气。注意回血壶和滤器有无血栓形成，以便及时调整抗凝方案。注意管路有无异常抖动的现象，管路有异常抖动往往提示引血不良。注意血管通路的护理和无菌操作，避免血行感染的发生。尤其应该注意及时处理报警，尽量减少血泵停转的时间，以延长管路和滤器寿命。当更换置换液时，注意不要停止血泵，以减少凝血的机会。

（二）自循环

当患者外出检查、急诊手术，或有短时间内难以解除的报警或临床问题需要暂停血液净化治疗时，可临时用生理盐水回血，使血液净化设备处于自循环运行状态，将血液净化导管临时封管。患者返回病房或问题解决之后，再根据患者的循环情况，采用单接法或双接法引血上机，继续血液净化治疗。

六、回血下机

（一）物品、药品准备

密闭接头 2 个、装有封针液的 10 mL 注射器 2 个、无菌治疗巾、一次性手套、18 号无菌针头 2 个、输液器、500 mL 生理盐水、无菌纱布、胶布。

（二）操作方法

（1）洗手，戴口罩，戴无菌手套，将无菌治疗巾铺在血液净化管路与血液净化导管连接处下方。

（2）根据患者心功能情况和容量情况，调整血流速度至 50 ~ 100 mL/min。心功能差的患者或儿科患者回血速度要更慢，甚至不在线回血。

（3）取 500 mL 生理盐水，消毒瓶口，连接输液器后，生理盐水挂在血液净化设备顶部。

（4）暂停血泵运转，夹闭血液净化管路引血端管路夹子和血液净化导管引血端夹子，将引血端管路与血液净化导管的连接断开后，接无菌针头，与生理盐水相连接，运行血泵回血。

（5）回血过程中，对血液净化导管引血端端口进行消毒、封管。

（6）当生理盐水冲至血液净化回血管路时，暂停血泵运转，夹闭回血管路上的夹子和血液净化导管回血端夹子，将回血端管路与血液净化导管的连接断开后，接无菌针头，与生理盐水相连接。

（7）对血液净化导管回血端端口进行消毒、封管，无菌纱布包裹患者的血液净化导管，以避免污染。

（张 蕊）

第三节　连续血液净化治疗的模式及选择

在连续血液净化治疗（CBPT）开展早期，曾经应用动脉和静脉分别置管，利用动—静脉压力差为血流驱动力，进行连续动—静脉血液净化治疗。此方法需要动脉置管，血流驱动压受动脉压力、容量等因素影响，很不稳定，已逐渐退出临床。

目前 CBPT 多采用深静脉置入双腔导管的方法，利用血液净化机"血泵"的转动，稳定、可控地把血液送入体外管路，进行连续静—静脉血液净化治疗。目前临床上常用的 CPBT 模式主要包括缓慢连续超滤（SCUF）、连续静—静脉血液滤过（CVVH）、连续静—静脉血液透析滤过（CVVHDF）、连续静—静脉血液透析（CVVHD）。也有学者把高容量血液滤过（HVHF）称作是一种 CBPT 模式，但我们认为，HVHF 只是采用了较高治疗剂量的一种 CVVH，其本身并不是一种单独的治疗模式。

一、连续血液净化模式的区别

（一）不同模式治疗原理的区别

CBPT 溶质清除的原理有弥散、对流、吸附 3 种。弥散就是以半透膜两端的浓度梯度为驱动力，使溶质由高浓度一侧向低浓度一侧转运的过程。对流的驱动力为半透膜两侧的压力梯度，是液体在跨膜压（TMP）的作用下从压力高的一面向压力低的一面移动，而在液体中的溶质也随之通过半透膜的过程。吸附是利用滤器膜的吸附功能，将溶液中的溶质吸附到其表面，以达到清除溶质的目的。

1. 缓慢连续超滤（SCUF）

SCUF 主要是以超滤（对流）的方式清除多余的水分。在 SCUF 治疗过程中不补充置换液，也不用透析液，因此，对溶质的清除不理想。目前临床主要用于严重全身性水肿、难治性心力衰竭，特别是心脏直视手术、创伤或大手术复苏后伴有细胞外液容量过负荷者。SCUF 不适用于溶质失衡引起的内环境紊乱。

2. 连续静—静脉血液滤过（CVVH）

CVVH 又称连续血液滤过（CHF），是利用对流原理清除血液中溶质及多余水分的血液净化模式。CVVH 通过超滤清除血浆中大量的水，而水中所包含的中小分子溶质随之被一同清除，因为丢失了大量的水和电解质成分，需要通过置换液进行补充。根据补充的路径不同，置换液又分为后稀释和前稀释两种方式。后稀释 CVVH 虽然溶质清除效率较高，但由于血液浓缩明显，易发生滤器凝血；前稀释 CVVH 不易发生滤器凝血，但溶质清除效率较低。CVVH 主要用于清除血液中的中、小分子溶质。

3. 连续静—静脉血液透析（CVVHD）

CVVHD 又称连续血液透析（CHD），是利用弥散原理清除血液中溶质的血液净化模式。分子运动的物理特性决定了物质的分子量越小，其弥散能力越强。因此，这种方式对于小分子物质，如尿素氮（BUN）、肌酐（Cr）等的清除效果要优于中分子物质。CVVHD 也能通过超滤的方式清除血液中多余的水分。

4. 连续静—静脉血液透析滤过（CVVHDF）

CVVHDF 又称连续血液透析滤过（CHDF），这种 CBPT 模式将血液滤过和血液透析有机地融合到一起。CVVHDF 既利用了对流的原理，也利用了弥散的原理。CVVHDF 主要用于清除血液中的中、小分子溶质。

（二）不同模式在清除小分子溶质能力上的区别

单位时间内通过血液净化清除的某种溶质的量，称为溶质清除率。在 CPBT 中最终丢弃的液体称为废液，忽略膜对溶质的吸附作用，溶质主要是跟随废液被排出体外的。那么，溶质清除率＝单位时间废液的量×废液中溶质的浓度。

废液中的溶质浓度与膜内血液溶质的浓度有关，同时与膜对这种溶质的通过能力有关，废液中（膜外）溶质与膜内溶质的比值反映了这种溶质通过半透膜的能力，在 CVVH 时称其为"筛选系数"，在 CVVHD 时称其为"弥散系数"。废液中溶质浓度＝膜内溶质浓度×筛选系数或弥散系数。

那么，血液净化溶质的清除率则为：溶质的清除率＝单位时间废液的量×膜内溶质浓度×筛选系数或弥散系数。

有研究表明，对于肌酐、尿素氮等小分子溶质，弥散系数≈筛选系数≈1。因此，在相同的治疗剂量下，针对同一治疗个体，对于小分子溶质，CVVHD 与后稀释 CVVH 的溶质清除率相等。由于传统的间歇血液透析往往采用每小时接近 30 000 mL 透析液的超高治疗剂量，使肌酐等小分子溶质迅速下降，造成了透析模式清除小分子能力强的错觉。实际上，如果 CVVHD 和后稀释 CVVH 采用相同的治疗剂量，两者清除小分子的能力是没有明显差别的。前稀释 CVVH 清除效率相对较低，在常规治疗剂量下，其对小分子溶质的清除能力只有后稀释 CVVH 的 80%～85%。

CVVHDF 模式是在一个滤器上同时进行血液滤过和透析治疗，由于在同一滤器上进行，溶质的弥散和对流之间会互相影响，其总的溶质清除率略低于弥散与对流之和，但影响不大。因此，在治疗剂量（置换液＋透析液）相同的情况下，CVVHDF 对于小分子溶质的清除能力与 CVVHD 和后稀释 CVVH 也是接近的。

根据溶质清除率的公式我们知道，可以通过增加单位时间排出废液的量，即增加治疗剂量，达到提高溶质清除率的目的。但在实际临床工作中，CVVH 增加治疗剂量会受到滤过分数的限制。滤过分数是指通过滤器从血浆中超滤出的水占流经滤器的血浆流量的百分比，为了避免滤器凝血，一般要求滤过分数在 30% 以下。因此，当血流速在 200 mL/min 以内时，后稀释 CVVH 的置换液流速很难超过 2 500 mL/h。而 CVVHD 则不会受到滤过分数的限制；因此，对于高钾血症等需要快速清除小分子溶质的情况，可采用短时较高治疗剂量 CVVHD 的模式迅速清除致病溶质。与 CVVHD 模式相同，由于 CVVHDF 中的透析液剂量也不受滤过分数限制，也可以通过增加治疗剂量而快速清除小分子溶质。

因此，在治疗剂量相等的情况下，后稀释 CVVH、CVVHD 和 CVVHDF 三者对小分子溶质的清除效果相近，前稀释 CVVH 清除效率相对较低；而当治疗剂量需求进一步增高时，CVVHD 和 CVVHDF 由于可以不受滤过分数限制，在短期快速清除小分子溶质方面更有优势。

（三）不同模式在清除中分子溶质能力上的区别

对于中分子溶质，由于其弥散系数＜筛选系数＜1。因此，在治疗剂量相同的情况下，CVVHD 对中分子溶质的清除率小于后稀释 CVVH。CVVHDF 由于既有弥散又有超滤，其清除能力介于后稀释 CVVH 和 CVVHD 之间。

由于后稀释 CVVH 受到滤过分数的限制，其置换液速度一般不超过 2 500 mL/h；而 CVVHD 和 CVVHDF 中的透析剂量可以不受滤过分数限制，高剂量 CVVHD 或 CVVHDF 对中分子溶质的清除效率有可能超过常规剂量 CVVH。Heyne 等的研究表明，当采用高通量透析器行 CVVHD、SLED 和 IHD 三种不同的透析方法，肌红蛋白的清除率随着透析剂量的增加而增加。

中分子溶质的分子量离普通滤器的截留分子量相对接近，因此，常规的 CVVH 清除中分子的溶质的效率并不如期望的那么高。为提高中分子溶质的清除率，高截留分子量滤器受到了青睐。研究表明，采用高通量血液净化器行不同剂量的透析治疗，即使是超高剂量的 IHD，肌红蛋白的清除率也不超过 10 mL/min；而当使用高截留分子量血液净化器（HCO）时，HCO-SLED 和 HCO-IHD 对肌红蛋白的清除率明显增加，可高达 20～80 mL/min。

因此，在治疗剂量相等和使用相同截留分子量血液净化器的情况下，CVVH 对于中分子的清除效果要好于 CVVHD；CVVHDF 对中分子溶质的清除能力介于两者之间。由于 CVVHD 和 CVVHDF 可以不受滤过分数限制，可以通过进一步提高治疗剂量的方式增加对中分子溶质的清除。采用高截留分子量血液净化器行血液净化治疗有助于提高中分子溶质的清除率。

（四）不同模式对滤器寿命影响的区别

连续血液净化的不同模式对滤器的寿命也有不同的影响。有研究显示，在相同抗凝、置换液量与透析液量相等的情况下，CVVHD 模式的滤器使用寿命要明显长于 CVVH 模式。这是因为：①滤器内的血液被浓缩；②CVVH 模式是通过跨膜压驱使溶质进行跨膜转运的，如果溶质分子量很大，则容易在跨膜压的作用下，黏附在半透膜上，堵塞滤器。而 CVVHD 模式血液浓缩很小，另外跨膜压也很小，所有滤器发生堵塞的机会要小。

前稀释 CVVH 由于进入滤器前血液被稀释，相较于后稀释 CVVH 来说，不容易出现滤器内凝血。而对于 CVVHDF 模式而言，透析和超滤参数设置比例的不同，置换液是经前稀释还是后稀释，对于滤器寿命都会有不同影响，一般来说，滤器中的血液浓缩越严重、跨膜压越高，滤器寿命相对越短。

因此，CBPT 不同模式对于滤器寿命的影响按从大向小排列：后稀释 CVVH ＞前稀释 CVVH 或 CVVHDF ＞CVVHD。

二、连续血液净化模式在临床应用中的选择

CBPT 的 4 种模式 SCUF、CVVH、CVVHDF、CVVHD 在临床应用中所采用的设备和耗材往往是相同的。换言之，临床医生应用相同的血液净化机，应用相同的管路和滤器，实现了上述 4 种不同的治疗模式。那么，在临床工作中，如何选择 CBPT 模式呢？

首先，这 4 种模式对于水的清除作用是相同的，通过脱水率的设定，均可以达到精确控制体内多余水分清除的目的。不同之处主要在于对溶质的清除，SCUF 只用于清除容量过负荷患者体内多余的水分，不用于清除致病溶质。若要清除致病溶质，需要选择其他 3 种模式。

如果 CBPT 的治疗目的是清除水溶性小分子致病溶质，如氮质血症等，在常规治疗剂量下可以选择 CVVH、CVVHDF 或 CVVHD 中的任何一种。如果要快速清除致病的小分子溶质，如高钾血症、百草枯中毒等情况时，可以通过增加 CVVHD 或 CVVHDF 中的透析剂量来加快清除速率，并不会明显缩短滤器的寿命。

如果 CBPT 的主要目的是清除中分子溶质，在常规的治疗剂量下，首选 CVVH 模式。但由于中分子溶质的分子量接近普通高通量滤器的膜孔径，其筛选系数往往不高，中分子致病溶质的清除效果可能并不理想，如横纹肌溶解时肌红蛋白的清除或严重感染时细胞因子的清除。若要增加中分子溶质的清除，可以考虑更换高截留分子量血液净化器或增强了吸附功能的血液净化器、在 CBPT 管路上串联特异性或广谱吸附器、采用高剂量 CVVHD 等方法。

在 CVVHDF 模式中，可以通过调整超滤或透析的比例，达到完全模拟 CVVH 或 CVVHD 的效果。其调整过程简单灵活，不需要更换治疗模式及管路连接方法，因此很受临床医生的

欢迎，一般情况下可以作为 CBPT 的首选模式。

如果滤器容易出现凝血，应选择 CVVHD 模式或以透析为主的 CVVHDF 模式，避免选择后稀释 CVVH 模式。

综上所述，要根据连续血液净化所要清除目标溶质的分子量大小、患者的凝血状况和每种模式的特点来选择合适的 CBPT 模式。在差别不大的情况下，CBPT 模式的选择取决于医生或科室的习惯。

（张　蕊）

第四节　连续血液净化治疗的参数设置

连续血液净化治疗（CBPT）是一项较为复杂的治疗，其顺利实施有赖于准确无误的计划、执行和监测。其中治疗处方，也就是血液净化参数的设置至关重要，尤其是治疗模式、血流速、脱水速率、治疗剂量、抗凝剂量、膜材料、缓冲液类型等因素，直接影响重症患者的预后。

一、血流速

血流速（Q_B）是指单位时间内流经滤器的血流量。在滤过分数的限制下，Q_B 决定着置换液流速（Q_R）的最大剂量。Q_B 一般不影响透析液流速（Q_D），但是当 $Q_D/Q_B > 0.3$ 时，透析液可能不会被充分饱和从而降低清除效率，所以建议 $Q_D/Q_B < 0.3$。

在常规治疗剂量下，一般将 CBPT 的 Q_B 设置为 100~200 mL/min，对血流动力学不稳定的患者可从 50~100 mL/min 开始，逐渐上调血流速，在数分钟之内达到目标值；对血流动力学稳定的患者，可以直接将血流量设置为 150~200 mL/min。

高容量血滤由于置换液流速较高，所需的血流速往往也较高，200~300 mL/min。为实现较高的血流速，往往需要较粗的血液净化导管，如 13~14F 中心静脉导管。IVOIRE 研究高容量血滤采用的是特制的尖端柔软的血液净化导管，其尖端位于右心房内，而不易损伤心脏。普通的血液净化导管是不能将尖端置于右心房深度的。

如果采用枸橼酸抗凝，要注意 Q_B 与枸橼酸流速也有相关性。枸橼酸流速一般为 Q_B 的 1.5 倍左右，如果调整了 Q_B，枸橼酸流速应该做相应调整。

二、脱水速率

CBPT 的脱水速率，又称净超滤率，是指相对 CBPT 设备而言，单位时间内额外超滤出的液体量。需要指出的是，由于患者外周还有液体输入和自身的尿量、引流量等出量，脱水速率并不是患者最终的全身液体平衡。

患者的液体平衡 = 除外置换液和透析液的总入量 - 除外废液的总出量 - CBPT 脱水量

由此可见，脱水率是实现患者全身液体平衡目标的重要工具，决定着患者的最终液体平衡状态。在 CBPT 的容量管理中，首先是制订全身液体平衡目标，然后通过调整脱水速率实现液体平衡目标。由于重症患者往往合并血流动力学不稳定，对容量的耐受区间变窄，脱水速率需要根据患者的血流动力学状态、患者外周的输液速度及液体平衡目标做动态调整，而且除非患者出现明显的容量过负荷，脱水速率不宜过快。

三、连续血液净化的治疗剂量设定

（一）连续血液净化治疗剂量的概念

广义地讲，由于 CBPT 的适应证包括容量失衡和溶质失衡两部分，其治疗剂量也应包括容量治疗剂量和溶质治疗剂量两部分。只不过习惯上人们把 CBPT 的容量治疗剂量称作容量管理，在提到 CBPT 的治疗剂量时一般指的是溶质治疗剂量。

CBPT 的溶质治疗剂量是指单位时间内按照体重校正的废液流量，单位为 mL／（kg·h）。换句话说，CBPT 的治疗剂量设定是对治疗所用液体——置换液或透析液速率的设定。不同的 CBPT 模式的治疗剂量算法不同：

CVVHD 的处方剂量 =（透析液速率 + 脱水速率）/体重

CVVH 的处方剂量 =（置换液速率 + 脱水速率）/体重（仅有后稀释时）

CVVHDF 的处方剂量 =（置换液速率 + 透析液速率 + 脱水速率）/体重（仅有后稀释时）

如果 CVVH 或 CVVHDF 有前稀释，其清除溶质效率低于后稀释，需要进行校正。校正系数 = 滤器血浆流速/（滤器血浆流速 + 前稀释流速）。

（二）连续血液净化治疗剂量的设定

2012 年之前，临床医生倾向于采用较高的治疗剂量，甚至高容量血液滤过（HVHF）来清除更多的致病因子，以改善重症患者的预后。而进一步的研究并不支持这一点，在 2012 年的 KDIGO AKI 指南里，推荐的 CBPT 治疗剂量为 20～25 mL／（kg·h）。而之后的 IVOIRE 试验对于高容量的研究也得出了阴性的结论。因此，目前的建议是，即使是脓毒性 AKI，也不推荐做高剂量的连续血液净化治疗。

在实际治疗中，CBPT 常因前稀释的应用、滤器凝血、蛋白被吸附或沉淀在滤器膜表面引起的滤器效能下降，以及机器故障引起的治疗暂停等因素，导致实际交付剂量小于处方剂量。因此，KDIGO 指南推荐，在实际临床工作中设定处方剂量为 25～30 mL／（kg·h），才可能实现 20～25 mL／（kg·h）的实际治疗剂量。

当然，在临床工作中，对于重症患者，往往需要根据病情对治疗剂量进行个体化调整。如合并高钾血症的 AKI 患者，早期高剂量血液净化有助于快速清除血钾，在血钾降至正常值后，再调整剂量到指南推荐剂量；重症胰腺炎的血液净化，目前研究倾向于适当提高治疗剂量；对于合并脑水肿的 AKI 患者，应适当降低治疗剂量，以避免失衡综合征。

四、连续血液滤过的前稀释与后稀释

CVVH 的置换液输入途径以滤器为参照物，分为后稀释和前稀释两种方式。后稀释时溶质清除效率高，但由于血液浓缩比较明显，滤器内凝血的风险较大；而前稀释时血液浓缩比较少，滤器相对不容易发生凝血，但由于血液先被稀释，溶质的清除效率会下降，为后稀释效率的 15%～20%。

因此，临床上在选择置换液的输入路径时，首先要评价患者是否容易发生滤器凝血。如果行无抗凝血液净化治疗或 CBPT 过程中滤器频繁发生血栓堵塞，应避免行后稀释 CVVH，可选择前稀释 CVVH 或其他含透析的 CBPT 模式，以延长滤器寿命；如果做高容量血滤，也应该选择前稀释 CVVH，有助于降低滤过分数，延长滤器寿命。如果患者对抗凝反应好，滤器寿命长，选择后稀释 CVVH 有利于在单位时间内清除更多的溶质；当然在这种情况下，选择前稀释和后稀释并存，按一定比例输注也是临床常见的一种做法。

五、滤过分数与浓缩比

（一）滤过分数

滤过分数（FF）被定义为超滤液流速 Q_{UF} 与流经滤器的血浆流速 Q_P 的比值，是评价 CVVH 时滤器发生凝血风险的一个重要指标。FF 可以通过以下公式计算：

$$FF = Q_{UF} / Q_P = Q_{UF} / \left[Q_B \left(1 - Hct \right) + Q_R^{PRE} \right]$$

$$Q_{UF} = Q_R^{POST} + Q_R^{PRE} + Q_{UF}^{NET}$$

式中，FF 为滤过分数，Q_{UF} 为超滤液流速，Q_P 为流经滤器的血浆流速，Q_B 为血流速，Hct 为红细胞比容，Q_R^{PRE} 为前稀释置换液流速，Q_R^{POST} 为后稀释置换液流速，Q_{UF}^{NET} 为净超滤率。

一般认为，CVVH 时 FF 应控制在 25% ~ 30%，以避免滤器内血液过度浓缩而导致凝血。后稀释 CVVH 容易发生血液浓缩，应该严格关注 FF。与后稀释 CVVH 相比，前稀释 CVVH 虽然相对不容易发生明显的血液浓缩，但随着前稀释流速增加，FF 增加，跨膜压也会随之增加，血浆中的蛋白容易沉积在滤膜上，形成蛋白膜，引起滤器效能下降，甚至使跨膜压超过上限，导致治疗中断。

（二）浓缩比

评价 CVVH 时滤器的血栓形成风险还有一个相对容易计算的一个实用指标——浓缩比（CR）。CR 的计算公式如下：

$$CR = Q_{UF} / \left(Q_B + Q_R^{PRE} \right)$$

临床上，为了避免血液过度浓缩及蛋白膜的形成，CR 应保持在 20% ~ 25%。由于后稀释 CVVH 容易发生 CR 超标，当治疗剂量增加时，应增加血流速或更换为前稀释 CVVH，有助于降低 CR，延长滤器寿命。

六、连续血液净化的抗凝初始设置与调整

首先要评估患者的出血风险，根据患者的出血风险，选择合适的抗凝方式。

（一）全身肝素抗凝

肝素抗凝是 CBPT 常用的抗凝方法之一。普通肝素首次负荷剂量 1 000 ~ 3 000 U 静脉注射，然后以 5 ~ 15 U/（kg·h）的速度持续静脉输注。需每 4 ~ 6 小时监测活化部分凝血活酶时间（APTT）或激活全血凝固时间（ACT），调整普通肝素用量，维持 APTT 在正常值的 1.5 ~ 2 倍。

（二）低分子肝素抗凝

低分子肝素首次静脉注射负荷剂量 15 ~ 25 U/kg，以后静脉维持剂量 5 ~ 10 U/（kg·h）。因肾功能不全者低分子肝素容易蓄积，也可引起 APTT 延长，需要监测凝血功能指标；有条件者监测抗 Xa 因子活性，持续给药时需维持抗 Xa 活性在 0.25 ~ 0.35 U/mL。

（三）阿加曲班

对于肝素诱发的血小板减少（HIT）患者，可以选择阿加曲班。阿加曲班抗凝目前推荐

初始剂量为 2 μg/（kg·h），肝功能障碍者初始剂量为 0.5 μg/（kg·h），根据体内 APTT 监测结果调整剂量，维持 APTT 于正常值基线的 1.5~2 倍。如果过量导致出血，可以输注新鲜冰冻血浆。

（四）枸橼酸/钙剂局部抗凝

由于安全有效、出血风险低等优点，2012 年 KDIGO 指南推荐枸橼酸抗凝可以作为 CBPT 首选。枸橼酸钠溶液从滤器前输入使滤器的离子钙浓度维持在 0.2~0.4 mmol/L，滤器后泵入钙剂维持体内血清离子钙浓度维持在 1.0~1.2 mmol/L。血清总钙/离子钙浓度比值超过 2.25，提示枸橼酸过量，应该减少枸橼酸的输注，补充钙和碳酸氢盐。枸橼酸钠主要经肝代谢，对于肝功能障碍的患者，应根据其严重程度，或禁用，或适当减慢枸橼酸钠输注速度。

（五）肝素/鱼精蛋白局部抗凝

利用鱼精蛋白在 1 分钟内迅速与肝素结合形成稳定的复合物，同时失去抗凝活性的特点而实现体外抗凝，其优点是抗凝发生在体外，不容易导致机体内出血，具体实施：①在血管通路滤器前静脉注射泵输注肝素；②在滤器后以鱼精蛋白 1 mg，普通肝素 100~130 U 的比例持续输注；③根据滤器前后 ACT 调整肝素剂量，使滤器前血液 ACT 达 200~250 秒，体内血 ACT 正常。

（六）无抗凝技术

对于高危出血风险患者血液净化时可不使用抗凝剂，即无抗凝策略。无抗凝连续血液净化治疗容易发生凝血，可以采用下述措施减少管路内凝血：①预充液加入 5 000~20 000 U 的肝素，延长预充时间；预充后应用不含肝素的生理盐水将管路和滤器中的肝素预充液排出弃掉；②治疗过程中，以生理盐水冲管路，每小时 1 次，每次 100~200 mL，但应在超滤中多负平衡 100~200 mL/h；③适当提高血流速度，保证充足的血流量，但应避免抽吸现象的发生；④CVVH 时尽可能采用前稀释模式，也可以采用 CVVHD 和 CVVHDF 模式。

七、连续血液净化的温度控制

理论上讲，低温是有害的，严重时导致寒战、疼痛和不适、胰岛素分泌减少，以及氧解离曲线左移，导致氧释放能力下降等。在 CBPT 中，为避免体外管路热量持续丢失导致低体温，商家在仪器上安装了加热器，加热置换液/透析液以减少热量的丢失。

研究显示，过高的加温可能会改变血管的反应性，导致低血压，而在早期将置换液温度控制在 36 ℃，持续一段时间，能够升高平均动脉压和降低儿茶酚胺类药物的剂量。某些疾病如颅脑外伤等，明确严格控制体温是有益的，在进行血液净化治疗时，可以利用体外管路的散热作用，降低患者的体温。在此过程中，需要密切、动态监测患者体温变化，避免因此导致的严重低体温而带来的不良反应。

总之，重症患者病情复杂，治疗目的和目标均有不同，应该制订适合患者的血液净化治疗方案，在血液净化治疗过程中，监测非常重要，需要根据结果及时调整参数、调整治疗方案。

（张　蕊）

第五节　连续血液净化治疗的置换液与透析液

CBPT 时透析液和（或）置换液的组成成分对治疗的效果和重症患者的预后有显著的影响，其中缓冲液的选择、电解质的组成成分及置换液或透析液的给予路径是 CBPT 管理中至关重要的部分。有关连续血液净化时置换液与透析液的洁净程度方面的研究和数据相对较少，质量管理仍然是重中之重。

一、置换液/透析液的给予途径

在连续血液净化治疗中，置换液/透析液是血液净化治疗的重要组成部分，滤器膜是分离和选择的工具，液体和血液之间的关系决定了治疗模式。在透析模式下，液体和血液之间被透析膜所分隔，两侧溶质的浓度差是弥散转运的动力，这种液体被称为透析液。在血液滤过模式下，液体和血液相混合，水在跨膜压的作用下，由血液内向膜外转移，即超滤，溶质在水的带动下共同转运至膜外，这种液体被称为置换液。置换液在滤器前加入血称为前稀释；相反，在滤器后加入，称为后稀释。血液透析滤过是透析和血滤两种治疗手段的有机结合，既有置换液，又有透析液。

二、置换液和透析液的组成

置换液和透析液的主要成分是缓冲液和电解质，其浓度旨在达到生理水平并且应该考虑到已经存在的成分缺失或过多，以及所有输入的和丢失的组分。

（一）缓冲液

血液净化的时候应该补充缓冲物质。例如，血液滤过，如果超滤率 1.5 L/h，24 小时滤过的液体量约为 70 kg 成人血浆总量的 8~10 倍，包括溶解在血浆中的酸碱物质，这些物质会随着超滤液丢失，所以需要用含有特定缓冲物质的液体替代。

缓冲液的补充旨在达到生理水平，所以缓冲液浓度应该起到补充已经存在的碱缺失的量、CBPT 过程中的正在丢失的量，因此应该是超生理浓度。缓冲液不仅对纠正酸碱紊乱有很大影响，同时也显著影响临床结果。

可供选择的缓冲液有碳酸氢盐、乳酸盐、醋酸盐和枸橼酸盐，枸橼酸盐同时也可以作为抗凝剂使用，而醋酸盐已经被废弃，是因为其缓冲效率低和已知的不良反应。乳酸盐、醋酸盐或枸橼酸盐，需要被完全氧化成 CO_2 和 H_2O，产生碳酸氢盐，然后这些缓冲碱起到如同碳酸氢盐一样的缓冲作用。然而，如果代谢不充分，阴离子间隙增加会导致酸性环境。

1. 缓冲液类型

（1）碳酸氢盐：碳酸氢盐是生理性碱基，直接参与体内酸碱平衡的调节，2012 年 KDIGO 指南推荐首选碳酸氢盐作为 CBPT 的缓冲液。碳酸氢盐体外不稳定，与钙和镁反应发生沉淀，因此商业成品置换液中往往不会直接加入，而将其作为 B 液输入。

（2）乳酸盐：乳酸可经肝、心脏、骨骼肌和肾代谢，在体内产生碳酸氢根而对酸碱进行调整。其体外存在稳定，其商业成品置换液易于保存。但重症患者，很多情况下乳酸产生增加，利用减少，如休克、肝衰竭等，此时再应用乳酸盐置换液，会导致额外的乳酸负荷。另外，含有乳酸的溶液导致的医源性高乳酸血症可能会妨碍化验结果的正确解读。因此，在伴有高乳酸血症的重症患者，不建议使用乳酸盐置换液。

（3）枸橼酸盐：枸橼酸盐被广泛用于局部抗凝，目的是避免医源性出血并发症。枸橼酸在肝代谢，产生碳酸氢根，CBPT 时，不需要同时补充其他缓冲液，但是需要密切监测 pH。感染性休克患者和肝衰竭患者应用枸橼酸盐的时候要特别小心，这些患者的枸橼酸代谢是降低的，会加重代谢性酸中毒。

2. 缓冲液加入的位置

缓冲液加入的位置，或者加入置换液，以前稀释或后稀释的方式输入，或者加入透析液，或者不加入置换液或透析液，单独静脉输入，一般按照各科室的习惯。需要指出的是，应该特别关注静脉直接输入方式，因为此方式没有自动匹配的置换液或透析液体流速来缓冲所给予液体的流速，所以需要密切监测。

（二）电解质

CBPT 时电解质平衡状态与应用的 CBPT 技术相关。CVVH 应用对流机制清除溶质，电解质平衡状态主要取决于血浆中可被超滤的电解质浓度、超滤速度和置换液电解质的组成。连续血液透析最后的净清除率主要受透析液电解质浓度的影响。由于 CBPT 的连续性和有效性，如果没有严格的处方和监控，很可能会发生水、电解质的严重紊乱。CBPT 时透析液和置换液应该包含以下电解质及相应的浓度：Na^+ 140 mmol/L，Cl^- 108 ~ 112 mmol/L，K^+ 0 ~ 4 mmol/L，Ca^{2+} 1.5 ~ 1.75 mmol/L，Mg^{2+} 0.5 ~ 0.75 mmol/L。

1. 钠

有关透析液/置换液中钠离子浓度到底多少是合适的观点经历了演变。从前选择低钠的透析液，Na^+ 低于 135 mmol/L，目的是预防透析间期高血压的发生和减少渴感，然而，这个方法却导致患者出现头痛、肌肉抽搐和恶心等并发症。低钠透析液可能是导致透析失衡综合征的一个原因，透析液钠浓度低于血清浓度，会导致水从细胞外向细胞内转移，最终血浆中减少的水量要高于计划脱水量，导致低血压的发生。相反，应用高于血清钠离子浓度的透析液，细胞外和细胞内的水均会被清除，最终导致血浆容量下降。ICU 内许多急性肾损伤（AKI）患者，因心源性和（或）感染性等因素表现为伴有容量增多的低血压，这种透析液/置换液的配制可以有效超滤的同时尽可能减少对血流动力学的影响，同时预防颅内压增高。所以，建议使用 Na^+ 140 ~ 145 mmol/L 的透析液/置换液。

对于血钠不正常的患者，需要特殊关注。选择正确的血液净化方法纠正低钠血症或高钠血症需要同时考虑到病情的严重性和发病的速度两个方面。

（1）低钠血症：对于中重度低钠血症，建议在第一个 24 小时使血清钠浓度增加 10 mmol/L 以内，之后每 24 小时血清钠浓度增加 8 mmol/L 以内。通过调整透析液/置换液钠离子浓度，在最初的几个小时，升高血钠不超过 2 mmol/（L·h），临床症状有所改善后，升高的速度不应超过 0.5 mmol/（L·h）。

（2）高钠血症：纠正速度不应该超过 0.5 mmol/（L·h），最高值为 10 mmol/（L·d）。低钠透析液/置换液可能会导致血流动力学的不稳定，所以建议使用接近血钠浓度的透析液/置换液，缓慢、持续纠正高钠血症。

2. 钾

高钾血症是 AKI 患者的常见并发症，无论什么原因导致的高钾血症，血液净化是主要治疗方法之一。对于有致命危险的高钾血症，无钾透析液是合理的。如果不是严重的高钾血症，适当降低置换液/透析液中钾离子的浓度。钾离子纠正后，调整钾离子浓度至 4 mmol/L。

3. 钙和镁

钙和镁离子也可以被 CBPT 所清除，因此也要进行补充。无钙透析液可以被用于治疗高钙血症，但是应该被限于高血钙危象或肾功能受损的患者，因为发生心血管不良反应的风险显著增加。对于镁离子，需要有同样的关注。

4. 磷

CBPT 强化治疗很容易导致低磷血症，长期肠外营养、营养不良或代谢性碱中毒会加重此风险的发生。此时需要口服或肠外补充磷，需要在透析液/置换液中得到补充。既往担心在有钙存在的时候，透析液和（或）置换液中额外补充磷会发生磷的沉淀析出，经研究此顾虑已经被排除了。

（三）糖

研究显示，CBPT 时严格控制透析液/置换液中的糖浓度能够显著改善重症患者的生存率。生理浓度的葡萄糖有助于减少低血糖的发生，尤其是在连续血液净化过程中。由于无糖溶液会导致低血糖的发生，无糖置换液或透析液建议用于能够获取足够营养的患者。需要注意的是，糖是细菌繁殖的培养基，要警惕透析液/置换液被污染。

三、置换液和透析液的配制和选择

（一）无菌原则

所有液体必须是无菌的和没有致热源的。欧洲药典将无菌定义为没有可见的微生物，确保程度在 1/1 000 000 以内，而且需要谨记的是细菌是呈指数生长的，将细菌数目减少到一定程度并不意味着将会保持这种状态，这就是为什么将安全界限定在 6 位数字。致热源，或更准确地说应该是内毒素，是细菌细胞壁的一部分，具有很强的免疫效应，激活细胞和释放炎症介质。所有用于 CBPT 的液体都应该作为输入液体对待，无论是用于替代液体还是透析液，无论是被看作药物还是载体，根据药典，这些溶液内毒素水平 <0.25 EU/mL 就是合格的，但是，此水平的前提是进行较低容量血液净化，如果在高容量 CBPT 的时候，安全界限是 5 EU/（kg·h）。

（二）自配制换液或透析液

自行配制置换液或透析液的优点是成本低、配方可随时调整，缺点是增加污染机会和人力成本。

（三）在线生产透析液/商售成品置换液

在透析中心，透析液是由水处理设备在线生产的。

自行配制的置换液被污染的可能性相对增加，而且溶质浓度配制错误会发生致命性危险。一个近期有关儿科重症的分析证明大多数 CBPT 方面的错误都是与透析液组成成分配制不当有关，而且这些错误均发生在人工配制的液体中。欧美目前的置换液主要以商售成品为主，即预先配制的、袋装的与血浆成分接近的无菌溶液。

商售置换液的袋上的标签必须注明溶液的确切组成，必须保证浓度在 2 年之内的变化不会超过 ±5%。在钠的要求上更为严格，不允许超过 ±2.5% 的偏差，这些液体质量需要符合"适用于注射的水"的标准。如果是聚氯乙烯袋子，溶液蒸发会很显著，溶质的浓度会缓慢增加，这个问题决定了储存的最长时间。

综上所述，置换液/透析液是连续血液净化治疗及管理中的重要部分。置换液/透析液的组成应该是与血浆生理电解质的组成成分相当。对于重症患者而言，缓冲液首选碳酸氢盐，注意其与钙、镁离子不能配制在一起。置换液必须无菌、无致热源，透析液应该符合超纯净的标准。相较于医院自行配制的液体，成品置换液安全系数高，是今后发展的一个趋势。

（张　蕊）

第六节　连续血液净化治疗的目标指导容量管理

容量管理又称液体管理，是连续血液净化治疗的重点，也是难点。这是由以下几个方面决定的：重症患者对容量的耐受区间变窄，患者心脏前负荷的准确评价存在困难，重症患者的容量管理在病程的不同阶段呈现出不同的特点，CBPT 时患者的液体出入量大等。针对这一难点，我们提出并实践了 CBPT 的目标指导容量管理策略。这种方法有助于实现 CBPT 患者容量的精准调控，但对医师的血流动力学管理水平及医护配合等有着较高的要求。

一、连续血液净化治疗的目标指导容量管理策略

要做好重症患者 CBPT 的液体管理不是一件容易的事，重症患者的容量调节区间非常窄，容量不足或容量过多均会带来不良后果；稍微负平衡一些，休克就可能加重；稍微正平衡一些，就可能加重肺水肿。而 CBPT 治疗的危重患者已经丧失了液体自身调节的能力，患者的容量状态完全依赖于医生对血滤机的调整。若脱水目标设置不恰当或没有根据患者的容量状态进行参数调节，很容易出现容量不足或容量过多。因此，我们提出"不设液体平衡目标，勿做 CBPT"，以强调液体平衡目标设定的重要性。

我们提出的目标指导容量管理策略可以实现 CBPT 期间精准的液体管理。CBPT 的目标指导容量管理包括以下 3 个重要环节。

（1）临床医生对接受 CBPT 治疗的患者选用恰当的血流动力学监测手段，准确评价患者的容量状态，设定正确的液体平衡目标和容量安全值。

（2）床旁护士估算患者每小时的入出量，根据医生制订的脱水目标，滴定式调节 CBPT 脱水速率，实现每小时的液体平衡目标。

（3）当患者的指标触及容量安全值上限或下限时，及时通知医生，调整和校正液体平衡目标及容量安全值。这一策略有助于避免容量不足或容量过多等情况的发生，从而保证 CBPT 的顺利进行。

二、CBPT 液体平衡目标及容量安全值的设定

在 CBPT 的目标指导容量管理中，设定液体平衡目标和容量安全值是重要的第一步。

（一）液体平衡目标及容量安全值的概念

1. 液体平衡目标

液体平衡目标是指针对患者全身而言，单位时间内液体是正平衡、负平衡还是零平衡，正平衡或负平衡多少毫升。正平衡代表患者体内液体增多，负平衡代表患者体内液体在减少，零平衡代表机体液体出入处于平衡状态。

总液体平衡 = 患者同期总入量 - 患者同期总出量

在实际临床中，为方便计算，一般不将置换液和透析液算入总入量，也不将废液算入总出量，直接采用 CBPT 设备自身的液体平衡即 CBPT 脱水速率计算。CBPT 脱水速率，又称净超滤速率，是针对血滤机而言，单位时间内的净出量。

总液体平衡 = 除外置换液和透析液的总入量 - 除外废液的总出量 - CBPT 脱水量

应该注意的是，重症患者接受 CBPT 时设定液体平衡目标存在一定困难。首先，目前尚缺乏判断容量的黄金指标，无论压力指标还是容量指标都不能完全准确地评价患者的容量是否达到最优。其次，CBPT 本身会使一些血流动力学指标的测量受到影响，从而影响对容量的准确评估；如脉搏指数连续心排血量监测（PICCO）、肺动脉导管等利用温度稀释法的血流动力学监测手段，其准确性可能会受到 CBPT 的干扰。最后，重症医学常用的对组织灌注进行评价的指标，如乳酸和碱剩余等，会完全受到 CBPT 的干扰，无法准确判断组织灌注是否合适。

2. 容量安全指标及容量安全值

在 CBPT 目标容量管理过程中离不开容量安全指标及其安全值的设定。一方面，由于存在上述困难，CBPT 设定的液体平衡目标与患者的实际病情可能不完全符合；另一方面，由于 CBPT 过程中血液与体外循环交换大量液体，即使液体平衡目标设置准确，如果 CBPT 设备在液体平衡控制的精确性方面存在问题，或对 CBPT 液体平衡报警的误处理，仍可能会对患者的容量产生较大影响。

容量安全指标是指在 CBPT 液体平衡目标实现过程中，为避免患者出现容量不足或容量过负荷而选用的一些血流动力学指标，如中心静脉压、血压、脉氧饱和度等。容量安全值是指为这些容量安全指标规定的安全范围，如中心静脉压的上限和下限、液体负平衡时血压的下限或液体正平衡时脉氧饱和度的下限等。患者的容量安全值出现报警，提示需要对之前设定的液体平衡目标进行调整和修正。

CBPT 液体平衡目标及安全值的设定一般是由重症医师综合患者的生命体征、病理生理情况、疾病所处的不同阶段、之前几日的液体平衡情况及血流动力学监测的结果等来设定的。

（二）液体平衡目标及安全值设定的血流动力学指标

如果患者病情很重，已经有了 PICCO 或肺动脉导管等血流动力学监测设备，可以用这些设备来评价患者的前负荷。然而，实际上它们尚不能成为 CBPT 的标配。目前临床上设定液体平衡目标和安全值最常用的指标仍是中心静脉压和无创监测技术，如重症超声。

1. 中心静脉压

虽然中心静脉压（CVP）作为心脏前负荷的指标长期以来饱受诟病，而且有研究者不主张把它用于指导患者的液体复苏。但感染性休克指南仍然把 CVP 作为感染性休克的复苏指标之一。欧洲的一个调查报告结果显示，约 45% 的临床医师仍在采用 CVP 指导液体复苏。

从病理生理的角度讲，CVP 是指上/下腔静脉与右心房交界处的压力，它离静脉容量库最近，是静脉回流的终点；Guyton 模型提示，CVP 越低越有利于静脉回流。由于正常情况下，静脉回流量与心排血量是相等的，因此 CVP 越低对提高心排血量也越有利。此外，作为脏器灌注的后负荷，CVP 越低，越有利于脏器的灌注。

虽然 CVP 的增加与心排血量的增加并不呈线性关系，但 CVP 的动态变化可以作为容量判定的较为准确的指标。在刘大为教授提出的容量三角中，CVP、乳酸和容量反应性共同构成判断容量的 3 个重要的基本指标。因此，CVP 仍可作为临床上评价前负荷的重要指标，关键是在使用中不能只看其绝对值，还要看其动态变化，以及和其他指标的联合运用。此外，由于 CVP 的增高与心力衰竭和肺水肿的发生呈正相关，控制 CVP 的上限在一定范围内有助于防止液体过负荷的发生，因此，临床上可以采用 CVP 作为液体复苏的一个安全指标。

在 CBPT 过程中，既可以根据 CVP 的值和其他指标及临床情况来设定患者总的液体平衡目标，也可以规定 CVP 的上下限作为液体复苏或脱水的安全范围。

由于 CBPT 本身需要一个中心静脉的血管通路，如果采用三腔的透析导管，则可以直接用第三腔（细腔）来监测中心静脉压，而不需要额外再留置一根中心静脉导管。在 CBPT 过程中，运行与暂停 CBPT 用导管的第三腔所测的 CVP 无明显差异，因此在 CBPT 时持续监测CVP 是准确可行的。

2. 重症超声

重症超声由于其无创性和床旁即时性，近年来在重症患者中得到了越来越多的应用。超声评价前负荷可分为静态指标和动态指标。

（1）静态指标：超声静态前负荷指标包括左室舒张末面积（LVEDA）和左室舒张末容积（LVEDV）。经心室短轴测得的左室舒张末面积常被用来代表左室舒张末容积。左室舒张末面积/容积减少常提示严重低血容量，可作为在极端容量状态下指导液体治疗的一个前负荷指标。当超声影像出现左心舒张末面积明显减小或乳头肌"Kiss"症时，提示患者可能存在严重容量不足。但 LVEDA/LVEDV 不能作为预测重症患者容量反应性的独立指标，需要与其他前负荷指标联合使用。

（2）动态指标：动态指标包括左室流出道（LVOT）或主动脉血流速变异、腔静脉测量及被动抬腿试验（PIR）时的超声测量。

1）左室流出道或主动脉血流速变异：同每搏量变异（SVV）一样，超声测得的左室流出道或主动脉血流随呼吸变化引起的流速时间积分（VTI）也可以预测容量反应性。左室流出道血流速变异 > 12% 或主动脉血流 VTI >10% 提示患者容量不足。但这些心肺相互作用的容量指标的局限性在于它们依赖于机械通气，而且要求充分镇静，没有呼吸机抵抗；也不适用于心律失常的患者。SVV 增加既可发生于容量不足的患者，也可发生于后负荷增加引起的右心功能衰竭（补液有害）；超声检查有助于判断是容量不足还是右心衰竭。

2）腔静脉测量：上腔静脉（SVC）是胸腔内血管，正压机械通气引起的胸腔内压增高可引起 SVC 的塌陷。补液可以逆转这种塌陷并提高心排血量。可以用塌陷指数来评价塌陷的程度和容量反应性。SVC 塌陷指数 =（呼气时最大直径 – 吸气时最小直径）/呼气时最大直径。SVC 塌陷指数 >36% 提示存在容量反应性。下腔静脉（IVC）位于腹腔内，对于机械通气的患者，呼气相其直径最小，吸气相直径变大。IVC 的膨胀指数可以用来评价容量反应性。IVC 膨胀指数（dIVC）=（吸气时最大直径 – 呼气时最小直径）/吸气时最大直径。IVC 膨胀指数 >18% 提示容量不足。腔静脉测量判断容量反应性也存在局限性：上腔静脉测量需要经食管超声；下腔静脉膨胀指数虽然可以经胸超声完成，但可能受到腹内压增高的影响；并且这些指标在有心律失常及自主呼吸的患者身上并不准确。

3）被动抬腿试验（PLR）时的超声测量：PLR 是一种可逆的补液试验，最好用可控床将患者从 45°半卧位转成上身平卧、下肢抬高 45°的体位。PLR 时用超声或其他方法监测心排血量，如果升高提示有容量反应性。有研究表明，PLR 时用超声监测主动脉血流速的变化或每搏量的变化，比脉压更可靠。

如前所述，重症患者 CBPT 的容量管理存在困难。我们应采用恰当的容量评价指标，以保证 CBPT 容量目标制订的准确性。中心静脉压（CVP）是评价前负荷的一项简易指标，其动态变化基本能够反映血容量的相对变化，因此它也是目前 CBPT 容量管理中的一个常用的和主要的指标。但在一些病理情况下，如三尖瓣反流等，CVP 不能准确反应容量变化。这时我们就需要借助其他的前负荷指标，重症超声就是很好的一个工具。由于超声具有无创、可视、可重复操作等特点，可以实时、动态地对患者的前负荷作出评价，在 CBPT 患者的容量管理中可发挥重要作用。与其他前负荷评价方法相比，超声评价前负荷的准确性很少受到 CBPT 的影响，具有一定的优势。

若患者出现容量不足表现，如 LVEDA 明显缩小、下腔静脉膨胀指数明显增加，CBPT 不应设为负平衡，而应补液治疗。相反，如果超声影像出现下腔静脉增宽，不随呼吸出现明显的变化，则提示容量充足或容量过负荷，CBPT 应设为负平衡。

由于 CBPT 需要连续评价容量，需要对前负荷指标动态进行监测。目前可以使用连续的中心静脉压力监测与间断超声测量相结合的方式对 CBPT 患者的容量进行准确、及时的评估和反馈，以利于 CBPT 容量目标的制订与调整。随着经食管超声技术的改进，已研制出小型的一次性经食管超声探头，使得将来的连续动态超声监测成为可能，超声在 CBPT 的容量管理中将发挥更加重要的作用。

（三）CBPT 液体平衡目标设定要分清不同的临床情况

实际上，在 CBPT 过程中仅仅根据血流动力学指标设定液体平衡目标，容易产生偏差。因为不同的病理生理情况或病情的不同阶段，对液体平衡的要求是不一样的，对血流动力学指标的设定值也可能是不一样的。

1. 不同的病理生理，不同的液体平衡目标

临床上不同的疾病，对液体平衡的要求是不一样的。例如，低血容量性休克往往要求液体正平衡，而充血性心力衰竭往往要求液体负平衡。对于同样 CVP 数值在正常范围的患者，如果患者循环呼吸稳定，各项指标正常，液体平衡目标可设为零平衡；如果患者以循环不稳定为主要表现，液体平衡目标应设为正平衡；而如果患者以肺水肿或脑水肿为主要表现，则液体平衡目标应设为负平衡。

2. 不同的病程阶段，不同的液体平衡目标

在病情的不同阶段，液体平衡的目标设定也是不同的。例如，感染性休克早期（6 小时之内）往往需要快速补液，以补充因毛细血管渗漏及血管扩张引起的容量不足，即使应用 CBPT，液体平衡目标也应设为正平衡；而在感染性休克治疗的优化和稳定阶段（6~72 小时），液体平衡目标应维持在零平衡左右，避免液体大入大出；在感染性休克的降阶梯阶段（72 小时后），液体平衡目标应设为负平衡，AKI 患者可借助 CBPT 尽快将组织间隙的水拉出来，促进患者恢复。

三、CBPT 液体平衡目标的滴定与调整

（一）重症患者 CBPT 容量管理的分级

根据患者的病情轻重，可以将 CBPT 的容量管理分为 3 个强度级别。

1. 一级水平容量管理

这是最基本的液体管理水平，一般以 8 ~ 24 小时作一时间单元，估计 8 ~ 24 小时内应去除的液体量，然后计算和设定脱水速率。此级水平的液体管理从整个时间单元来看，患者达到预定容量控制目标，但可能在某一时间点容量状态存在一定波动，故一级水平的容量管理适用于治疗变化小，血流动力学稳定，能耐受暂时性容量波动的患者。

2. 二级水平容量管理

这是较高级的液体管理水平，将总体容量控制目标均分到每一时间段，以此确定超滤率，再根据即时的液体输入量来调整脱水速率，以保证每小时患者都达到液体平衡，避免患者在某一时间点出现明显容量波动的现象。二级水平的容量管理适用于病情相对较轻的重症患者。

3. 三级水平容量管理

三级水平容量管理扩展了二级的概念，以精确的血流动力学指标随时指导调节每小时液体的净平衡。此级水平根据血流动力学指标，如中心静脉压（CVP）、肺动脉楔压（PAWP）或全心舒张末容积等来保证患者的最佳容量状态。三级水平容量管理适用于存在血流动力学不稳定、心力衰竭、脑水肿或肺水肿的患者，以及儿科重症患者。

重症患者在行 CBPT 时，为了更好地维持血流动力学稳定和保护残余肾功能，可根据患者循环状态、容量耐受程度以及溶质清除要求等，采用二级或三级水平容量管理方式。由于 ICU 的重症患者往往存在循环不稳定或脑水肿、肺水肿等情况，多数应该实行三级水平容量管理。

（二）CBPT 液体平衡目标的滴定

CBPT 液体平衡目标滴定的基本步骤：医生将设定的总液体平衡目标（12 小时或 24 小时液体正平衡或负平衡多少毫升）以书面的形式通知床旁护士，护士首先将总液体平衡目标换算成每小时液体平衡目标，然后对下一小时患者的液体入量和出量做一估算，最后根据估算值及目标设定 CBPT 脱水速率。

目前国内不同单位管理 CBPT 的方式不同，即使是同一单位内部的不同科室管理 CBPT 的方式也不尽相同。就血滤机参数而言，如脱水速率，有的单位是授权给护士调节，有的单位是授权给医生调节。我们建议脱水速率由护士来调节。因为如果仅由医生来调节脱水速率，而护士管理输液，脱水速率不能及时随入液量调整，容易发生单位时间正平衡或负平衡过多的情况，对患者是不利的。

护士在实现液体平衡目标时要掌握"量入为出"的原则，即先预估下一小时的液体入量之和，包括常规液体入量、需要输的血制品入量、CBPT 置换液和透析液之外的液体入量（如单独输注的碳酸氢钠或无抗凝 CBPT 的每小时冲洗盐水）等，然后预估下一小时的出量（如尿量、引流量等），最后根据预估的入出量值及液体平衡目标设置每小时的脱水速率。实际液体平衡一般在液体平衡目标附近波动，护士在设定下一小时脱水速率时，还应考虑前一小时的实际液体平衡。例如，如果设定的液体平衡目标为 0 mL/h，第一小时的实际液体平衡为 +50 mL，则第二小时的脱水量应该增加 50 mL，以实现前两个小时的液体平衡目标达到 0 mL/h。

（三）CBPT 液体平衡目标的调整

在 CBPT 过程中，如果血压或脉氧饱和度出现恶化，或 CVP 超出安全值范围，护士应及时通知医生，决定是否需要调整液体平衡目标。

临床上经常出现以下情况，需要对 CBPT 液体平衡目标进行及时调整。

（1）在 CBPT 实施过程中，如果 CVP 超过规定的安全值上限，应提高液体负平衡目标，加速脱水；如果 CVP 低于规定的安全值下限，应降低负平衡目标，停止负平衡，改为零平衡或正平衡。

（2）在脱水过程中，如果出现循环不稳定加重，应及时降低脱水速率，重新设定较小的脱水目标。

（3）在脱水过程中，如果脉氧饱和度下降，伴有 CVP 升高，说明组织间液返浆较快，可以增加脱水目标，提高脱水速率。

（4）在病程的不同阶段，根据主要表现对液体平衡目标进行调整。例如，患者为感染性休克伴 ARDS，循环和呼吸同为主要表现，初始的液体平衡目标一般是将容量调至合适水平后，维持液体零平衡；如果 2 日后血压好转，停用升压药物，但因为肺水肿呼吸机还撤不掉，此时呼吸成为主要表现，应将液体平衡目标调整为负平衡，以减轻肺水肿，达到尽早脱机的目的。

综上所述，CBPT 目标指导容量管理是一个目标指导、持续监测和滴定调节的过程。这一策略的实施将有助于实现 CBPT 的精准容量管理，从而有助于提高 CBPT 的质量和改善患者的预后。应该注意的是，CBPT 目标指导容量管理的实施需要医生有扎实的血流动力学功底。

（张　蕊）

第七节　连续血液净化治疗的常见问题与报警处理

在连续血液净化治疗过程中，常因出现各种异常情况和各种机器报警。治疗过程中常见的问题包括血管通路血流不畅、管路连接不良、导管脱落、体外循环凝血、空气栓塞、滤器破膜、管路破裂渗漏、滤器纤维膜内血栓形成堵塞等。连续性血液净化治疗常见的报警包括低回血压报警、高回血压报警、低引血压报警、高跨膜压报警、空气报警、漏血报警、温度报警等。

出现上述问题或报警如果未能及时处理或处理不当，一方面导致血泵停转，血流不畅使凝血机会增加，进而耗材增多，治疗费用增加；另一方面治疗效果可能会受到影响，可能造成严重并发症，甚至危及患者生命。因此，当连续血液净化治疗出现问题或机器发生报警时，应尽快明确原因，及时、正确地去处理。

一、连续血液净化的常见问题及处理

（一）血管通路血流不畅

可以出现低引血压报警，体外循环引血端管路抖动幅度增大，也可以出现高回血压报警、高跨膜压报警。

1. 原因

①体外循环通路血流不畅。体外循环通路较长，任何原因造成的各部位受压、扭曲、堵塞均可导致血流不畅，如管路安装操作不当可造成管路间受压弯折不顺畅；重症患者床旁设

备及床旁操作较多，可能直接或间接因为患者刺激反应而导致管路受压弯折，如收放床档、翻身、吸痰等。②置入导管部分血流不畅。置入导管部分较短，但管径较小，与人体直接接触，穿刺部位血肿、肌肉脂肪层较厚、因穿刺部位渗血以纱带压迫止血等因素均可使管腔受压而阻碍血流。导管尖端开口如贴血管内膜，可造成堵塞致血流不畅。患者体位不当，如烦躁不安颈部频繁转动致颈内静脉导管弯折，髋关节屈曲致股静脉导管弯折均可致血流不畅。③患者自身血流动力学状态致低流量。患者自身血流量不能满足体外循环血泵转速所需血流量，则可致血管通路血流不畅。

2. 防治措施

①提高管路安装技术，完成各种操作时注意保证管路顺畅，整个治疗过程中，注意监测管路情况，及时解决报警。②提高穿刺技术，保证患者体位，必要时镇痛镇静治疗。③监测并调整患者血流动力学状态，调整血液净化治疗方案，保证患者自身血流量与体外循环血泵转速所需血流量匹配。一方面可通过补液、强心、应用缩血管药物增加血流量增加灌注压，另一方面可降低血泵转速降低体外循环血流量、减少超滤量。

（二）管路连接不良

连接不良处出血、漏液，出现低引血压报警、低回血压报警、平衡报警及空气报警。

1. 原因

①管路中血管通路各接口处连接不紧密。连续血液净化治疗中体外循环中血流量可达 $50 \sim 250$ mL/min，血路中任何部位突发连接不良均可造成血液迅速大量流失进而危及生命。②抽血、输液及排气等操作不当，未注意血流方向，错误开放血路时导致失血。③更换置换液袋、废液袋时未及时夹闭。

2. 防治措施

①在整个治疗过程中，要保证整个管路必须在可视范围内，确保整个管路连接密闭完好，容易发生管路连接不良的重点环节，如导管输入端和输出端的三通开关连接处、滤器前后连接处均应特别注意。②在进行抽血、输液及排气等操作前应再次检查管路及血流方向，确保要进行的操作规范防止误操作致失血，必要时停血泵操作。更换置换液袋及废液袋操作规范。③发现管路连接不良时，应迅速停血泵及输出端，查明原因并解决问题。④失血过多，予对症补液输血。⑤混入空气，应及时排除，避免空气入血。

（三）导管脱落

穿刺部位出血、血肿形成，出现低引血压报警、低回血压报警、平衡报警及空气报警。

1. 原因

导管固定不妥、肢体活动过度以及外力的牵拉均可导致导管脱落，如缝线脱落、换药时管路未固定、患者皮下水肿明显、皮肤贴膜粘贴不牢、管路多次牵拉、血流不畅反复调管等。

2. 防治措施

①穿刺结束要妥善缝合固定导管。②导管护理更换敷料动作要轻柔，并注意导管刻度，判断导管是否滑脱，操作完毕后做好导管固定。③连接血液净化设备时，避免过度牵拉导管，妥善安放体外循环近患者身体部位的管道通路，避免导管受其牵拉。④血液净化治疗过程中，患者自主或被动体位发生改变时，要密切关注导管位置，避免活动幅度过大导致导管脱出。

（四）体外循环凝血

滤器内血色变暗，滤器堵塞，回血壶、引血壶等血液通路中见血栓形成，高回血压报警、高跨膜压报警和低引血压报警。

1. 原因

①体外血流速低易致凝血。②超滤量过大、血流速过低致滤器内血黏度增高，或患者自身血液黏稠，抗凝不当或未行抗凝治疗。③未及时妥善处理报警致血泵频繁长时间停止，血液停滞易致凝血。④体外循环管路不通畅。

2. 防治措施

①调整血液净化治疗方案，增加血流速、减少超滤量、增加前置换液量。②积极抗凝。肝素抗凝时监测 APTT，出现部分凝血时可追加肝素剂量；存在全身抗凝禁忌时，有条件者可进行局部抗凝，如枸橼酸抗凝，预充时以肝素盐水充分浸泡管路。③及时处理报警，减少血泵停止时间及频次。④保证体外循环管路通畅。

（五）空气栓塞

少量空气缓慢进入血液时无明显症状或轻度干咳。较大气泡迅速进入血液可出现胸痛、胸闷、呼吸困难、剧烈咳嗽、发绀、烦躁不安，严重者出现昏迷甚至死亡。空气栓塞的症状与进入血液的空气量、栓塞部位及患者体位有关，进入静脉系统后会汇入右心房和右心室影响心脏排血功能，如右侧卧位，则可进入肺动脉，导致急性肺动脉高压和肺栓塞。部分气泡可达左心室和体循环，造成动脉栓塞，如进入脑动脉和冠状动脉即使很少量也可致命。

1. 原因

①未预充滤器及回路。②管道连接不严，引血端补液时液体输完未及时夹住，用空气回血操作失误。③低温置换液可能含有大量溶解的空气，经加温后空气会释出，空气量超过设备的脱气能力或脱气设备失灵，则可使空气入血管内发生空气栓塞。

2. 防治措施

①血液净化治疗前，确保管路充分预充彻底排气，各连接处牢靠，排气室液面不低于规范刻度。②确认空气监视安全装置正常工作。在血泵前快速输液时要密切观察，警惕空气入血。结束回血过程中，当空气到达规定位置时，关闭血泵，改为手动回血。③空气不慎进入血液循环管路时，要及时排气。当空气已进入回血壶之下时，要暂停血泵，将回血回路与患者端分离，连接到泵前输液侧管，重新启动血泵，使回血回路管中混有空气的血液，重新进入体外循环的气泡捕集器，然后从排气管中将空气排除。一旦发生空气栓塞，立刻夹紧回血回路，关闭血泵，阻断空气继续进入血液。④发生空气栓塞时患者立即取左侧卧位，并使头胸部处于低位，使空气聚集于右心室顶端，随着心脏冲动，空气不断被震荡成泡沫并分批进入肺部，通过肺泡弥散出体外。⑤给予高流量面罩吸氧，条件允许可进高压氧舱治疗；必要时行右心室穿刺抽气。有脑水肿或昏迷者，予静脉注射地塞米松 5 mg，并静脉注入肝素及低分子右旋糖酐，以改善微循环。

（六）滤器破膜

滤出液侧出现血性或浑浊液，漏血探测器报警。滤出液实验室检查可见红细胞。

1. 原因

一般为滤器存在质量问题所致。

2. 防治措施

①启动血泵前，确认回血回路通畅无夹闭，检查滤器生产日期、失效日期、合格证书及包装完好性。②发现破膜，立即关闭血泵，并更换新的滤器，用止血钳夹紧靠近滤器的引血端管路，举高滤器，利用压力落差使血液回流回血管道，大面积破膜时，应弃掉滤器及外管路血液。

（七）管路破裂渗漏

管路破损，血液从破损处渗出。渗血量较少时，无明显不适；渗血量较大时，出现失血休克表现。

1. 原因

一般为管路质量问题所致。

2. 防治措施

①检查套装生产日期、失效日期、合格证书、包装完整性，正确安装管路，避免安装不当致管路破裂。②患者进行幅度较大的活动（如起床进食、翻身等）前后均要检查管路，如破损，则更换新管路。

（八）滤器纤维膜内血栓形成堵塞

滤器颜色变暗，高跨膜压报警。

1. 原因

①凝血控制异常。②炎症介质激活导致凝血功能异常。③反复暂停血泵。④输注促凝血物质，如血小板、血浆、冷沉淀及红细胞等。

2. 防治措施

①加强抗凝治疗。②增快血流速。③增加前稀释量。④避免血泵反复暂停，尽量缩短暂停时间。⑤避免或减少血液净化治疗过程中输注血制品。⑥及时更换滤器。

二、连续血液净化的常见报警处理

（一）回血压报警

回血压是体外管路血液流回体内的压力，反映回血端入口是否通畅，通常为正值。

1. 低回血压报警

（1）原因：滤器与回血压监测点之间的管路受压或扭曲等导致回血压测量点前血流不畅；外循环漏血，如管路破损、管路连接处不紧、穿刺导管滑脱等；压力报警范围设置不当。

（2）处理方法：如为滤器与回血压监测点之间的管路受压或扭曲则需解除管路受压、扭曲状态；上机前、治疗过程中均要密切关注管路是否破损、管道连接处是否紧密，如预充时即已发现管路破损，则应予以更换，如治疗过程中管路破损，应立即关闭引血端，回血后更换新管路；穿刺导管滑脱应立即停血泵，可予外循环管路自循环，重新置管成功后再相接继续治疗，同时应明确滑脱原因，如为患者进行大的体位变动时应注意导管的固定，防止再次滑脱；调整压力报警范围。

2. 高回血压报警

（1）原因：回血压监测点后管路血流不畅、堵塞，如血凝块堵塞回血壶、管路打折、体位不当管路受压、导管位置不佳、穿刺置管部位肿胀等。

（2）处理方法：主要是解除堵塞。如为血凝块堵塞，应清除血凝块或更换新管路，同时明确血凝块形成的原因，如患者血液黏稠、抗凝强度不足等，应对症调整抗凝治疗方案。如为管路弯折或受压，应予解除，同时注意调整体位及周围器械设备装置等的摆放，以免再次发生。静脉穿刺血肿形成时应重新穿刺。

（二）低引血压报警

引血压为血泵前管路内的压力，由血泵转动后抽吸产生，通常为负压。主要与血管通路内血流量及血泵转速有关。低引血压报警，相当于负压过大报警。

1. 原因

①患者自身病理因素导致引血端血流不畅，如容量不足。②置管位置不当导致引血端贴血管壁。③引血端管路受压、弯折。

2. 处理方法

①调整患者自身血流动力学状态，提高容量，如容量不能迅速或难以达到相应要求，可适当下调血泵转速，降低血液净化治疗的流速以保证血液净化治疗的完成。②调整置管位置，解除管路压迫。可采用旋转导管尖端、适当减少导管置入深度、变换患者体位等方法来调整置管位置以免引血端贴壁。在旋转导管时，应先下调血泵泵速，以免在过强负压作用下旋转造成血管壁损伤，也可暂停血泵，由引血端输注适量液体的同时旋转尖端位置，液体输注可使置管的尖端与血管壁留有空隙便于旋转且不会造成血管壁损伤。

（三）空气报警

1. 原因

①当患者引血压低（负压过高）、容量不足而血泵流速设置相对较高时，就会出现血流不畅、干抽，此时过大的负压就会导致气泡流入管路中。②使用碳酸氢钠液时，液体在管路内加热可能产生气泡。③引血端或回血端输液时，速度过快，导致空气入血。④置换液用完，未及时更换，继续循环治疗，会引气体入体外循环。⑤管路各连接处不紧密，如血滤器接口、留置导管的接口、输液端接口、置管液袋接口等，以及管路破损。⑥探测器故障。

2. 处理方法

①调整患者自身容量状态及血泵速，使其匹配不致发生干抽现象，两者的调整需在考虑患者治疗目的基础上进行。②紧密连接管路各接口。③少量气体进入时，可通过轻拍敲打等方法使气体进入可以排气的腔室（如排气室或回血壶等），借助外排方式将气体抽出；调整该腔室的液面，避免气体再次进入。④大量气体进入时，要暂时分离引血端及回血端，接生理盐水，生理盐水可减轻气体进入后产生的血性泡沫，缓慢冲生理盐水后，血性泡沫逐渐消失，然后经排气壶抽出空气，报警消除后，接引血端继续治疗。⑤排除探测故障，探头或腔室壁不光洁，可用酒精擦拭。

（四）跨膜压报警

跨膜压（TMP）反映滤器要完成目前设定超滤率所需的压力，是血泵对血流的挤压作用及超滤液泵的抽吸作用的加合，是一个计算值。

$$TMP = \left[(P_{PRE} + P_{OUT})/2 \right] - P_{EFF}$$

式中，TMP 是跨膜压，P_{PRE} 是滤器前压，P_{OUT} 是滤器后压（即回血压），P_{EFF} 是滤出液侧压力。

其中，P_{PRE} 是体外循环压力最高处，与血泵流速、滤器阻力及血管通路回血端阻力相关。体外血流速快、滤器凝血及空心纤维堵塞、管路回血端阻塞都可导致其压力增大。P_{EFF} 又称废液压，由两部分组成：一部分是由滤器血流的小部分压力通过超滤液传导产生，为正压；另一部分由超滤液泵产生，为负压。超滤率增大或超滤液泵与滤器间管路堵塞则负压值增大。

1. 原因

根据计算公式分析，P_{PRE} 及 P_{OUT} 的增加和 P_{EFF} 负压的增大均可导致 TMP 的增高，具体包括滤器凝血、超滤率设置过高及回血端压力过高。

2. 处理方法

①如滤器凝血完全堵塞，则更换滤器；如部分凝血，可增加肝素剂量加强抗凝，引血端快速输注生理盐水 100 ~ 300 mL 冲洗，以延长滤器的使用时间。②降低超滤率使其与患者现有血流动力学状态相适应，下调血泵速，减少超滤量。③解除造成回血端压力高的相关因素（详见回血压报警相关内容）。

（五）漏血报警

1. 原因

①血滤器破膜。②血滤器与各管道连接不紧，混入空气。③漏血探测器有脏物沉积，探测器故障。④假报警，黄疸或服用利福平等药物导致废液浑浊。

2. 处理方法

①血滤器破膜则应立即停置换液泵，回血，更换滤器，排出漏血探测壶内的血液后继续治疗。②上机前严格按照程序安装管路，保持各接口衔接紧密，避免空气进入探测壶。如有空气进入，应排净空气后紧密连接管路各接头。③漏血壶（废液壶）表面不光洁，探测器污染，可用酒精棉球或纱布擦拭漏血池表面及探测器。④漏血池内废液未满，将漏血壶装满。⑤废液浑浊时分析原因，如非真实漏血，则可用盛有无色液体的容器，替代漏血壶，避免误报警，同时针对患者自身的黄疸、溶血等病因进行治疗。

（六）温度报警

1. 原因

①温度设置不当。②置管液加热器的门未关闭。③置换液提前加热温度过高。④室温过高。

2. 处理方法

①合理设置温度，根据患者具体病情设置温度，如患者高热，则无须加热。②连接好管路与加热器，保证加热器正常工作。③置管液提前加热至适当温度。④调整室温至适当。

（七）平衡报警

1. 原因

①置换液袋、废液袋位置不当，治疗开始前或液体换袋后由于操作人员疏忽导致管路夹未打开或接口未衔接紧密。②破损引起漏液。

2. 处理方法

①出现平衡报警，先寻找问题并解决，然后重新开启平衡，否则会导致无法正确完成预

定脱水量。②开启平衡前，保证管路夹打开，管路无扭结，液体袋无渗漏。③调整各秤上液袋的位置，悬挂方式恰当，及时更换，避免因方向或体积过大等因素导致相互之间或与机器周围部分触及。④破损袋应及时更换。

（张　蕊）

第八节　连续血液净化治疗的并发症与防治

连续血液净化治疗在完成血液净化的同时，可能会带来一些并发症，使病情加重甚至影响预后，为有效优质进行连续血液净化治疗，积极进行并发症防治是极重要的。连续血液净化治疗的并发症包括：出血、渗血、血肿、动脉瘤及假性动脉瘤，血栓形成，导管相关感染，低温，失衡综合征，电解质酸碱平衡紊乱，低血压，营养不良，药物清除相关并发症等，其中出血最为常见。

一、出血、渗血、血肿、动脉瘤及假性动脉瘤

临床上表现为出血、穿刺部位疼痛、贫血及休克等。

（一）原因

①置入中心静脉导管过程中误伤动脉和穿破静脉可致出血、动脉瘤及假性动脉瘤，如股静脉穿刺造成腹膜后血肿，首发症状可能是血压降低。②患者自身因素如凝血功能异常、血小板减少、肝功能障碍等致皮下血肿和穿刺部位渗血。③管路脱落。

（二）防治措施

①提高穿刺技术，术前纠正凝血功能障碍，减少出血的发生。②连续血液净化治疗过程密切监测凝血功能的变化，及时调整肝素用量避免 APTT 过度延长，对于有出血倾向的重症患者，可采取局部肝素化或枸橼酸化等技术以减少出血的风险。③密切注意患者血压等变化，注意患者穿刺部位体征变化。④如穿刺部位出血，给予压迫止血，必要时应用止血药物、输注血制品等对症治疗。

二、血栓形成

留置导管栓塞可见透明管腔内有血凝块，不能抽出回血，推注有阻力；穿刺部位静脉血栓，穿刺侧肢体静脉回流障碍，出现肿胀、疼痛表现。

（一）原因

①静脉导管留置时间过长、导管材质不佳。②抗凝效果不佳。③穿刺部位的影响，股静脉发生栓塞的可能性更大。

（二）防治措施

①密切监测患者穿刺侧肢体表现，有条件者监测静脉压变化，如肢体肿胀、疼痛或突然出现静脉压增高，应警惕血栓形成。②治疗过程中做好全身抗凝。③结束封管时，先用生理盐水 10～20 mL 脉冲式注入两侧管腔，再以相当于管腔容量的肝素原液或肝素盐水封管；在即将推注完毕时迅速夹紧管夹，避免血液回流；封管超过 1 周时，抽出封管液和部分血液，按以上方法重新封管。④出现穿刺侧肢体深静脉血栓形成，拔除该侧导管，按深静脉血栓形

成治疗方案对症治疗，如抗凝、溶栓，警惕肺栓塞。

三、导管相关感染

留置导管的穿刺部位红、肿、痛，有脓性分泌物，高热、寒战。

（一）原因

①导管留置时间长，无菌技术操作不严。②患者自身抵抗力降低。

（二）防治措施

①关键是无菌操作，注意穿刺置管操作、导管的日常护理、经导管输液、配液、更换置换液、采血等操作时严格遵守无菌操作，使用时导管接口处覆盖无菌纱布，外包裹无菌治疗巾，导管使用后立即消毒封管，减少管路开放时间，并使用无菌纱布包扎固定，当有渗液或出汗时应立即在严格无菌操作下换药。②一旦怀疑导管感染，应拔除导管，留取导管尖端及皮下段，留取经导管血及外周血标本送病原学培养。③确诊导管相关性感染，可选择敏感抗菌药物进行抗感染治疗。

四、过敏反应

表现为皮肤血管性水肿、荨麻疹、红斑，喉头水肿、支气管痉挛，血压降低、心搏加快等休克表现，甚至心搏骤停致死。

（一）原因

①滤器膜材质问题，生物相容性不良。②血膜反应，泛指血液与生物膜接触后发生的一切不良反应，血液长时间与人工膜及塑料导管接触，由于塑料颗粒的碎裂和膜反应可产生不良反应。③激活多种细胞因子和补体系统，引发全身炎症反应综合征，也包括对血小板和内皮细胞功能的影响。

（二）防治措施

①使用高度生物相容性的生物膜。②抗过敏反应，应用肾上腺素或地塞米松。③出现休克表现时，积极抗休克治疗。

五、低体温

表现为体温 < 35.5 ℃，畏寒、寒战，四肢末梢凉。

（一）原因

进出机体的未充分加热的外界液体容量大，同时大量体内血液引出体外循环致热量散失，常引起患者体温过低。

（二）防治措施

①保证病房温度适宜。②加热置换液。③加热体外循环血路。

六、失衡综合征

表现为头痛、恶心呕吐、烦躁不安、肌肉痉挛、定向障碍、扑翼样震颤、嗜睡、昏迷，甚至死亡。

（一）原因

血液净化治疗剂量大、时间长，大量小分子物质，尤其是尿素氮、肌酐丢失，导致血渗透压迅速降低，而脑细胞中渗透压仍较高，导致脑细胞水肿加重。

（二）防治措施

①首次治疗采用小面积低通量滤器，尤其是尿素氮、肌酐较高者，初始治疗剂量不宜过大。②轻者可继续治疗，减慢血流量，给予吸氧，静脉输入 50% 葡萄糖注射液或 5% 氯化钠注射液。③严重者应停止治疗，给予镇静剂和甘露醇。

七、电解质酸碱平衡紊乱

表现为头痛、恶心、呕吐、肌肉抽搐、痉挛、意识障碍、心律失常、呼吸困难，甚至死亡。

（一）原因

①置换液配制不当。②碳酸氢钠量未及时调整。

（二）防治措施

密切监测电解质及酸碱平衡变化，对症纠正电解质紊乱，合理配比置换液，根据 pH 值及时调整碳酸氢钠量。

八、低血压

表现为头昏、眼花、面色苍白、呕吐、心律失常，甚至休克。

（一）原因

①超滤量大。②出血。③过敏反应。④自身病情发生变化。

（二）防治措施

①减少超滤量。②头低位，停止超滤，减慢血流速度，补充生理盐水或胶体等；如血压好转，则逐步恢复超滤，并监测血压变化；如血压仍无好转，再次予以扩容，必要时行高级血流动力学监测明确是否存在心脏功能障碍及外周血管阻力问题，对症治疗。③如为出血，给予止血，必要时输血。④如为过敏反应，积极抗过敏治疗。

九、营养不良

表现为食欲不振、精神萎靡、肌肉萎缩。

（一）原因

连续血液净化治疗在清除体内代谢产物和毒素的同时，不可避免丢失一些营养物质，如较小分子量的蛋白质、氨基酸、水溶性维生素等，长期治疗可造成或加重营养不良。

（二）防治措施

加强营养支持治疗，增加能量供应，减少蛋白分解，给予补充水溶性维生素及微量元素。

十、药物清除相关并发症

表现为抗感染效果不佳、需要更大剂量血管活性药物维持循环稳定等。

（一）原因

连续血液净化治疗会导致患者药代学及药效学发生变化，其中的影响因素包括药物因素、患者因素、血液净化方式和相关参数等。药物因素如药物分子量、尿液中药物原形清除比率、药物表观分布容积、血浆蛋白结合率等；患者因素如残肾功能、容量状况、其他脏器功能，尤其是肝功能；不同血液净化方式，药物清除率不同，取决于透析液或置换液的流量、超滤率和血流量。

（二）防治措施

监测抗菌药物血药浓度，结合临床表现调整药物应用剂量。对于血管活性药物的应用，注意根据临床循环情况，依治疗目标调整药物用量。

（张 蕊）

参考文献

[1] 刘伏友，孙林．临床肾脏病学[M]．北京：人民卫生出版社，2019.

[2] 邹万忠．肾活检病理学[M]．4版．北京：北京大学医学出版社，2017.

[3] 李德爱，孙伟，王有森．肾内科治疗药物的安全应用[M]．北京：人民卫生出版社，2014.

[4] 张春艳，谢二辰，苏从肖．肾脏疾病临床诊疗技术[M]．北京：中国医药科技出版社，2016.

[5] 刘志红，李贵森．中国慢性肾脏病矿物质和骨异常诊治指南[M]．北京：人民卫生出版社，2018.

[6] 余元勋，任伟，陈命家，等．中国分子肾脏病学[M]．合肥：安徽科学技术出版社，2017.

[7] 袁发焕．实用肾脏病临床诊疗学[M]．郑州：郑州大学出版社，2016.

[8] Helmut G. Rennke，Bradley M. Denker. 肾脏病理生理学精要[M]．4版．彭文，译．上海：第二军医大学出版社，2017.

[9] Larry Jameson J，Loscalzo J. 哈里森肾病学与酸碱代谢紊乱[M]．2版．梅长林，吴明，杨杨，译．北京：科学出版社，2018.

[10] 谌贻璞，余学清．肾内科学[M]．2版．北京：人民卫生出版社，2017.

[11] 梅长林，余学清．内科学．肾脏内科学分册[M]．北京：人民卫生出版社，2016.

[12] 陈香美．肾脏病学高级教程[M]．北京：中华医学电子音像出版社，2016.

[13] 张金锋．临床肾脏病理论与实践[M]．西安：西安交通大学出版社，2015.

[14] 杭宏东．肾内科学高级医师进阶[M]．北京：中国协和医科大学出版社，2016.

[15] 周巧玲．肾内科临床心得[M]．北京：科学出版社，2016.

[16] 左力．慢性肾脏病管理手册[M]．北京：人民卫生出版社，2018.

[17] 付平．连续性肾脏替代治疗[M]．北京：人民卫生出版社，2016.

[18] 梅长林，高翔，叶朝阳．实用透析手册[M]．3版．北京：人民卫生出版社，2017.

[19] 丁小强，滕杰．血液透析血管通路临床规范[M]．北京：人民卫生出版社，2018.

[20] 孟昭泉，绍颖．肾脏病中西医治疗[M]．北京：金盾出版社，2017.